PRESCRIPTIONS MÉDICALES

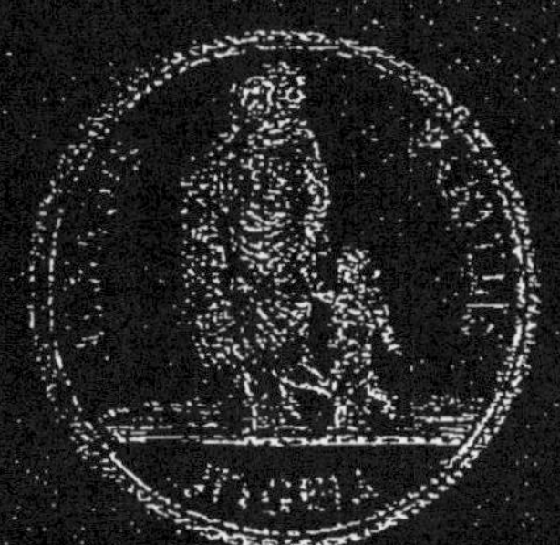

MÉDAILLE D'ARGENT

LIVRE

DE

PRESCRIPTIONS MÉDICALES

MÉDAILLE D'ARGENT

A L'EXPOSITION DE L'HYGIÈNE DE L'ENFANCE, PARIS 1887

BREVETÉ S. G. D. G.

PRIX : 2 FRANCS

ADMINISTRATION

122 — Boulevard de La Chapelle — 122

PARIS

BUT DU LIVRE & BIBLIOGRAPHIES

Il arrive fréquemment qu'en face d'un malade, le médecin manque de renseignements sur les antécédents de son nouveau client. A peine les personnes qui l'entourent peuvent-elles indiquer un nom rappelant plus ou moins une maladie antérieure; quand aux phénomènes qui ont accompagné cette première affection, impossible d'en avoir la moindre connaissance.

D'autres fois, un médecin étant appelé a remplacer un confrère absent auprès d'un malade qui ne peut s'exprimer facilement, un enfant, par exemple, quelle sera sa conduite au milieu de cette maladie sur le début de laquelle la mère ne pourra, le plus souvent, donner que des éclaircissements si vagues qu'ils augmenteront encore les ténèbres qui entourent le diagnostic et tous les faits antérieurs à la maladie? Avec une peine infinie, il essaiera de reconstituer le passé dans son esprit. Mais, dans certains cas, il n'y arrivera pas, ou bien, faute de savoir quel traitement a été suivi jusque-là, il prescrira au malade des médicaments dont quelques-uns ont déjà été donnés sans résultat. D'où, travail inutile et perte de temps, dont pourra souffrir le malade. Pour éviter tout cela, le Dr JACQUET a eu l'heureuse idée d'établir un LIVRE DE PRESCRIPTIONS, où le médecin pourrait inscrire le diagnostic, et, à chaque visite, indiquer rapidement, et ses impressions, et les médicaments prescrits. Avec ce livre que toute mère de famille devrait posséder, il n'y a plus à redouter l'absence du médecin ordinaire. Le confrère appelé à le remplacer pourra, en consultant le LIVRE DE PRESCRIPTIONS, se rendre un compte exact de l'état du malade qu'il est appelé à soigner.

Devant de tels avantages, il nous semble superflu d'insister plus longuement.

(Extrait du Petit Médecin, 28 septembre 1886).

Les médecins appelés pour la première fois dans une famille déplorent toujours, à juste raison, l'absence de documents leur permettant d'établir sûrement un diagnostic.

Les précédentes ordonnances sont égarées ou restées chez les pharmaciens, et le praticien se trouve fatalement obligé, pour ainsi dire, de louvoyer avant de se rendre un compte exact de l'état pathologique de son client, dont la maladie pendant ce temps peut empirer d'heure en heure.

Frappé de ces inconvénients, le Dr JACQUET a eu l'heureuse initiative de faire le LIVRE DES PRESCRIPTIONS MÉDICALES, pour rester comme archives dans une famille et aider le médecin, nouveau venu, à soigner ses malades comme s'il les connaissait depuis de longues années. D'une forme élégante, ce livre donne, en outre, en quelques pages intelligentes mises à la portée de tout le monde, une sorte de mémorial thérapeutique, ou d'A B C médical indispensable dans les cas urgents, en attendant l'arrivée d'un docteur; il contient aussi la liste des médecins, pharmaciens, plus une série d'annonces médicales, etc., etc.

(Extrait de l'*Électrologie Médicale*.)

Un livre utile.

Rien n'est simple comme une idée juste ; rien n'est plus rare cependant, et quand on en rencontre quelqu'une, il faut se garder de la laisser à terre.

Un ouvrage nous est tombé sous la main, qui est né d'une idée de ce genre. Nous le recommandons à nos lectrices : c'est le *Livre des prescriptions médicales du Dr Jacquet*. (1)

Quand un médecin soigne un malade pour la première fois, il tombe souvent dans l'inconnu. Combien ne serait-il pas précieux pour lui, et utile pour le patient, qu'il pût dès la première heure avoir sous les yeux, comme un tableau de la santé du malade dans le passé. Il verrait plus clair dans le présent.

En d'autres cas, l'indisposition qu'éprouve le malade n'est que le restant d'un mal dont il a déjà souffert. Ceux qui l'entourent s'en souviennent; on cherche l'ordonnance, elle est égarée. En province de même qu'à Paris, le Docteur peut être empêché, absent. On ne peut rien faire en attendant.

Le *Livre des prescriptions médicales* met à l'abri de ces déboires. Il comprend 110 pages presque blanches, avec ces seules mentions : *date, nom, diagnostic, prescription, observation*. A chacun de ces titres correspond un espace blanc.

Un des membres de la famille est-il malade ? L'ordonnance du médecin est consignée sur l'une de ces pages. Une table ingénieusement disposée permet de retrouver immédiatement les notes diverses inscrites sur le Livre.

On voit, sans que nous ayons à les faire ressortir, tous les avantages

(1) Au siège de la Société, 122, Boulevard de la Chapelle, Paris. in-8° 2 fr.

du Livre de M^r le Dr JACQUET. Nous voudrions qu'il eût sa place dans toutes les familles.

La dernière édition comprend un *Traité d'hygiène pratique* où les mères de famille trouveront de très utiles renseignements.

Nous souhaitons un plein succès au Livre de M^r le Dr JACQUET il en est digne à tous égards.   **A. L. N.**

Extrait de la *Revue Fénelon* du 1er Août 1887.

Innovation médicale.

Molière a dit beaucoup de mal des médecins.

Molière n'avait jamais été malade avant d'écrire *Monsieur de Pourceaugnac,* et dans ce siècle où toute la cour avait ses « vapeurs », les *Purgon,* il faut l'avouer, jouaient un bien vilain jeu.

Aujourd'hui, les femmes du monde n'ont plus de vapeurs ; elles se contentent de prétexter d'une migraine pour se plaindre de quelque chose, et nos docteurs, s'ils veulent rester *corrects,* se trouvent parfois bien embarrassés.

Mais si, pour se rendre intéressantes, certaines personnes trouvent de bon ton de simuler des maux purement imaginaires, d'autres — hélas ! — ont des souffrances réelles que leur insouciance ou le manque de soins rendent souvent incurables.

Quand la douleur se fait sentir, cruelle, insupportable, qu'arrive-t-il?

On va chercher au hasard un docteur, dans le quartier.

Le praticien qui ne connaît ni le tempérament, ni les antécédents pathologiques du malade, est obligé de louvoyer avant de prononcer son diagnostic.

Heureux quand il trouve à temps le remède exigé dans le cas tout particulier qui s'offre généralement à lui.

Si le malade avait pu conserver les ordonnances qui, depuis son jeune âge, lui avaient été délivrées, le médecin appelé près de lui pouvait, en les consultant, se rendre un compte exact du tempérament de son client et remonter même à une époque antérieure pour y découvrir certains vices héréditaires.

C'est en partant de ces principes que le docteur JACQUET a eu l'heureuse initiative de faire un *Livre d'ordonnances médicales* qui puisse rester comme archives dans une famille et aider le médecin nouveau venu à soigner ses malades comme s'il les connaissait depuis de longues années.

Le docteur Jacquet, en quelques pages intelligemment mises à la portée de tout le monde, a ajouté à cette œuvre, déjà précieuse, un mémorial de thérapeutique, permettant dans les cas urgents de donner les premiers soins à un malade subitement atteint.

Enfin, une publicité bien comprise et patronnant, en dehors de toute réclame vulgaire, les maisons recommandables où les médicaments sont de premier choix, complètera ce *Livre* que tous les médecins, dans l'intérêt des malades, comme par amour de l'art, seront heureux de trouver chez leurs clients.

Cette publication sans sortir du cadre purement humanitaire qui lui a été donné présentera également au public, dans son intérêt, les meilleurs articles et produits de toutes sortes provenant des maisons parisiennes les plus sérieuses.

Il y a dans chaque famille un calendrier qui donne la date et un calendrier qui donne les échéances.

Cela ne suffit plus : il faut un *Livre d'ordonnances médicales* qui assure la bonne santé ; car, ainsi que l'a dit le poète Martial :

Non est vivere, sed valere vita

PONS.

(Extraits des Petites Nouvelles).

Une heureuse innovation.

Notre concitoyen le docteur F. JACQUET vient de publier sous ce titre, *Le Livre des prescriptions médicales*, un volume appelé à rendre les plus précieux services.

Destiné à recevoir les ordonnances du médecin, écrites jusqu'à ce jour sur des feuilles volantes faciles à égarer, *Le Livre des prescriptions médicales* les conserve et les coordonne. Il devient ainsi le véritable aide-mémoire du médecin de la famille. En effet, celui-ci y retrouve les prescriptions précédemment formulées, la constatation des différentes doses des médicaments employés, et se rend compte surtout de leur efficacité.

D'autre part, le médecin appelé pour la première fois y trouve d'un coup d'œil général les éléments les plus précieux pour baser son diagnostic, et peut indiquer, sans hésitation, les médicaments les plus appropriés au tempérament du malade.

Un indicateur des médecins, pharmaciens, etc., de Paris, plus un guide thérapeutique indiquant les premiers secours à donner, en attendant l'arrivée du médecin, complètent cet ouvrage utile.

On ne saurait trop féliciter le docteur Jacquet de la publication d'une œuvre qui honore tout à la fois et son intelligence et son cœur.

Dr DÉSIRÉ.

Montmartre-La Chapelle

Un trésor pour les familles.

Sous ce titre simple et modeste : *le Livre des Prescriptions médicales,*
le docteur JACQUET vient de publier un volume d'une conception si pratique qu'on pourrait à bon droit s'étonner, s'il n'avait pas sa place immédiatement marquée dans les familles.

Il est d'un usage malheureusement constant d'écrire les ordonnances
du médecin sur des feuilles volantes qu'on ne retrouve presque jamais.
Le *Livre des Prescriptions médicales* obvie à cet inconvénient ; il les
conserve, les classe. Ainsi il devient un précieux auxiliaire pour le médecin, il lui sert d'aide-mémoire. Le docteur revoit les prescriptions
qu'il a précédemment formulées ; il se rend compte des doses or-
données et du médicament dont il peut, de la sorte, constater l'efficacité.

Si pour une raison ou pour une autre, un nouveau médecin doit être
appelé, il n'a qu'à ouvrir le *Livre des Prescriptions médicales* et immédiatement il est éclairé. Son diagnostic repose sur des données certaines
et il peut sans hésitation ordonner des médicaments d'une efficacité
déjà éprouvée.

Nous ne pouvons que joindre nos félicitations à celles unanimes que
l'éminent praticien a déjà reçues de nos confrères, tant de Paris que de
la Province.

(*Le Petit Médecin de l'Esplanade.* Journal le VIIᵉ arrondissement).

Le docteur F. JACQUET vient de publier un livre de famille qu'il intitule :
Le Livre des prescriptions médicales.

Ce manuel contient une cinquantaine de pages blanches destinées à
recevoir les ordonnances que le médecin inscrit au chevet du malade,
sur des feuilles volantes. Ces ordonnances, qu'il serait cependant utile
de garder pour l'avenir, s'égarent presque toujours.

C'est pour prévenir cette perte que le docteur JACQUET a imaginé son
carnet de prescriptions.

Au lieu de prendre le premier chiffon de papier venu, le médecin
inscrirait les remèdes ordonnés sur le carnet. Plus tard, si d'autres
maladies surviennent et que d'autres médecins soient appelés, ceux-ci
n'auront, pour connaître les antécédents nosologiques de leur client,
qu'à consulter le carnet. Ils y retrouveront, avec les dates, les diagnostics
précédents et les traitements antérieurs. Cela pourra leur servir de guide
pour décider de la médication actuelle. Il faut que l'utilité d'un livre de
renseignements pareil à celui du docteur JACQUET, soit bien démontrée,
puisque c'est un praticien lui-même qui a eu l'idée de le créer.

Le carnet des prescriptions est complété par un dictionnaire des maladies et des accidents les plus usuels, et par l'indication des secours que l'on peut, en cas d'urgence, donner, sans danger, au malade en attendant l'arrivée du médecin.   LAMQUET.

(*Avenir du Morbihan*).

Le Livre des Prescriptions médicales.

Cet ouvrage, dû à l'éminent docteur JACQUET, est une heureuse innovation que tout le monde sera à même d'apprécier.

Il contient une centaine de feuillets destinés à recevoir les prescriptions et les observations du médecin de la famille, concernant l'état du malade qu'il soigne, et ces notes, y restant consignées, peuvent faciliter, d'une manière appréciable, la tâche d'un docteur étranger auquel on pourrait avoir recours, car celui-ci, embrassant d'un seul coup d'œil et dans son ensemble la vie pathologique de son client, constituera sans recherches l'histoire de la maladie, et bénéficiera de l'expérience de son prédécesseur.

De plus, le volume en question renferme un *Guide Thérapeutique* rédigé de manière à être à la portée de tout le monde, ce qui permettra à chacun de donner à une personne, atteinte subitement d'une affection quelconque, les soins immédiats que nécessite son état.

Ce livre, fait uniquement dans un but humanitaire, est à la portée de toutes les bourses ; on peut se le procurer, élégamment et solidement relié, au prix de *deux francs*, chez tous les pharmaciens.

Comme on le voit, il est appelé à rendre les plus grands services ; aussi nous joignons-nous à nos confrères de la presse pour féliciter le docteur JACQUET de son heureuse création.

Antonin Gautier.

(*Le Progrès de Seine-et-Oise*).

PRESCRIPTIONS

Date ....

Nom ....

Diagnostic ou Pronostic ....

....

PRESCRIPTION

Date ....

Nom ....

Diagnostic ou Pronostic ....

....

PRESCRIPTION

Date ....

Nom ....

Diagnostic ou Pronostic ....

....

PRESCRIPTION

Date

Nom

Diagnostic ou Pronostic

PRESCRIPTION

Date

Nom

Diagnostic ou Pronostic

PRESCRIPTION

Date

Nom

Diagnostic ou Pronostic

PRESCRIPTION

Date ....

Nom ....

Diagnostic ou Pronostic ....

....

PRESCRIPTION

Date

Nom

Diagnostic ou Pronostic

PRESCRIPTION

Date ....

Nom ....

Diagnostic ou Pronostic ....

....

PRESCRIPTION

Date

Nom

Diagnostic ou Pronostic

PRESCRIPTION

Date ....

Nom ....

Diagnostic ou Pronostic ....

....

PRESCRIPTION

Date ....

Nom ....

Diagnostic ou Pronostic ....

....

PRESCRIPTION

Date

Nom

Diagnostic ou Pronostic

PRESCRIPTION

Date ....

Nom ....

Diagnostic ou Pronostic ....

....

PRESCRIPTION

Date ....

Nom ....

Diagnostic ou Pronostic ....
....

PRESCRIPTION

Date ....

Nom ....

Diagnostic ou Pronostic ....

....

PRESCRIPTION

Date

Nom

Diagnostic ou Pronostic

PRESCRIPTION

Date

Nom

Diagnostic ou Pronostic

PRESCRIPTION

Date ....

Nom ....

Diagnostic ou Pronostic ....

....

PRESCRIPTION

Date ....

Nom ....

Diagnostic ou Pronostic ....

....

PRESCRIPTION

Date ....

Nom ....

Diagnostic ou Pronostic ....

....

PRESCRIPTION

Date ....

Nom ....

Diagnostic ou Pronostic ....

....

PRESCRIPTION

ate

om

iagnostic ou Pronostic

PRESCRIPTION

Date

Nom

iagnostic ou Pronostic

PRESCRIPTION

Date ....

Nom ....

Diagnostic ou Pronostic ....

....

PRESCRIPTION

Date ....

Nom ....

Diagnostic ou Pronostic ....

....

PRESCRIPTION

Date

Nom

Diagnostic ou Pronostic

PRESCRIPTION

Date ....

Nom ....

Diagnostic ou Pronostic ....

PRESCRIPTION

Date

Nom

Diagnostic ou Pronostic

PRESCRIPTION

Date ....

Nom ....

Diagnostic ou Pronostic ....

....

PRESCRIPTION

Date ....

Nom ....

Diagnostic ou Pronostic ....

....

PRESCRIPTION

Date

Nom

Diagnostic ou Pronostic

PRESCRIPTION

Date ....

Nom ....

Diagnostic ou Pronostic ....

....

PRESCRIPTION

Date

Nom

Diagnostic ou Pronostic

PRESCRIPTION

Date ....

Nom ....

Diagnostic ou Pronostic ....

....

PRESCRIPTION

Date ....

Nom ....

Diagnostic ou Pronostic ....

....

PRESCRIPTION

Date ....

Nom ....

Diagnostic ou Pronostic ....

....

PRESCRIPTION

Date ....

Nom ....

Diagnostic ou Pronostic ....

PRESCRIPTION

Date ....

Nom ....

Diagnostic ou Pronostic ....

PRESCRIPTION

Date ....

Nom ....

Diagnostic ou Pronostic ....

....

PRESCRIPTION

Date ....

Nom ....

Diagnostic ou Pronostic ....

PRESCRIPTION

Date ....

Nom ....

Diagnostic ou Pronostic ....

PRESCRIPTION

Date ....

Nom ....

Diagnostic ou Pronostic ....

PRESCRIPTION

Date

Nom

Diagnostic ou Pronostic

PRESCRIPTION

Date

Nom

Diagnostic ou Pronostic

PRESCRIPTION

Date ....

Nom ....

Diagnostic ou Pronostic ....

....

PRESCRIPTION

e ________________________________

____

iagnostic ou Pronostic ________________________________

PRESCRIPTION

Date ....

Nom ....

Diagnostic ou Pronostic ....

....

PRESCRIPTION

Date

Nom

Diagnostic ou Pronostic

PRESCRIPTION

Date ....

Nom ....

Diagnostic ou Pronostic ....

PRESCRIPTION

Date ....

Nom ....

Diagnostic ou Pronostic ....

....

PRESCRIPTION

Date

Nom

Diagnostic ou Pronostic

PRESCRIPTION

Date ....

Nom ....

Diagnostic ou Pronostic ....

....

PRESCRIPTION

ate ....

Nom ....

Diagnostic ou Pronostic ....

PRESCRIPTION

Date ....

Nom ....

Diagnostic ou Pronostic ....

PRESCRIPTION

Date

Nom

Diagnostic ou Pronostic

PRESCRIPTION

Date ....

Nom ....

Diagnostic ou Pronostic ....

....

PRESCRIPTION

MÉDECINS

FACULTÉ DE MÉDECINE

Rue de l'École-de-Médecine, 12

Brouardel, ✻ de l'Académie de Médecine, *Doyen*.
Ch. Pupin, A✻, Secrétaire.
Bourbon, ✻, Secrétaire honoraire.
Amette, ✻, Secrétaire honoraire.

PROFESSEURS

Sappey, ✠, anatomie.
Charcot, ✠, clinique des maladies nerveuses.
Mathias Duval, histologie.
Gavarret, O.✠ de l'Académie, physique médicale.
Proust, A.O.✠, hygiène.
Hayem, matières médicales et thérapeutique.
Gauthier A., chimie organique et médicale.
Baillon, ✠, histoire naturelle médicale.
Guyon, ✠, pathologie chirurgicale.
Duplay, opérations et appareils.
Jaccoud, O.✠, pathologie médicale
Peter, O.✠, pathologie médicale.
Le Fort, ✠, clinique chirurgicale.
Pajot, ✠, clinique obstétricale.
Hardy, O.✠, clinique médicale.
Potain, id. id.
Sée G.-G., ✠, id. id.
Trélat, O.✠, clinique chirurgicale.
Richet, G.O.✠ de l'Académie de Médecine, clinique chirurgicale.
Verneuil, ✠, id. id.
Tarnier, accouchement.
Bouchard, ✠, pathologie et thérapeutique générale.
Brouardel, ✠, médecine légale.
Cornil, anatomie pathologique.
Régnauld (Jules), ✠ de l'Académie, pharmacologie.
Ball, ✠, maladies mentales et de l'encéphale.
Laboulbène, O.✠, histoire de la médecine.
Panas, ✠, ophthalmologie.
Fournier, ✠, clinique des maladies cutanées et syphilitiques.

Agrégés en exercice

Gariel, Henriot, Pouchet, Guebbard, sciences chimiques et physiques.
Farabeuf, Richet, Rémy, Régnier, sciences anatomiques, physiologiques et histologiques.
Debove, Joffroy, Landouzy, Raymond, Hallopeau, Rendu, Straus, Robin, Hanot, Hutinel, Quinquaud, médecine et médecine légale.

Chirurgie et Accouchement

Humbert, Terrillon, Reclus, Peyrot, Richelot, Pinard, Budin, Segond, Kirmisson.

Le **Jardin Botanique** de la Faculté est rue Cuvier; il est dirigé par le professeur Baillon.

Musée Dupuytren, superbe collection d'Anatomie pathologique placée dans les bâtiments de l'ancienne église des Cordeliers, rue de l'École-de-Médecine, 15. Ce musée est ouvert aux étudiants tous les jours de 11 h. à 3 h.

Musée d'Anatomie, Musée Orfila, École-de-Médecine, 12.

LISTE

DES DOCTEURS DE PARIS

PREMIER ARRONDISSEMENT

Rue d'Alger

Debrand, 6.
Greslou, 11.
Picard, ✿, 5, consultations de 2 à 4 h.
Thibierge, 9.

Rue de l'Arbre-Sec

Mouzon, 19.

Rue d'Argenteuil

Deschamps (Léon), 21, de 2 à 4 h., excepté
le mercredi.

Rue Baillif

Benoist, 1, de midi à 3 h.

Rue Bertin-Poirée

Empis, O.✿. 16, de 1 à 3 h.

Rue des Bons-Enfants

Belliol, 30, de 1 à 5 h.

Rue du Bouloi

Gautier, 13.
Vergne, 8, de 1 à 3 h.
Vergner, 8, de 1 à 3 h.

Rue des Bourdonnais

Toureil, 38, de 1 à 3 h.

Rue Cambon

Bouchet (du), 29, de 7 à 5 h.
Bing, 26.
James, C ✿, 51, de 2 à 4 h.
Jégu, 22, de 1 à 3 h., excepté le mardi.
Martineau, ✿, 24, les mardi, jeudi, samedi,
de midi à 2 h.
Paul (C.), ✿, 45, les lundi, mercredi et ven-
dredi, de 1 à 3 h.
Stevens, 42, de 3 à 4 h.
Vidal, O.✿, 49, les lundi, mercredi et ven-
dredi, de 1 h. 1/2 à 3 h.

Rue de Castiglione

Chapusot, 10, de 2 à 4 h.
Colignon, ✿, 1, de midi à 4 h.
Gantillon, 10, de 2 à 3 h.
Marchandé, 1.
Seymour, O.✿, 10, de 9 à 5 h.

Rue Coquillière

Blondin, 21.
Jacquart (Alexis), 32, de 2 à 3 h.

Rue Duphot

Herbert, 18, de 1 h. 1/2 à 3 h.
Tarnier, O.✿, 15.

Rue Étienne-Marcel

Barbette, 29, de midi à 9 h.
Chantreuil père, 27, de midi à 2 h.

Rue des Halles

Berline Héring (M°°), 13.
Bouzigues, 7.
Moutier, 20, de 2 à 4 h.
Pechenet, 5, de midi à 7 h.

Rue Hérold

Descouts, 16, les lundi, mardi, jeudi et samedi, de 1 à 3 h.

Rue de la Grande-Truanderie

Boussi, 3.

Rue Jean-Jacques-Rousseau

Bonvallet, ✿, 19, les lundi, mercredi et ven-
dredi, de 1 à 3 h.
Guénot (M°°), 1, de 2 à 4 h.
Richard, 62, de 3 à 5 h., excepté le vendredi.
Vautier (André), 13, de 10 à 4 h.

Quai du Louvre

Jacque, 22, de 9 à 4 h.
Molloy, ✿, 16, de 3 à 5 h.
Regnard (Félix), 18.

Rue du Louvre

Letulle (Maurice), 3, les lundi, mercredi et
vendredi, de midi 1/2 à 2 h.

Boulevard de la Madeleine

Rigodin, 17.
Roger, ✿, M. H., 15.

Rue du Marché-Saint-Honoré

Maffei, ✿, ✠. 36, les lundi, mercredi et vendredi, de 4 à 6 h.

Place du Marché-Saint-Honoré

Naudin, 25.

Rue Marengo

Dubrisay, ✳, 6, les lundi, mercredi et vendredi, de 2 à 4 h.

Rue Molière

Apostoli G., 5, de 5 à 6 h.

Rue de la Monnaie

Busquet, 14.
Regnault-Perrier, 25, de 2 à 4 h.
Saint-Vallon (de), 21.

Rue Montesquieu

Colson, 9, de 2 à 3 h.

Rue Montorgueil

François, 61.
Roux, 19, de 10 à 4 h.

Avenue de l'Opéra

Barrié, 18, les mardi, jeudi et samedi de 1 à 3 h.
Bergez, 11, de 3 à 5 h.
Corlieu, 4, les mardi, jeudi et samedi, de 2 à 3 h.
Fauvel, ✳, 13, de 2 à 4 h.
Gellé, 20, les lundi, mardi et jeudi, de 1 à 4 h.

Rue de l'Oratoire-du-Roule

Charrin, ✳, 8, de 1 à 2 h.

Quai des Orfèvres

Levêque, 4, de 9 à 2 h.

Rue des Petits-Champs

Boudin (G.), 33, de 1 à 3 h.
Garigon Desarènes, ✳, 95, de 3 à 5 h.
Moreau Wolf, ✳, C.✠, 39, de 4 à 5 h.
Troucin, ✳, 91.

Rue Pierre-Lescot

Fortin, 1, de midi à 2 h.

Rue du Pont-Neuf

Alliot d'Étaves, ✠, 25, de midi à 6 h.
Pinard, 18, de 1 à 3 h.

Rue des Pyramides

Cazaux (Marcelin), C.✳, ✳, 10, n'exerce pas.
Chevallereau, 14, de 4 à 6 h.
Dupont, 17.
Féréol, ✳, 8, de 2 h. 1/2 à 4 h., excepté le vendredi.

Rue Radziwill

Lataste, 9, de 1 à 3 h.

Rue de Richelieu

Baraduc, 28 *bis*, de 4 à 6 h., excepté le jeudi.
Coqueret, ✳, 21, de 2 à 4 h., excepté les jeudi et dimanche.
Sauvage, 10, les lundi, mercredi et vendredi, de 1 à 3 h.

Rue de Rivoli

Bergeron (H.), ✳, 138, de 1 à 2 h.
Berruyer, 51, de 1 à 3.
Bouchard (Ch.), ✳, 174, de 2 à 4 h.
Chapmann, 224, de 1 à 3 h.
Desnos, 124, de 1 à 2 h.
Douvillé, 124, de 1 à 2 h.
Durand, ✳, 196, de midi à 2 h.
Gaillard, 182, de 10 à 5 h.
Hammelrath, ✠, 73, de 1 à 3 h.
Hanot, 122, de 1 à 3 h.
Joffroy, 186, de 4 à 5 h.
Josau (baron de), 182, de midi à 2 h.
Josau (Georges de), 182, de midi à 2 h.
Kuff, 69, de midi à 3 h.
Legroux ✳, 178, les mardi, jeudi et samedi, de 4 à 6 h.
Portefaix, O.✳, 85, de 1 à 4 h., excepté le dimanche.
Poupon, 63, les lundi, mercredi et vendredi, de midi à 2 h.
Richard (Paul), 47, de 3 à 5 h.
Rougeot, 59, de 1 à 3 h.
Roux (Fernand), 53, de 1 à 3 h.
Sally, 188, de 1 à 3 h.
Tissier, 61, de 2 à 3 h., excepté les jeudi et mercredi.
Variclé (Antony), 104, de 9 à 5 h.

Rue Rouget-de-l'Isle

Bailly, 6, les lundi, mercredi et vendredi, de 2 à 4 h.
Gombault, ✳, 3, les mardi, jeudi et samedi, de 3 h. 1/2 à 5 h.

Rue du Roule

Paserini, 10, de 1 à 5 h.

Boulevard Sébastopol

Chambellan, 61, de 1 à 2 h.
Déjardin, 37, de 11 à 4 h.
Krohn, 3, de 4 à 6.
Mouly, 5, de 3 à 5 h.
Mousseaud, 7, de 2 à 4 h.

Rue Sainte-Anne

Fauquez, ✳, 11, les mardi, jeudi et samedi, de 3 à 5 h.
Lelongt, 34, de 3 à 5 h.

Rue Saint-Denis

Legendre, 50, de 1 à 3 h.

Rue Saint-Florentin

Allix, 6, de midi à 6 h.
Bar, 4, à 2 h.
Dupierris, 4, de 2 à 3 h.

Rue Saint-Honoré

Boerris, C.✠, O.✠, 152.
Boggs, 102, de 1 à 2 h.
Boissier, 217, de 2 à 4 h.
Cournand, 332, de 10 à 5 h.
Darses, 207, de 1 à 3 h., excepté les jeudi et dimanche.

Laffont, 245, les mardi, jeudi et samedi, de
2 à 3 h.
Ley ✠, 217, les lundi, mercredi et vendredi,
de 4 à 6.
Mariton, 270, les mardi, jeudi et samedi, de
de 2 à 4 h.
Nélaton, 368, de 1 à 3 h.
Riant, ✳, ✠, 138.
Roger, 270.
Vernet, ✳, 265, de 2 à 4 h.
Verrier, 370.

Rue Sainte-Hyacinthe

Morin, 7, de 2 à 4 h., excepté le jeudi.

Rue Saint-Roch

Lamblin, 37, de 1 à 2 h. 1/2.
Rémy, 37, de 2 à 4 h.

Rue de Suresnes

Fligel, ✳, 16, les lundi, mercredi et vendredi,
à 1 h.

Place du Théâtre-Français

Courtys (de), ✳, 2.

Rue de Turbigo

Gendron, 10.
Moreau, 3, de 1 à 3 h.

Place Valois

Girard, 6, de 2 à 3 h.

Rue de Valois

Guérin Garnet, 17, de 2 à 3.

Place Vendôme

Paquelin, 12, les mardi, jeudi et samedi, de
1 à 3 h.
Péau, O.✳, 21, les lundi, mercredi et vendredi, de 1 à 5 h.
Pozzi (de), 10, les mardi et jeudi, de 1 à 2 h.

Rue Villedo

Carpentier Méricourt, père, 6, à 3 h
Carpentier Méricourt, fils, 6.

Rue du Vingt-neuf Juillet

Dugit, 6, les lundi, mercredi et vendredi, de
4 à 5 h.
Jardin, ✳, 7, de 10 à 5 h.
Moreau, 5.
Ruffey, 6, de 1 à 3 h.

DEUXIÈME ARRONDISSEMENT

Rue d'Aboukir

Levassor, 77, de 1 à 4 h.
Marey, 103, de 1 à 4 h.
Nogaro, 77, à 1 h.
Parenteau, 25, de 4 à 6.
Villette, 68, de 3 à 4 h.

Rue d'Antin

Bazy, 21.

Rue d'Argout

Duménil, 10.
Tiger, 67, de 2 à 3 h.

Rue de la Banque

Cuvier, Banque de France, de midi à 2 h.
Guibout, 1, de midi à 3 h.
Wickam (Edmond), 16, les lundi, mercredi
et vendredi, de 1 à 5 h.

Rue Beauregard

Desparquets, 8, de midi à 2 h.
Launay, 41, de midi à 2 h.

Rue du Caire

Bruchet, 9, de 1 à 3 h.
Donadieu, 11, de midi à 1 h.
Martellière, 10, de 1 à 3 h.
Villain, 51, de 1 à 3 h.

Rue des Capucines

Brocq, 20, de 1 h. 1/2 à 3 h.
Dreyfous, 9.
Stoëss, 4.

Boulevard des Capucines

Aubeau, 39, de 3 à 5.
Darin, 43, de 1 à 4 h.
Desplats (H.), 7
Meunier, 9.
Sempé, O.✠, 23, à 4 h.

Rue Chabanais

Faivre (Ph.), 14, les lundi, mercredi et vendredi, de 1 à 4 h.

Rue de Choiseul

Jarriaud, ✳, 18, de midi à 2 h.

Rue des Colonnes

Astruc, 2, de 1 à 4 h.

Rue Daunou

Cartaz, 18, de 2 à 3.
Malécot, 16, les mardi, jeudi et samedi, de
à 3 h.

Rue Étienne Marcel

Piquantin, 8, les lundi, mercredi et vendredi, de 1 à 2 h.

Rue Gaillon

Picard, 15, de 10 à 5 h.

Rue de Grammont

Augerville, 20, de 6 à 8 h.
Puy-le-Blanc, 22.

Rue de Grétry

Mauriac, ✻, 2, de 3 à 5 h.

Rue de Hanovre

Tripier, 4, de 2 à 4 h.

Rue Louis-le-Grand

Descroizilles, ✻, 5, de 1 à 3 h.
Francon, 11, de 3 à 5 h.
Hottenier, 10, de 1 h. 1/2 à 2 h. 1/2.
Montfumat (de), ✻, 19, de 1 à 3 h.
Moreau-Marmont, O.✻, ✠, ✻, 7, de 11 à 4 h.,
　excepté le mardi.

Rue de Louvois

Penoyée, 8, de 2 à 4 h.
Saint-Hilaire, 2.

Rue du Mail

Villaret, 14, de 2 à 3 h.

Rue Mandar

Castinel, 5, de 1 à 2 h. et de 6 à 7 h.

Rue Montmartre

Bernard, 159.
Duivepart, 164, de 1 à 5 h.
Rattel, 149, de 2 à 4 h.
Sabourin, 103.

Rue Montorgueil

Barbier, 76, de 10 à 5 h.
Navel (François), 61, de 1 à 3 h.

Boulevard Montmartre

Garnier, 16, de à 3 h.
Levadour, 11. de 10 à 4 h.
Warde, 2, de 1 à 3 h.

Rue de la Michodière

Fournel, 7, de 2 à 4 h.
Voëlker, 4, les mardi, jeudi et samedi, à 2 h.

Rue Notre-Dame-des-Victoires

Radou, ✻, 7, de 2 à 4 h.

Avenue de l'Opéra

Flasschœn, 30, de 1 à 3 h., excepté le lundi.

Rue de la Paix

Andrieu, 2, de 11 à 4 h.
Blondeau, 4, de 2 à 4 h.
Collin, O.✻, ✠, 19, de midi à 3 h.
Cruet. 2, à 4 h.

Jacowski, 2, de 9 à 5 h.
Nidsburg, 2, de 9 à 5 h.

Rue des Petits-Carreaux

Mihran Kimhadjiam, ✻, 7, de 2 à 3 h.,
　excepté le dimanche.

Rue des Petits-Champs

Amyot, ✠, 29, de 1 à 4 h.
Cusco, O.✻ 97, de 2 à 5 h.
Moreau Wolf, ✻, ✠, C., 39, de 4 à 5 h.

Rue Poissonnière

Menu, 42, les lundi, mercredi et vendredi,
　de 1 à 2 h.

Rue Port-Mahon

Boucheron, ✻, 24, à 4 h.

Rue Richelieu

Gardenat, 112, de 10 à 4 h.
Guérin-Menneville, 16.
Lostalot de Bachoué (de), 99.
Rouhier, 102, de 1 à 3 h.

Rue Sainte-Anne

Barnier, 46, 3 à 5 h.
Gallipe, 65, de 10 à 4 h.
Giachino, 50, de 1 à 3 h.
Lobligeois, 69, de 1 à 2 h.
Mesnet, 53, les lundi, mercredi et vendredi,
　de 1 à 3 h.
Rouget, 40, de 10 à 5 h.
Taillebois, 40.

Rue Saint-Augustin

Lignerolles, 5, de 1 à 3 h.
Philippart, 5, de 3 à 4 h.

Rue Saint-Fiacre

Legué, 5, de 1 h. 1/2 à 3 h., excepté le jeudi.

Boulevard Sébastopol

De Escarra, 67, de midi à 2 h.
Delbourg, 89, de 1 à 3 h.
Dupouy, 81.

Rue de Turbigo

Lemoine, 25.
Valtat, 20.

Rue Vivienne

Decaudin, 33, les lundi, mercredi et ven-
　dredi, de 2 à 4 h.
Damain, 10, de 10 à 4 h.
Rouy, 53, de 11 à 4 h.

Rue Volney

Abadie, 9, de 3 à 5 h.
Fournier (Alf.), 1, de 3 à 5 h.
Landolt, 4, de 4 à 6 h., excepté le samedi.
Tapret, 9, de 4 à 6 h., excepté le samedi.

TROISIÈME ARRONDISSEMENT

Boulevard Beaumarchais

Emond, 111.
Sabatié, 111, de 1 à 3 h.

Rue Charlot

Frère, ✳, 13, les lundi, mercredi et vendredi, de 1 à 2 h.
Roussel, 5, les mardi, jeudi et samedi, de
2 à 4 h.

Rue des Filles-du-Calvaire

Courtin, 4.

Rue des Francs-Bourgeois

Fournaise, 26, de 2 à 3 h.

Rue Greneta

Magnan, 55, les lundi, mercredi et vendredi, de 1 à 3 h.

Rue Meslay

Chautemps, 35, les mardi, jeudi et samedi.
de 1 à 3 h.
Cramoisy, ✳, I.✠, 35, de 1 à 3 h.
Wuillamier, 25, de 2 à 4 h.

Rue des Minimes

Coste, 10, de 11 h. à midi.

Rue Montmorency

Monier, 13, de 2 à 4 h.

Rue Notre-Dame-de-Nazareth

Azambuza, (D.), ✳, 7, les lundi, mercredi
et vendredi, de 1 à 4 h.
De Finance 56, de 1 à 4 h.
Perrée (Mᵐᵉ), 50, les mardi, jeudi et samedi.
Sclafer, 66, 1 à 3 h.

Rue Pastourelle

Détrieux, 32, de 10 h. à midi.
Lhuillier, 8, de 2 à 3 h.

Rue de Rambuteau

Bez, 2, les lundi, mercredi et vendredi, de
1 à 3 h.
Demarle, 2, de 10 à 2 h.
Goubert, 28, de 1 à 3 h.
Mary, 64, de 1 à 3 h.
Sandras, 24, de midi et demi à 2 h.
Suss, 12.

Rue Réaumur

Campart, 19, de 4 à 5 h.
Magne, 17, de 2 à 4 h.
Morolot, 68, de 2 à 3 h., excepté le jeudi.
Pascalis, 80, le lundi de 1 à 3 h , les mer-
credi et vendredi de 7 à 9 h., le dimanche
de 9 à 11 h.
Sirugue, 5, de 1 à 3 h.

Place de la République

Filleau ✳, 1, de 4 à 6 h.
Frémineau (A.), A.✳, 21.
Roche, 13, de 1 à 3 h.

Rue de Saintonge

Perrin, 56, de 1 à 2 h.

Boulevard Saint-Denis

Rochette (Paul), 1, de 2 à 3 h.

Boulevard Saint-Martin

Debierre, 39, à 4 h.
Liandier, les lundi, mercredi et vendredi,
de 1 à 3 h.
Regeard, 13, de 2 à 4 h., excepté le mardi.

Rue Salomon-de-Caus

Creyx, 4, de 2 à 4 h.

Boulevard Sébastopol

Belhomme, 102, de 1 à 3 h.
Darnay, 66, de 2 à 3 h.
Dupuis, 76, de 1 à 3 h.
Loquet, 52, de 2 à 3 h., excepté les jeudi et
dimanche.

Rue du Temple

Bénard, 150, les mardi, jeudi et samedi,
de 1 3 h.
Boyer (P.), 176, de 2 à 3, excepté le samedi.
Legendre, 101, les mardi. jeudi, samedi, de
1 à 3 h.

Boulevard du Temple

Lavallée, 23, de 1 à 2 h.
Lhuillier, 25.
Miot, 41, les lundi, mercredi, vendredi, sa-
medi, de 3 à 4 h.

Rue des Tournelles

Socquet, 43, les mardi et jeudi, de 4 à 6 h.

Rue de Turbigo

Bernheim, 61.
Ehrardt, 85, de 1 à 2 h.
Emanuel, 57, de midi à 1 h.
Grabscheid, 61, le samedi, de midi à 9 h.
Pellier, 38, de 1 à 3 h., excepté le jeudi.
Sylvestre, 38, de 3 à 5 h.

Rue de Turenne

Legros, 50, de midi à 2 h.
Rueff, 95, les lundi, mercredi, vendredi, de
1 à 3 h.
Weil, 68, de 1 1/2 à 3 h.

Rue Vieille-du-Temple

Pentray, 62, de 1 à 2 h.

Rue des Vosges

Martin, 18, de 1 à 2 h.

QUATRIÈME ARRONDISSEMENT

Rue de la Bastille
Garnier, 2, les mar., jeudi, sam., de 2 à 4 h.

Place de la Bastille
Yvon, 7, les lundi, mercredi, vendredi, de midi à 2 h.

Boulevard Beaumarchais
Garsaux, 7, de 2 à 4 h., excepté le vendredi.
Hélie, 45, les lundi, mercredi, vendredi, de 1 à 3 h.
Le Maguet, 3, les lundi, mercredi, vendredi, de 1 à 3 h.
Le Ménager, 71, de 1 à 2 h., excepté le dimanche.
Mellinger, 1, de 2 à 4.
Puel, 93, de 10 à 11.

Rue Beautreillis
Desarnault, 10.

Rue Bellay
Dalché, 10, les lundi, mercredi, vendredi, de 4 à 5 h.
Oursel, 6, de 1 à 3 h., excepté le jeudi.

Quai de Béthune
Thierry, de 1 à 2 h.

Rue Birague
Chevallereau, 14, de 1 à 3 h.

Quai Bourbon
Rambaud, 23, de midi à 1 h.

Rue Bourg-Tibourg
Rollin, 4, de 1 à 2 h.

Rue Boutarel
Leriche ✳, 10, le jeudi de 4 à 5, le dimanche, de 11 à 1 h.

Rue Castex
Large, 1, de 1 à 3 h.
Rech, 4, de 2 à 3 h.

Rue de la Cerisaie
Baumfeld, 13, de 4 à 6.

Rue des Chanoinesses
Jousset de Bellesme, 12, de midi à 2 h.

Rue Charles V
Aubrun-Mirambeau, 15, de midi à 3 h.
Stiefel, 2, de 1 à 2 h.

Rue Coutellerie
Déel, 4, de 2 à 4 h.

Rue Croix-de-la-Bretonnerie
Monory, 39, de 1 à 3 h.

Rue des Deux-Portes
Avezon, 1, de 1 à 3 h.

Rue François-Miron
Ledé, 26, de midi à 3 h.

Rue des Francs-Bourgeois
Haillot, 43, les lundi, mercredi et vendredi, de midi à 2 heures.

Boulevard Henri IV
Bilhaut, 46, les mardi, jeudi et samedi, de 2 à 3 h.

Quai Henri IV
Vaillant, 8.

Rue Malher
Geoffroy, 12, de 1 à 3 h.

Quai du Marché-Neuf
Mallet, 6, de midi à 2 h.

Quai d'Orléans
Ferraton, ✳, 42, de midi à 1 h.

Boulevard du Palais
Montmieja (de), ✳, 13, les lundi, mercredi et vendredi, de midi à 2 h.
Verneuil, O.✳, 11, de 2 à 4 h.

Rue Pernelle
Loiseau, ✳, 12, de 2 à 3 h.

Rue de Rambuteau
Cadet de Boisse, 35, de 1 à 3 h.

Rue de Rivoli
Alix, 10 de 11 à 1 h.
Demonporcelet, 4, les lundi, mercredi et vendredi, de 2 à 3 h.
Doré, ✳, 66, les mardi et samedi, de 8 à 9 h.
Echerac, 74, de 1 à 2 h.
Firmin, ✳, 1, de à 3 h.
Goubert. 28, de 1 à 3 h., excepté le mercredi.
Goupil, 14, les lundi, mardi, mercredi et jeudi, de 1 à 4 h.
Henszel, 23, de 1 à h.
Hirme, 36, les lundi, mercredi et vendredi, de 1 à 3 h.
Jarry, 80, de 1 à 3 h.
Lebled, 74, de 4 à 5 h.
Liskenne, 68, de 10 à 3 h.
Loubrieu, 50, de 2 à 5 h.
Mahon de Molènes, 30, les lundi et jeudi, de 1 à 4 h.
Mahon de Molènes fils, 80, de 1 à 4 h.
Mérijot. 13, de 2 à 3 h.
Morétin, 68, les lundi, mercredi et vendredi, de 2 à 3 h.
Morel, 17, les mardi, jeudi et samedi, de 1 à 2 h.
Moret, 5, de 1 à 2 h.

Pillet, 62, de 1 à 5 h.
Reuflet, 21, les lundi, mardi, jeudi et samedi, de 1 à 2 h.
Soudée, 64, les lundi, mercredi et vendredi, de 3 à 4 h.
Touzelin, 96, de 1 à 4 h.

Rue Saint-Antoine

Guyard, 236, de 1 à 3 h.
Lebrun, 211, de 2 à 4 h.
Manoury, 136, de 1 à 3 h.
Rogier, 168. de 1 à 3 h.

Rue St-Bon

Briois, 3, de midi à 3 h.

Rue St-Louis-en-l'Ile

Bourdoucle, 27.
Michaux, 64, de 1 à 3 h.

Rue Saint-Martin

Bassaget, 26.
Vigouroux, ✿, ✚, 140, de 1 à 3 h.

Rue Saint-Paul

Binet, 32, de 1 à 3 h.
Rue, 22, de 1 à 3 h.

Boulevard Sébastopol

Bernard, 28, de midi à 6 h.
Crouzat, 24, les lund, mercr., vend., de 1 à 3 h.
Dugos, 22, de 9 à 4 h.
St-Martin de Laplagne, 36.
Tétard, 12, de 1 à 3 h.

Rue du Temple

Beluze, 34, de 1 à 2 h.
Mauduit, 13, de midi à 1 h.

Rue des Tournelles

Dagot, 2, les lund., mercr. et vend., de 1 à 3 h.
Détray, 1.

Rue de la Verrerie

Trosseille, 35, les lundi, mercredi et vendredi, de 1 à 3 h.

Avenue Victoria

Commenge ✿, 18.

Rue Vieille-du-Temple

Bérillon, 12, de 1 à 3 h.
Chassaing, 30.

Place des Vosges

Abélanet, 19. de 2 à 3 h.
Augouard, 20, de 2 à 3 h.
Davesne, 9, de 2 à 3 h.

CINQUIÈME ARRONDISSEMENT

Rue des Bernardins

Petit Vendol, 48, de 1 à 2 exc., les mar., vend.

Rue Buffon

Laugier, 71, les lundi, mercredi et vendredi, de 2 à 3 h.

Rue Cardinal Lemoine

Devis, 18.
Dumesnil, ✿, 14.
Luigi, 18, de 1 à 3 h.

Rue des Carmes

Bourneville, 14, les mercr. et vend. de 1 à 2 h.
Delfau, 14.

Rue Champollion

Rauque, 13.

Rue Claude-Bernard

Arnould, ✿, 5', de midi à 1 h.
Arthaud, 8 bis, les mard., sam. et dim., 11 à 1 h.
Blanchard, 90. les lund., mer. et vend., de 1 à 3 h.
Briand, 75, de 1 à 3 h.
Dhomont, 25.
Marchand, 75, les lundi, mercredi et vendredi, de midi à 2 h.

Rue Cluny

Le Noir, 11, de midi à 2 h.
Le Noir des Paillières, 11, les mardi, jeudi et samedi, de midi à 2 h.
Picqué, 18, de 1 à 2 h.

Rue Cujas

Vauthier, 21, les lundi, mercredi et vendredi, de 2 à 4 h. et de 7 h. à 8 h.

Rue Cuvier

Baillon, ✿, 12, de 10 à 11.
Dewulf Pontonnier, ✿, 14, de 1 à 3 h.
Milne Edwards, O, ✿, 57.

Rue des Écoles

Deleschamps, ✿, 24, de midi à 2 h.
Georges, 8.
Maygrier, 23 bis. les lundi, mercredi, vendredi, de 1 à 3 h.
Roussy, 14, de midi à 1 h. 1/2.
Schiemmer, 48.
Taquet, 34, de 9 à 11 h.

Rue Denfert-Rochereau

Duchastelet, 18 bis.

Rue de l'Estrapade

Dantel, 15, les lund., merc. et vend., de 1/2 à 3 h.

Rue des Fossés-St-Jacques

Clin, 20.

Rue Flatters

Schreiber, 10.

Rue Gay-Lussac

Bruslé, 38, de 1 à 2 h.
Delisle, 30, de 4 1/2 à 6 h.

Avenue des Gobelins

Martin (Ad.), 19.

Rue Guy-Labrosse

Duverdier, 5, de 2 à 4 h.
Farabeuf, ✳, 9, de midi à 1 h.

Rue de La Harpe

Chatillon, 1, de 1 à 2 h.

Rue de Jussieu

Foissy père, 37, de 1 à 2 h.
Foissy fils, 37, de 1 à 2 h.

Rue Lacépède

Galet, 7.

Rue Le Goff

Cerente, 4.

Rue Lhouroud

Claverie, 2, de midi à 1 h.

Rue Linné

Philippeaux, ✳, 20, de 1 à 2 h.

Rue Monge

Cassiau, 85, le samedi de 10 à 6 h.
Décaye, 65.
Froger, 10.
Lafont, 111, de 1 à 3 h.
Morvan, 21, de 11 à 1 h.
Paulier, 118.
Petit, 11, les lundi, mercredi et vendredi.
Poirier, 5, les mardi, jeudi et samedi.
Renault, 119.
Tison, 31, de midi à 2 heures.
Vrain, 19, de 2 à 3 h.

Place Monge

Bénard, 3, de 1 à 2 h.

Rue Montagne Ste-Geneviève

Garrau de Balzan, 9, de 3 1/2 à 6 h. excepté
les mercredi, vendredi et dimanche.
Mouthus, 3, de 2 à 3 h.

Rue Mouffetard

Martin, 145.

Rue Nicole

Charon, 7.

Rue de Poissy

Parizot, 9, les lundi, mercredi et vendredi.

Boulevard du Port-Royal

Reuel, 50, de 1 à 2 h.

Boulevard St-Germain

Bastien, ✳, 11.
Birabeau, 58, les mardi, jeudi, samedi, de
3 à 5 h.
Chantemesse, 74.

D'Heurle ✳, 64, les lundi, mercredi, ven-
dredi. de 1 à 2 h.
Didiot (C.) ✳, 15.
Doit-Lambron, 16.
Guérin (A), 26, de 1 à 3 h.
Lecoconnier, 68, de 1 à 2 h. ; le vend., à 8 h. s.
Martel, 21, les lund., mercr. et vend., de 5 à 7 h.
Spira, 86, de 1 à 2 h.
Vibert, 50, les mardi, jeudi et samedi, de 4 à
6 h.
Vimont, 47, les lundi, mercredi et vendredi,
de 1 à 2 h.
Vimont fils, 47, les lundi, mercredi et ven-
dredi, de 1 à 2 h.

Rue Saint-Jacques

Darier, 33, les lundi, mercredi et vendredi,
de midi 1/2 à 2 h.
Féry, 220.
Juglar, ✳, 167, les lundi, mercredi et vendredi, de 1 à 2 h.
Verwaest, 169, les mardi et samedi, de 9 à
11 h.

Place Saint-Michel

Adam, 1, de midi à 4 h.

Quai Saint-Michel

Choffé, 27, les lundi, mercredi, vendredi et
samedi, de 1 h. 1/2 à 3 h. 1/2.

Boulevard Saint-Michel

Boyé, 131.
Brochin fils, 51, les mardi, jeudi et samedi,
de midi à 2 h.
Colin O.✳, 95, de 11 à midi.
Deflaux, 25, de 1 à 2 h., excepté le jeudi.
Deschamps, 53, de 1 à 3 h.
Féré, 37, les mardi, jeudi et samedi, de 1 h.
à 3 h.
Fievet, 5, de 5 à 6 h.
Lavergne, 65.
Maestrati, 123, de 1 à 3 h.
Planchon, 139.
Ranvier, 105, de midi à 2 h.
Regnault, O.✳, 83, à l'École de médecine, le
vendredi à 3 h.
Thoinot, 5, de 4 à 6 h.

Rue du Sommerard

Henneguy, 17, de midi à 1 h.

Rue Soufflot

Balbiani, 18.
Brown-Séquart, ✳, 15, le mercredi de midi
à 2 h.
Coffin, ✳, 3, de 1 à 2 h., excepté le jeudi.
Peisson, ✳, 22, de 1 à 3 h.
Richer, 15, les mardi, jeudi et samedi, de 1
à 3 h.
Vulpian, O.✳, 24, les mardi, jeudi et samedi,
de 4 à 6 h.

Place de la Sorbonne

Brochin père, ✳, 5, de midi à 2 h.

Rue Thénard

Le Gendre. 6, les mardi, jeudi et samedi, de
1 à 3 h.

Rue Thouin

Lardiley, 11.

Rue d'Ulm

Martin, 12, de midi à 2 h., excepté le mercredi.

Rue des Ursulines

Capitan, 5, de 1 à 2 h.

SIXIÈME ARRONDISSEMENT

Rue de l'Abbé-Grégoire

Gallois, 41, les lundi, mercredi et vendredi,
de 2 à 4 h.
Tison, 31, les mardi, jeudi et samedi, de 1 à
3 h.

Rue de l'Ancienne-Comédie

Gillet de Grammont, ✳, 21, de midi à 3 h.

Rue d'Assas

Grimaux, 104.
Meynier, 3, de midi à 2 h.
Ozanam, 33, de 1 à 3 h.

Rue Bara

Raspail, 11, de 1 à 3 h.
Raspail père, 11, les lundi et samedi, de 2 à
4 h.

Rue Barouillère

Wronowski, 8, de 8 à 11 h.

Rue des Beaux-Arts

Delbet, ✳, 5, de 3 à 4 h., excepté le jeudi
Duchaussoy, 8, de midi à 3 h.
Jalaguier, 12.
Ortet, 30, les mardi, jeudi et samedi, de 2 à
3 h.

Rue Bonaparte

Babinski, 78 *bis*.
Dromain, 45, de 1 à 3 h.
Guillier, 8, de 1 à 3 h.
Ladreit de la Charrière, ✳, 1.
Lebreton fils, 59 *bis*, de 1 à 3 h.
Legouest, O.✳, 12, de midi à 2 h.
Robert, ✳, ✳, 29.

Rue Bréa

Lasgoutte, 7, de 1 à 3.
Ricklin, 14.

Rue de Buci

Rosapelly, 10, de 1 à 2 h.

Carrefour de la Croix-Rouge

Monin, ✳, 1, de 2 à 4 h.

Rue Casimir Delavigne

Orfila, 2, le jeudi, de 4 à 5 h.

Rue Coëtlogon

Labusquère, 5, de 1 à 3 h.

Rue du Cherche-Midi

Cailletet, 23, de 2 à 3 h.
Coursserant, 23, de 2 à 3 h.
Gabalda, 11, de 2 à 4 h.
Lelarge, 61, de 2 à 3 h.
Wecker (de), O.✳, 55, de 1 à 3 h.

Rue Condé

Hamonic, 13

Quai de Conti

Fraigniaud, ✳, 13, à à 3 h., excepté le jeudi.

Rue du Dragon

Begin, ✳, 15, de 9 h. 1/2 à 11 h. 1/2.
Béral, 21, de 2 à 4 h.
Dunoyer, ✳, 25, de 5 à 6 h., excepté le jeudi.

Rue Dupuytren

Rabejac, 7.

Rue de l'Échaudé

Martin, 6, de 1 à 3 h.

Rue de Fleurus

Dareste, 37 *bis*.
Vinache, 23, de 2 à 4 h.
Barrault, 23.

Rue du Four

Jacquin, 57, de 1 à 3 h.
Vignolo, ✳, les mardi, jeudi et samedi, de
midi à 2 h.
Warmont, 50.

Rue des Grands-Augustins

Martin, 15.
Poirson, ✳, 18, à 3 h.

Rue Guénegaud

Durand-Fardel, ✳, 17, les mardi, jeudi et
samedi, de midi à 2 h.
Le Coin, 15, les lundi, mercredi et vendredi,
de 1 à 3 h.

Rue Hautefeuille

Bougrand, 19, les lundi, mercredi et vendredi, à 3 h.
Paillet, 4, de 4 à 5 h.

Rue Jacob

Déjerine, 1.
Desprès, ✳, 3, de midi à 2 h. 1/2.
Duval, 20, de midi à 2 h.

Hamon de Fresnay, O.✳, 21, les mardi, jeudi et samedi, de 1 à 3.

Meyer, ✳, 12, de midi 1/2 à 3 h.

Schwartz, 52, les mardi, jeudi et samedi, de 1 à 3 h.

Soyre (de), 46, les mardi, jeudi et samedi, de 1 à 3 h.

Rue Littré

Tranchant, 16.

Rue du Pont-de-Lodi

Nuzillat, 6.

Rue Madame

Dauchez, 23, de 2 à 3 h., excepté le mardi.

Strauss, ✳, 10, les lundi, mercredi et vendredi, de 4 à 6.

Quai Malaquais

Lionville, 3.

Rue Mayet

Champenois, O.✳, 11, de midi à 2 h.

Loupie, 27, de 1 à 3.

Roquetaille, 4, de 1 à 3 h.

Rue Mazarine

Berthelot, O.✳, 3.

Rue Médicis

Pouchet, 5.

Rue Mézières

Courmont, 8, à 2 h.

Rue Monsieur Le Prince

Dehenne ✳, 24, à 1 h.

Pajot ✳, 14, le mercredi de 11 h. à midi.

Rue Notre-Dame-des-Champs

Bardet, 119 bis, les lundi, mercredi, vendredi, de 4 à 6 h.

Avenue de l'Observatoire

Chatin père O.✳, 4, de 9 à 11 h.

Rue de l'Odéon

Boyer ✳, 16, de 1 h. à 2 h.

Langlebert ✳, 10, de 4 à 7 h.

Langlebert fils, 10, de 2 à 4 h.

Lesourd ✳, 4, de 10 h. à midi.

Quinquand, 5, de 1 à 2 h.

Rue Racine

Linarix, 5.

Rue Régis

Butte, 8, les lundi et vendredi, de 1 à 3 h., mercredi, de 4 à 6 h.

Rue de Rennes

Boucomont, 141.

Bourgois, 165, de 1 à 3 h.

Ferrand, 131, les lundi et vendredi, de 1 à 3 h.

Genonville ✳, 47, les lundi, mercredi, vendredi, de 2 à 3 h.

Kraft (Mᵈᵉ), 144. de 3 à 5 h.

Lacote, 121, de midi à 2 h.

Marchant Gérard, 66, mercredi, jeudi, samedi, de 1 à 3 h.

Mathieu Sicaud, 155.

Muselier, 136.

Pechin, 89, de 4 à 5.

Pruvost, 103, de 1 à 3 h.

Rivalls, 123, de 2 à 5 h.

Tessier, 45, de 2 à 4.

Tridon, 60, de 1 à 2 h.

Venet, 85, de 11 à 2 h,

Place de Rennes

Larrivé, 5, les lundi, mercredi, vendredi, de 2 à 4.

Rue St-André-des-Arts

Calandreau, 27, de 3 à 6 h. 1/2.

Coudoin, 36, de 3 à 6 h. et demi.

Dequevauviller ✳, 33, les lundi, mercredi, vendredi, de 1 à 2 h.

Gendron ✚, 3, de midi à 2 h.

Landolt ✳, 27, de midi à 2 h.

Vallois O.✳. 50. de 2 à 3 h.

Véron ✳, 52.

Boulevard Saint-André-des-Arts

Hubert, 11.

Le Tellier, 3, de 1 à 2 h.

Ricard, 2, les mercredi, jeudi, samedi, de midi à 2 h.

Rue Saint-Benoît

Bossu ✳, 5, les mardi, jeudi, de 10 h. à midi.

Darier, de 10 à 11 h.

Rue Sainte-Beuve

Gilson, 3, les mercredi. jeudi, samedi, de 1 à 3 h.

Boulevard Saint-Germain

Aysaguier, 179, lundi, mercredi, vendredi, de 3 à 5 h.

Barth, 125, les lundi, mercredi, vendredi, de 1 à 2 h.

Blachez ✳, 147, les mercredi, jeudi, samedi, de 1 à 3 h.

Bouchardat ✳, 108.

Budin, 129, à 3 h.

Chatin fils, 123, n'exerce pas.

David ✳, 180, de 1 à 3 h.

Dujardin Beaumetz O.✳, 176, les lundi, mercredi, vendredi, de 2 à 3 h.

Malassez, 168, de 2 à 4 h.

Manche O.✳, 77.

Pelletan, 176, de 3 à 5.

Perrin O.✳, 136, les lundi, jeudi, samedi, de 2 à 3 h.

Porak. 142.

Reuss, 125, de 2 à 4 h.

Ruault, 127, de 1 à 2.

Schwartz, 122, de 2 à 3.

Sée (Marc), 126, de 1 à 3

Valude, 134, de 2 à 4 h.

Place Saint-Michel

Meyners d'Estrées de Frasmes O.✳ G.C· ✠ C.✠, 6, n'exerce pas.
Moulin, 2, de 2 à 6.

Boulevard Saint-Michel

Besson, 84, de 1 à 2 h.
Létourneau, 70, de midi et demi à 2 h.

Rue des Saints-Pères

Bernutz O.✳, 7 bis, de midi à 2 h. 1/2.
Bonnefin, 63, de 1 à 2 h. 1/2.
Duchesne, 85, de midi à 2 h.
Reclus, 9, les mardi, jeudi, samedi, de 1 à 3 h.

Rue Saint-Placide

Galland, 52, de 2 à 3 h., excepté le mardi et dimanche.
Gaye C.✠ O.✠, 26, de 4 à 5 h.
Vallienne, 30.
Veillau, 108 bis, de 2 à 3.

Place Saint-Sulpice

Bonne, 24.
Depasse, 8, les mardi, jeudi, samedi, de 1 à 3 h.

Rue Saint-Sulpice

Gillard, 9, de 1 à 5 h.

Rue Séguier

Lemaréchal, 1, les lundi, mercredi, vendredi, de 2 à 4 h.
Voisin ✳, les lundi, mercredi, vendredi, de 1 à 3 h.

Rue de Seine

Barré, 54.
Bernard, 95, les mardi, jeudi, samedi, de 2 à 4 h.
Choquet ✳, 13.
Crapart, 74, de 1 à 2 h.
Gannal, 6.
Guinard, 12, de 4 à 5.
Mintegaquia (de), 33, de 2 à 4, excepté le dimanche.

Place Saint-Michel

Pignot, 93, mardi, jeudi, samedi, de 1 à 3.
Polaillon ✳, 6, lundi, mercredi, vendredi, de 1 à 3 h.
Rabbinowicz, 63, de 2 à 5.

Rue Servandoni

Machelard, 20, de midi à 2 heures.

Rue de Sèvres

Béringier, 91, de 1 à 3 h.
Panien, 23, de 8 à 10.
Steele, 63.
Watelet, 139, de 1 à 2, excepté le mercredi.

Rue Suger

Aguilhon de Sarran, 13.
Cadier, 13, de 3 à 5, excepté le mardi.

Rue de Tournon

Bassereau ✳, 20, de 2 à 4, excepté le jeudi.
Foucart, 17, de 1 à 2 h.
Hache, 8, de 4 à 5 h. 1/2.
Piéchaud, 8, de 1 à 5 h. 1/2.
Ricord G.O.✳, 6, de 4 à 9 h., excepté le samedi et le dimanche.

Rue de Vaugirard

Gombault, 51, de midi à 2 h.
Gombault, 41, de 4 1/2 à 6 h.
Guérin C.✳, 46, les lundi, mercredi, vendredi, de 1 à 4 h.
Heulz, 11.
Monceaux, 37, de 3 à 4.
Salathé, 90, de 4 à 6.

Rue Vavin

Llosa, 6, de midi à 1 h.

Rue du Vieux-Colombier

Audhoui, 18, les mardi, jeudi, samedi, de 1 à 3 h.
Michaux ✳, 6, les lundi, mercredi, vendredi, de 1 à 3 h.
Ruffié, 17, de 1 à 3 h.

Quai Voltaire

Petit, 33, lundi, mercredi, vendr., de 1 à 3 h.

SEPTIÈME ARRONDISSEMENT

Rue du Bac

Berger, 4, les lundi, mercredi, et vendredi, de 1 à 3 h.
Bergeron (Albert), 34, de 1 à 3 h.
Boheler, 144, de 1 à 2 h.
Bourdon, O. ✳, 32, de 2 à 3 h.
Chaput, 30.
Duvernet, 1, les mar., jeudi, sam., de 3 à 5 h.
Falret, 114, les mardi, vendredi, de 1 à 3 h.
Ferrand (A), ✠, 110, les mardi, jeudi et samedi, de 1 à 3 h.
Galtier Boissière, 106, ✳, C, ✠, de 4 à 6 h.

Gouraud, 40, les mardi, jeudi et samedi, de 2 à 4 h.
Kermisson, 32, les mardi, jeudi et samedi, de 2 à 3 h.
Le Bec, 97, les mardi, jeudi et samedi, de 2 à 4 h.
Luc, 30, les lundi, mercr. et vend., de 2 à 4 h.
Malherbe, 63, de 2 à 4, excepté le mercredi.
Montargis, 42, de 2 à 3 h.
Revillont, ✳, O.✠, 128, les lundi et vend., de 2 à 6 h.; les mardi et samedi, de 5 à 6 h.
Secretain, 42.
Tuffier, 42.

Rue de Beaune

Gilles de La Tourette, 14, les mardi, jeudi et
samedi, de 2 à 4 h.

Rue Bellechasse

Bove (F.), 40.
Cresantignes (de), 33, les lundi, mercredi et
vendredi, de 1 à 3 h.
Du Castel, 14, les mardi, jeudi et samedi.
de 2 à 4 h.
Fredault (père), ✳, 35, de 2 à 4 h.
Villemin O, ✳, 31, les mardi, jeudi, samedi,
de midi à 2 h.

Avenue Bosquet

Audigé, 26, de 2 à 3 h.
Veil (A), 18, de 1 à 3 h., excepté le dimanche

Rue de Bourgogne

Gingeot, 50, de midi 1/2 à 1 h. 1/2.
Thévenod, 51, de midi à 1 h.
Tolédano, de 3 1/2 à 4 h. 1/2.

Rue Casimir-Périer

Lepecq de la Closture, O, ✳, 17, de 1 à 2 h.

Rue Chanaleilles

Moricourt, 9, de midi à 1 h., les mercredi
et vendredi de 2 à 4 h.

Rue Chomel

Avrard, les lundi, mercredi et vendredi,
de 1 à 3 h.

Rue Clerc

Bruneau, 18, de 1 à 2 h. 1/2.
Delaunay (J.), 43, les mardi, jeudi et sa-
medi, de 1 à 2 h.
Quinqueton-Frébault, 22.

Avenue Duquesne

Binault, 11, de 1 à 3 h.

Rue de Grenelle

Bertrand de St-Germain, 35, de 3 à 5 h.
Berruth, 151, de 1 à 3 h.
Decaisne, 33, les lundi et vendredi, de 2 à 3 h.
Decaisne (Gaston), 33, les lundi et vendredi,
de 2 à 3 h.
Gavarret, C. ✳, 75.
Groussin, 89, de 3 à 4 h. 1/2.
Hersent, 102, de 2 à 4 h.
Javal, ✳, 58, les mardi, jeudi et sam. de 9 à 11.
Legrand, 39, de midi à 2 h.
Luys, 20, de 2 à 3 h.
Loiseau (G.), 166, de midi à 2 u.
Passant, ✳, 39, de 3 à 4 h.
Senac-Lagrange, 71, à Cauterets l'été.
Verchère, 114, les mardi, jeudi et samedi,
de 2 à 4 h.

Boulevard des Invalides

Tisné, ✳, 34, les lundi, mercredi et vendredi, de 1 à 5 h.

Hôtel des Invalides

Vincent, O. ✳,

Rue La Chaise

Sinety (de), 10, les lundi, mercredi et vendredi, de 1 à 3 h.

Rue de Lille

Auvard (A), 21, les lundi et vend., de 1 à 3 h.
Bader, 30, de 1 à 2 h.
Depelchin, 1.
Guéniot, ✳, 1, le mardi, de 1 h. 1/2 à 3 h.,
les jeudi et samedi, de 2 à 4 h.
Joal, 25.
Le Baron, ✠, 4, les mardi, jeudi et samedi,
de 1 à 3 h.
Levi, ✳, 1, de 2 à 4 h.
Lereboullet, 44, les mardi, jeudi et samedi.
de 1 h. à 4 h.
Moutard-Martin (Robert), 52, de 1 à 3 h.

Rue Malar

Meige, ✳. 37, les lundi, mercredi et vendredi, de 1 à 3 h.

Quai d'Orsay

Segond, 11, les mardi et samedi, de 3 à 5 h.

Rue Oudinot

Hyadès, ✳, 6.
Mène, ✳, 20, de 4 à 5 h.

Place du Palais-Bourbon

Blet, 3, les lundi, mardi et vend., de 2 à 3 h.

Rue Paul-Louis Courrier

Chauffard, 15, les mardi, jeudi et samedi,
de 1 à 3 h.

Rue Perronnet St-Guillaume

Taurin, 3, les lundi, mercredi et vendredi.

Rue Pré-aux-Clercs

Cadiat, 6, de midi à 1 h.
Desnos, ✳, 18, de 1 à 2 h.
Percheron, 12, les lundi, mercredi et ven-
dredi, de 1 à 2 h.

Rue de Rennes

Termesson, 99, les mardi, jeudi et samedi.
de 2 à 3 h.

Rue Rousselet

Mayer, 31, les lundi, jeud. et sam., de 1 à 3 h.

Rue St-Dominique

Clermont, 17, les mard, jeud. et sam., de 4 à 5 h.
Derlon, 101, de 3 à 4 h.
Frébault, 143, de 1 à 2 h.
Frébault (fils), 143, à midi.
Pouget (Victor), 75, de 7 à 8 h. soir.
Robequain et Doré, 174, de 1 à 6 h.
Sottas, 113, de 1 à 2 h.

Boulevard St-Germain

Ball, ✳, 179, de 5 à 6 h.
Brouardel, C, ✳, 195, les mardi, jeudi et samedi, de 4 à 6 h.
Charcot, 217, les lundi, mercredi et vendredi, de 3 à 6 h.

Chauveau, 177, de 11 à 4 h.
Claisse, ✳, 226, de 2 à 3 h., excepté le jeudi.
Damaschino, ✳, 199, les mardi, jeudi et samedi, de 1 h. à 2 h. 1/2.
De Valcourt, 203 bis, à 5 h. l'hiver à Cannes.

Rue St-Guillaume

Champetier de Ribes, 19, de 2 à 4.
Cornil, ✳, 19, le mardi, jeud.. et sam., de 3 à 5 h.

Rue des Saints-Pères

Campenon, 52, les mardi, vendredi, et samedi, de 1 à 3 h.
Foucaud, 40.
Magesot, ✳, 8, de 11 à 3 h.
Michaux, 40, les lundi, mardi et vendredi, de 4 à 5 h.
Oblet, 8.

Rue Saint-Simon

Jousset fils, 6, de 2 à 3 h.

Rue de Sèvres

Alibert, 64, les mardi, jeudi et sam., de 1 à 3 h.
Faval, 38, de 1 à 3 h., excepté le lundi.
Richard, 74.

Rue de Solférino

Churchil, 6, les mardi, mercr. et vendredi, de 9 à 11 h. ; les lundi et jeudi de 1 à 3 h.

Avenue de la Tour-Maubourg

Ollivier, ✳, 45, de midi à 2 h.

Boulevard de la Tour-Maubourg

Selle, 23, de 5 à 6 h.
Bédié, O, ✳, 50.

Bertrand (Hect.), O, ✳, 18, les lundi, mercredi et vendredi, de 1 à 3 h.
Vérité, 16, de 3 à 4 h.

Rue de l'Université

Baillarge, O, ✳, 8, le mardi et vendredi, de 1 à 3 h.
Blanchard, ✳.
Brès (Mᵐᵉ Vᵉ), 38.
Bucquoy, 81, les mercredi, vend., de 1 à 4 h.
Gautier, 7, les mardi, jeudi et samedi, de 1 à 3 h.
Henry de Navenne, 81, de 9 à 6 h.
Jullien, 2.
Leroux, 10.
Ollivier, 5, les mardi, jeudi et sam., de 2 à 3 h.
Rendu, 28, les mardi, jeudi et sam., de 1 à 3 h.
Richet, C, ✳, 15, les lundi, mercredi et vendredi, de 1 à 4 h.
St-Léger, 34, de 5 à 7 h.
Servoie, ✳, 83, n'exerce pas.

Rue Vanneau

Fabre, O, ✳, 37, de 1 à 3 h.

Rue de Varennes

De Seynes, ✳, 63.
Hallé, 38, de 1 à 2 h.

Rue de Verneuil

Desormeaux O ✳, 11, de midi à 2 h.
Grenet, 52, de 2 à 4 h.

Quai Voltaire

Brissaud, 9, les mardi, jeudi et samedi, de midi à 2 h.

HUITIÈME ARRONDISSEMENT

Avenue de l'Alma

Labbé (D.), les mardi, jeudi et sam., de 2 à 4 h.
Lanoix, ✳, de 1 à 3 h.

Rue d'Amsterdam

Félizet, ✳, 93, les mercredi, vendredi et dimanche, de 1 à 3 h.
Hureau de Villeneuve, 91.
Lacronique, C ✳, 27.

Avenue d'Antin

Wecker (Louis de), O ✳, 31, de 4 à 6 h.

Rue de l'Arcade

Cadier, 24, de 3 à 5 h., excepté le mardi.
Devillers, ✳, 8.
Le Pileur (L.), 15, de 2 à 4 h., excep. le jeudi.
Réal (J.), 8, de 4 à 6 h.
Trélat, 18, les mardi, jeudi et sam., de 1 à 3 h.

Rue d'Astorg

Hallopeau, 30, les lundi, mercredi et vendredi, de 2 à 3 h.

Rue Bastiat

Boivin, 10, de midi à 1 h.
Calle (de la), 4.
Piedvache, 4.

Rue Bayard

Nivert, 23, les lundi, mercredi et vendredi, de 2 à 4 h.

Rue Beaujon

Grancher, 65, les lundi, mercredi et vendredi, de 4 à 6 h.

Rue de Berlin

Dehenne, 34, à 4 h., excepté le samedi.
Gratiot, 35, de 1 à 3 h.
Le Véziel, ✳, 20.

Rue de Berry

Gonnard, 33, les lundi, mercredi et vendredi, de midi à 3 h.
Jourdanet, 1.
Longhnau, 38, de 2 à 3 h.

Rue Berryer
Valdès (Carlos), ✳, 3.

Rue de la Boëtie
Chiray, 122, de 8 à 9 h., et de 1 à 2 h.
Cosson, O. ✳, 7.
Deleus, 58, de 4 à 5 h. excepté le mercredi.
Doit-Lambron, 118.
Fernet, ✳, 28, les lundi, mercredi et vendredi, de 1 à 3 h.
Hutinel, 13, les lundi, mercredi et vendredi, de 1 à 3 h.
Landry, 58, de 2 à 4 h.
Leroy, 30, de 1 à 2 h., excepté le mercredi.
Walther, 58, les lundi, mardi, jeudi, de 4 à 6 h.

Rue de la Bienfaisance
Brun, 39, les lundi, mercredi et vendredi, de 2 à 3 h.
Guiard, 42, les mardi, jeudi et sam., de 2 à 3 h.
Lacaze, 9.
Lancereaux, ✳, 44, de 1 à 3 h.

Rue Boissy-d'Anglas
Bujon, 11.
Chatelier (Henri), 9, de 4 à 6 h.
Ferrier, 39, de 11 à 3 h.

Rue Cambacérès
Bissieu, ✠, ✠, 29, de 1 à 3 h., excepté les luudi et samedi.
Blanchon, ✳, 5, de 1 à 3 h.
Cyr, 21, inspecteur-adjoint à Vichy, de mai à octobre.
Cannet, 5, de 3 à 4 h.
Le Roy de Méricourt, C. ✳, 5, de 1 à 8 h. ; excepté le mardi.
Mouod, 12, les mardi, jeudi et sam. de 2 à 3 h.
Planchon, ✳, 19, de 1 à 3 h.

Rue de Castellane
Balzer, 15, les lund., mercr. et vend. de 2 à 3 h.
Bottentuit, ✳, 13.
Hubert, 6, de 4 à 6 h.
Ménard, C, ✳, 11, de midi à 2 h.

Avenue des Champs-Élysées
Hogg (W. D.) fils, 62.
Huchard (Henri), 67. les mardi, jeudi et samedi, de 1 à 4 h.
Soubeiran, 142.

Rue Chauveau-Lagarde
Landouzy, 4, les mardi, jeudi et samedi, de 1 à 3 h.
Leroux (Ch.), 16, de 1 à 3 h., excep. le jeudi.

Rue du Cirque
Cros, ✳, ✠, ✠, 5 bis, les mardi, jeudi et samedi, de 3 à 6 h.
Gueneau de Mussy (H.), O. ✳, 15, de 1 à 3 h.
Rochard, C. ✳, 4.

Rue Clapeyron
Beauregard, 1, de midi à 4 h., excep. le vend.
Richelot, ✳, 25.

Rue Clément Marot
Rocha y Castilla, 20, de 1 à 2 h.

Rue du Colisée
Ballet (Gilb.), 39, les lundi, mercredi et vendredi, de 1 h. 1/2 à 3 h.
Dal Piaz, ✳, 44, de 5 à 7 h.
Maron, 16, de 4 à 6 h.

Rue de Constantinople
Blacher, 43.
Rédard, ✳, 2, les lundi, mercredi et vendredi, de 4 à 6 h.

Rue de Copenhague
Stackler, 5, les lundi, mercredi et vendredi, de 1 à 3 h.
Terrier, ✳, 5, les mardi, jeudi et samedi, de 2 à 4 h.

Rue Corvetto
Lionnet, 2, de 4 à 5 h.

Rue de Courcelles
Savreux Lachapelle, ✳, 43, de 2 à 5 h.

Rue Daru
Plateau, 19, de 1 à 3 h.

Rue Delaborde
Ernous, 7, de 1 à 3 h.
Gilbert, 6, les lundi, mercredi et vendredi, de 1 à 2 h. 1/2.

Rue des Écuries-d'Artois
Hestrès, ✳, 24, le lundi, de 3 à 4 h., les mercredi et vendredi, de 2 à 4 h.
Ménard (V.), 11, de midi à 1 h.
Monod (L.), 5, de 1 à 2 h., excepté les jeudi et dimanche.
Pératé, 26, de 2 à 4 h.

Rue d'Édimbourg
Giraud-Tevlon, ✳, 1, de 1 à 3 h., excepté le mardi.

Rue François 1ᵉʳ
Lannelongue, ✳, 3, les lundi et jeudi de 3 à 5 h.
Ramond (J.-B.), ✳, 62, de 2 à 4 h.

Rue Galilée
Bastard, 56, les lundi, mardi, jeudi et samedi, de 3 à 4 h.

Rue Jean-Goujon
Guérin (Alp.), C. ✳, 17, de midi à 2 h.

Rue du Général Foy
Panas, ✳, 17, les lundi, mercredi et vendredi, de 2 à 4 h.
Tartenson (A.), 39, de 1 à 3 h.
Trumet de Fontarce, ✠, 16.

Rue Godot-de-Mauroy
Jean, 27, les lundi, mercr. et vend., de 1 à 3 h.

Rue Greffulhe

Arthuis, ✳, 5, de 1 à 2 h.
Florand, 9, les mardi, jeudi et samedi, de 1 à 2 h.
Raymond, 8, les lundi, mercredi et vendredi, de 1 à 8 h.

Rue de Hambourg

Boutin, ✳, 18, de 1 h. 1/2 à 3 h.
Peter, O.✳, 20, les lundi, mercredi et vendredi, de 1 à 3 h.

Boulevard Haussmann

Aroussohn, ✳, 130, les lundi, mercredi et vendredi, de 1 à 3 h.
Bidault, 86.
Bouilly, 43, les lundi, mercredi et vendredi, de 1 à 3 h.
Combe, 87, de 11 à 3 h.
Cyon (de), ✳, C. ✠, 99, de 2 à 4 h. excepté le mardi.
Fieuzal, ✳, 40, les mardi, jeudi et samedi, de 4 à 6 h.
Galezowski, O.✳, 103, de 3 h. 1/2 à 6 h.
Giraudeau de Saint-Gervais, 174, de midi à 3 h.
Gougnenheim, 73, les lundi, mercredi, jeudi et vendredi, de 1 à 4 h.
Hirtz (E.), 76.
Labbé (L.), 117, les lundi, mercredi et vendredi, de 1 à 4 h.
Lécorché, ✳, 104, les mardi, jeudi et samedi, de 1 à 2 h.
Lermoyes, 117.
Marchal, 82, les lundi, mercredi et vendredi, de 2 à 3 h.
Meyer, ✳, 73, de 3 à 4 h.
Michel Dansac, 73, de 3 à 4 h.
Miot, ✳, 99, de 3 à 6.
Moutard Martin, O.✳, 136, de 1 h. 1/2 à 3 h. excepté le vendredi.

Rue du Hâvre

Béclu, 11, à 1 h.
Daujoy, 7.

Rue d'Isly

Boudet de Paris, 4, les mardi, jeudi et samedi, de 4 à 6 h.
Brault (Albert), 9, les mardi, jeudi et samedi, de midi à 2 h.
Rey, ✠, 10, de 4 à 6 h.

Rue Lamennais

Verneuil (Mᵐᵉ), 7, le jeudi de 1 à 3 h.

Rue Lavoisier

Bouvyer (J.), ✳, ✠, ✠, ✠, 1, à Cauterets, de Juin à Octobre.
Barlemont, ✳, 4, de midi à 2 h., excepté le vendredi.

Rue de Lisbonne

Ancona (d'), 58, de 1 à 2 h.
Weil, 7, les lundi, mercredi et vendredi, de 1 à 3 h.
Wertheim, 41, de 10 à midi.

Rue de Londres

Berthelot, 42, de 1 à 3 h., excepté le jeudi.
Duguet, ✳, 60, les lundi, mercredi et vendredi, de midi 1/2 à 2 h. 1/2.
Huguet (H.), 27, de 9 à midi.
Thévenot, 44, de 1 à 3 h.

Place de la Madeleine

Labbé (E.), ✳, 7, de 2 à 3 h., excepté le mercredi.
Larat, 7, de 2 à 5 h.
Menière, ✳, 3, de 2 à 5 h., excepté le mercredi.
Onimus, ✳, 7, de 2 à 4 h.
Pierret Lemoine, 3, de 10 à 5 h.
Serrand (D.), 7, excepté les mercredi et dimanche.

Rue de Madrid

Boyer, 25, de 3 à 5 h.
Guyot, 21, de 2 à 3 h.
Martin, 22, les mardi, jeudi et samedi, de 3 à 5 h.

Boulevard Malesherbes

Chevalet, 92, de 2 à 4 h., excepté les mardi et jeudi.
Cousin, 89, les lundi, mercredi et vendredi, de 2 à 4 h.
Giraudeau, 58, les mardi, jeudi et samedi, de 1 à 3 h.
Hardy, O.✳, 5, les lundi, mardi et vendredi, de 2 à 4 h.
Hermet, 30, de 3 à 5 h.
Josias, 18, les mardi, jeudi et samedi, de 1 à 2 h.
Lacombe, 20, les lundi, mer. et vend. de 1 à 3.
Leclère, 37, les mardi et vendredi, de 1 à 3 h.
Mervy, 52, de 2 à 4 h.
Nicaise, ✳, 37, les mardi, jeudi et samedi, de 1 à 3 h.
Papillon, 72.
Proust, O. ✳, 9, les lundi et vendredi à 3 h. 1/2, le mercredi, à 1 h.
Ribémont-Dessaignes, 10, les mardi, jeudi et samedi, de 3 à 5 h.

Rue de Maléville

Benoist (Mᵐᵉ), 2, les lundi, mercredi et vendredi, de 2 à 4 h.

Rue Marbeuf

Pannecière, 64, de 2 à 5 h.
Routier, 12, les mardi, jeudi et samedi, à 1 h.

Avenue Marceau

Bordier, 44, les lundi, mardi, mercredi et vendredi, de 5 à 6 h.
Cheurlot, 48, les lundi, jeudi et samedi, de 1 à 3 h.
Jéron, 40, de 2 à 4 h.
Jouslain, ✳, 28, de midi à 3 h.

Rue Marignan

Stapfer, 19, les lundi, mercredi et vendredi, de 1 à 2 h.

Avenue Marigny

Frémy, ✻, 29, de 3 à 4 h.

Rue Matignon

Faure Miller, ✻,✻, 28, les lundi, mercredi et vendredi, de 3 h. 1/2 à 5 h.

Rue des Mathurins

Besnier (Ernest), ✻, 37, les lundi, mercredi, jeudi et samedi, de 2 à 4 h.
Champouillon, C.✻, 59, l'été à Luxeuil.
Pietkiewiez, 62, de 11 à 3 h.
Prengrueber, 32, les lundi, mercredi et vendredi, de 1 à 3 h.
Roussel, ✻, 64.

Avenue de Messine

Blot, ✻, 24, les lundi, mercredi et vendredi, de 1 à 3 h.
Breuillard, 6, les lundi, mercredi et vendredi, de 2 à 5 h.
Sanne, 30, de 1 à 3 h.

Rue Miromesnil

Beni-Barde, ✻,✻, de 10 à 11 h. 1/2, et de 4 à 5 h. 1/2.
Billon (P.), 36, de 1 h. 1/2 à 3 h.
Campion, 23.
Castex, 64, les lundi, mercredi et vendredi, de 1 à 3 h.
Charpentier, 66, les lundi, mercredi et vendredi, de 1 à 3 h.
Doléris, 74, les mardi, jeudi et samedi, de midi à 2 h.
Erambert, ✻, 38.
Faucher, 49, de 1 à 3 h., excepté les mardi et vendredi.
Hardy, ✻, 79, de 2 à 4 h.
Legendre, 19, de 1 à 2 h.
Materne, 63.
Oyon, 88, de 1 à 3 h., excepté le jeudi.
Perier, 11, de 11 à 3 h.
Pierreson, 19, de 1 à 3 h.

Rue Mollien

Fournier, 3, les mardi, jeudi et samedi, de 1 à 3 h.
Potiquet, 3, les lundi, mardi et vendredi, de 1 à 3 h.

Rue Montaigne

Clémenceau, 15, de midi à 2 h.
Le Petit, O.✻, 17, de 8 à 9 et de 2 à 4 h.

Avenue Montaigne

De Raux, ✻, 85, les mercredi et samedi, de 1 h. 1/2 à 2 h. 1/2.
Dupuy (Eug.), 85, de 1 à 3 h. 1/2.
Goyard, 55, les lundi, mercredi et vendredi, de 2 à 5 h.
Labadie Lagrave, ✻, 8, les mardi, jeudi et samedi, de 2 à 4 h.
Lucas Championnière, ✻, 3, les mardi, jeudi samedi, de 2 à 3 h.
Sée, C.✻, 85, de 1 à 3 h., excepté les mardi et jeudi.

Rue de Moscou

Etchebarne, 23, de 2 à 4 h.
Gendrin, ✻, 33, de 10 à 1 h.
Naquet, 44.

Rue Murillo

Rigal, 6, les lundi, mercredi et vendredi, de 1 à 3 h.

Rue de Naples

Robert, 13, les jeudi et samedi, de 1 à 3 h.
Smester, 31, de midi à 2 h.

Rue de la Néva

Mercier (P.), 10.

Rue Pasquier

Delaporte (A.), 24, les lundi, mercredi et vendredi, de 1 à 3 h.
Goguel, 12, de 2 à 4 h.

Rue de Penthièvre

Anger (Th.), 16, de 2 à 4 h., excepté les mercredi et dimanche.
Duplay, 2, les lundi, mercredi et vendredi, de 1 à 3 h.
Schenstrom, ✻, 30, de 2 à 3 h.

Avenue Percier

Mercklen, 10, les lundi, mercredi et vendredi, de 2 à 3 h.

Rue de la Pépinière

Boisseau du Rocher, 16, de 1 à 3 h.
Deny, 18, les lundi, mercredi et vendredi, de 1 à 3 h.
Hœttinger, 2, les mardi, jeudi et samedi, de midi à 1/2 à 3 h.
Lunel, 9, de 2 h. 1/2 à 3 h. 1/2.
Parinaud (H.), ✻, 7, de 3 à 5 h.
Robin (L.), 7, de 2 à 3 h.

Rue Pierre-Charron

Ramonède, 22.
Worms (Jules), O.✻, 32, de 4 à 6 h.

Rue Pierre-Legrand

Deniau, 7, les lundi, mercredi et vendredi, de 2 à 4 h.

Rue de Ponthieu

Pietry, O.✻, 2, de 2 à 4 h. excepté le jeudi.
Siry, ✻, 25, de 1 h. à 3 h., excepté le jeudi.

Rue Portalis

Calmette, 14, les lundi, mercredi et vendredi, de 2 à 5 h.
Carrière, ✻, 2, de 2 à 3, excepté le mardi.

Rue Rambrandt

Millard, ✻, 4, les mardi, jeudi et samedi, de 2 à 3 h.

Rue Richepanse

Cuffer, 7, les lundi, mercredi et vendredi, de 2 à 3 h.
Moissonnet, ✻, 9, les mardi, jeudi et samedi, de 2 à 4 h.

Rue du Rocher

Lejuge de Segrais, ✳, 67, de 3 1/2 à 4 h. 1/2.
Moizard, 75, de 2 à 3 h.
Napias, ✳, 68, les jeudi et samedi, de midi
à 2 h.
Parenteau, 73, de 4 à 6 h.

Rue de Rome

Bouffé, 37, les lundi, mercredi et vendredi,
de 1 à 4 h.
Danet, O.✳, de 1 à 4 h.
Gaches-Sarrantes (M**), 61, de 3 à 5 h., ex-
cepté le jeudi.
Gazeau, 12, de 3 à 6.
Hérard, O.✳, 11, de 1 à 3 h. excepté le mardi.
Leblond, ✳, 58, de 1 à 3 h.
Marcano, 56, les mardi, jeudi et samedi, de
4 à 6 h.
Paris, ✳, 49, de 1 à 2 h.
Régnier (R.), 11, de 1 à 2 h.
Rémy, 74.
Trousseau, 10, de 5 à 6 h., excepté le samedi.

Rue Roquépine

Guyon, ✳, 11 bis, les jeudi et samedi, de 1 à
5 h. et le mardi de 1 à 3 h.
Pinard, ✳, 11, les lundi, mercredi et vendredi, de 3 à 5 h.

Rue Roy

Aguet, 8, de 1 à 3 h.

Rue Royale

Labat, ✳, 21, de 2 à 3 h.
Mariton, 25, les mardi, jeudi et samedi, de
2 à 4 h.
Mesnet, ✳, 5.
Kossenstein, 25, de 10 à 4 h.
Ryan, 25, de 10 à 4 h.
Saint-Germain, 24, de 1 à 3 h.

Faubourg Saint-Honoré

Alaux, 157.
Barbe, 225, de 1 à 2 h.
Beltz, 157, de 1 à 3 h.
Boncom (Paul), 3, de 1 à 3 h.
Caron de la Carrière, 103, de 1 à 3 h.
Chazaroin, 236, de 1 à 3.
Collet, 185, de 1 à 3 h.
Durand Fardel, 166.
Joly (L.), 160, de 3 à 4 h.
Keller, 127, de 3 à 4 h.
Mézières, ✳, 157, de 11 à 1 h.
Mitchel, 5, de 9 à 4.
Petit, 180, de 4 à 6.
Picard, 124, de 2 à 4 h.
Simon (J.), ✳, 140, de 1 à 2 h.
Weisgerber, 157, de 11 à 1 h.

Rue St-Lazare

Bergier, ✳, 128, les lundi, mercredi, et
vendredi, de 3 à 4 h.

Rue de St-Pétersbourg

Diday, 35, de 4 à 6 h.
Gaucher, 11, les mardi, jeudi et samedi, à
midi 1/2.
Maury, ✳, 21, de 1 à 3 h., excepté les
jeudi et samedi.
Partenay, ✳, 7, de 2 à 4 h.
Robin, ✳, 4, les mardi, jeudi et samedi,
de 1 à 3 h.

Rue St-Philippe-du-Roule

Barette, 4, de 1 à 2 h.
François Franck, 5, les mardi et samedi,
de midi à 2 h. ; le jeudi de 1 à 3 h.
Mac-Gavin, ✳, 4, de 1 à 3 h.
Michel, 3, de 1 h. à 3 h., excepté le merc.

Rue des Saussaies

Cavayé (R), 1, de 1 à 3 h.
Molin, 10, de 2 à 4 h.

Rue de Suresnes

Bidard, ✳, 9, les lundi, mercredi et ven-
dredi, de 2 à 4 h.
Blache, 5, de 1 h. à 3 h.
Fligel, ✳, 15, les mardi, jeudi et samedi,
de 2 à 4 h. 1/2.
Reliquet, O. ✳, 39, de 2 à 3 h.

Rue Treilhard

Havage, 8, les mardi, jeudi et samedi,
de 1 à 3 h.
Pellereau, 21, les lundi, mardi et vendredi,
de 1 à 4 h.

Rue Tronchet

Crestey, 23, de 2 à 3 h.
Roussel, 4, les mardi, jeudi et samedi
de 2 à 4 h.
Walther, C. ✳, 2, les mardi, jeudi et samedi, de 2 à 3 h.

Rue de Turin

Crétin, 3, les lundi, mercredi et vendredi,
de 2 à 4 h.
Febrer, 22, de 1 à 2 h.
Grenier, 26, les marjeudi et sam., de 1 à 2.
Lamy, 38, de 1 à 3 h.
Martinet, 28, les mardi, jeudi et samedi,
de 1 à 3 h.
Potel, 21, de 11 à 5 h.
Soulignoux, 11, l'été à Vichy.

Rue Vézelay

Caulet, 16, le jeudi, de 1 à 3 h.

Rue de Vienne

Lajartre (de), 16, le jeudi, de 1 à 3 h.

Rue Vignon

Déclat, 25, de 2 à 3 h.

Rue de Vigny

Hayem, 7, les lundi, mercredi et vendredi,
de 4 à 6 h.
Poirier, 1, les mardi, jeudi, sam de 2 à 4 h

Avenue de Wagram

Belot de Régla, 24, de 1 h. à 5.
Quarante, ✳, C. ✠, G. O. ✠, 44, de 1 à 3 h.
Quarante, ✳, ✠, 44, de 1 à 3 h.

Rue Washington

Reymond, ✳, 2, de 3 à 4 h.
Ruch, 41, les lundi, mercredi et vendredi,
    de 1 à 2 h. 1/2.
Valmont, 37, de 4 à 5 h.

NEUVIÈME ARRONDISSEMENT

Rue Alfred Stevens

Cabrié, 3, de 1 à 3 h.

Rue d'Amsterdam

Courtaux, 50.
Gérard, ✳, de 1 à 4 h.
Moura, 72 bis.
Ribail, 46.

Rue de l'Ancienne-Comédie

Gillet de Grandmont, ✳, 21, de midi à 3 h,

Rue Auber

Coupard, 18, de 1 à 4 h.
Lavenberg, 15, de 2 à 4 h.
Testut, 29, de 10 à 11 h.

Rue d'Aumale

Brun, O. ✳, 23, de midi à 1 h.
Gélineau, 15, les mardi, jeudi et samedi,
    de 1 à 4 h.
Love, ✳, ✠, ✠, 9, de 1 à 3 h.
Michel Evariste, ✳, 14, médecin inspecteur
    aux Eaux de Cauterets.
Oulmont (Paul), 9, les lundi, mercredi et
    vendredi, de 1 à 2 h.
Siredey (Arm.), 26, les lundi et vendredi,
    de 4 à 6 h.

Rue Baudin

Berthet, 27, de 1 à 2 h.
Hirtz (Lucien), 23, de 1 à 3 h,

Rue Bellefond

Grasset, 35, de 1 à 3 h.

Rue Bergère

Bertherand, O, ✳, 29, de 1 à 3 h.
Ormières, ✳, 19, les lundi, mercredi et ven-
    dredi, de 2 à 4 h.

Rue de Berlin

Bonin, 18, les lundi, mercredi et vendredi,
    de midi à 3 h,
Dreyfous-Briasac, 6,
Lepère, ✳, 11, de 2 à 3 h.
Royer (Anat.) 19, inspecteur des Eaux de
    Chales.

Rue Blanche

Batigne, 46, les mardi, jeudi et sam., de 1 à 3 h.
Besnier, ✳, 5, les lundi, mercredi et ven-
    dredi, de 1 à 3 h.

Gouverné, 53, de 1 à 3 h.
Laburthe, 84, à 2 h.
Landouski, 36, le lundi et le mercredi.
Véniel, 60.

Rue Bleue

Bay (G.), 1 bis, les mardi, jeudi et samedi,
    de 2 à 5 h.
Delarue, 12, de 4 à 6 h.
Morin, ✳, de 2 à 3 h., excepté les mercredi
    et dimanche.
Vialle, 12, à 10 h.

Rue Bachard-Sarron

Marchand, 2, les mardi, jeudi et samedi.
    de 1 à 3 h.

Rue Bourdaloue

Dezermaux (A), de 2 à 4 h.
Rousseau, 1, de 2 à 3 h., excepté les jeudi
    et dimanche.
Teste, 7, de 2 à 4 h,

Rue de Bréda

Rizat, 14, lundi, mercredi, vendr., de 3 à 5 h.

Rue de Bruxelles

Beaumont ✳, 15, de 10 h. à midi.
Laillier ✳, les lundi, mercredi, vendredi.
    de 1 à 3 h.
Lebon ✳.✳, les lundi, mercredi, vendredi,
    fie 1 à 3 h.

Rue Cadet

Albin Laforgue O.✳.✠.✠, 26, les mardi et
    vendredi, de 2 à 6.

Rue Caumartin

Brémond fils ✳, 67, de 8 h. à midi et de
    2 à 5 h.
Bensusau Dent., 17.
Bioux, 28.
Boulommier, 10, à Vittel, de mai à septemb.
Claude ✳, 43, de 2 à 4 h.
Dieulafoi, 16, lundi, mardi, vendredi, samedi,
    de 2 à 3 h.
Loviat, 66, les mardi, jeudi, samedi, de 1 à 3 h.
Mayer ✳, 12, les lundi, mardi, vendredi,
    à 2 h. 1/2.
Miard, 36, de 4 à 5 h., excepté le jeudi.
Moynier ✳, 19, de 1 à 3.
Perrée (Mᵐᵉ Rosa), 66, les mardi, jeudi, sa-
    medi, de 2 à 4 h.

Poyet, 58, de 2 à 4.
Troisier, 32. les lundi, mercredi, vendredi,
   de 1 à 2 h.
Waren-Bey ✳, 15, de 2 à 4 h.

Rue Charon

Geneste, 6, de 1 à 3 h.

Rue de Châteaudun

Aber ✠.✠, 11, de midi à 5 h.
Anselmier, 16. de 1 à 3 h.
Bétancès, 6 bis.
Blechmann, 5, de 1 à 3 h.
Lannois, 15.
Mathieu, 11, les mardi, jeudi, samedi, de
   3 à 4 h.
Michelon ✠✠, 8 bis, de 3 à 5, excepté le
   jeudi.
Neumann (E), 43, les lundi, mercredi, ven-
   dredi, de 2 à 4 h.
Viard, 14, de 9 à 5 h.

Rue Chaptal

Marjolin ✳, 16, de 1 à 2 h.
Norstrom, 2, de 1 à 5 h.
Sichel, 17, de 4 à 6 h

Rue de la Chaussée-d'Antin

Bouchut, 38.
Brémond ✳, 53, de 1 à 2 h.
Bureau, 43, les lundi, mercredi, vendredi,
   de 1 à 3 h.
Dervillez, 24, de 1 à 3 h.
Kohn, 39, les lundi, mercredi, vendredi,
   de 3 à 5 h.
Lagneau, 8, de 1 à 3 h.
Léon, 8.
Louis Ernest, 24.
Martin, 62, les lundi, mercredi, vendredi,
   de 1 à 3 h.
Pourchet 24.
Renault, 58 bis, mardi, jeudi, samedi, de
   4 à 6 h.
Richard d'Aulnay, 15, de 9 à 4 h.
Saint-Vel ✳, 43, de 1 à 3 h.

Rue de Clichy

Colonna Ceccaldi O.✠, 14, les mardi, jeudi,
   samedi, de 1 à 3 h.
Garnier, 61, de 11 h. à midi.
Haussmann (Laur. de la Facul.), 19, les
   mardi, jeudi, samedi, de 2 à 4 h.
Lissoude, 67, les lundi, mercredi, vendredi,
   de 1 à 3.
Perrussel ✠, 11, de 1 à 3 h.
Renard. 10, les mardi, jeudi, samedi, de
   1 à 3 h.
Thierry-de-Maugras O.✳, 67, de 2 à 4.

Rue du Conservatoire

Blaquart, 8.
Bloch, 15, de midi à 2 h.

Rue Condorcet

Braconnet, 53, de 2 à 6 h.
Carel, 14.

Chéron, 27, lundi, mercredi, vendredi, de
   1 à 3 h.
Fiaux (Louis), 59, de midi 1/2 à 1 h.
Lelièvre, 26, de 4 à 5 h.
Martin (Jules) ✳, 64, de 1 à 3 h.
Seta, 21, de 1 à 3 h.
Violet (L) ✳, 74, de 2 à 4 h.

Rue de Douai

Crosnier, 29, mardi, jeudi, samedi, de 1 à 3 h.

Rue Drouot

Debove ✳, 28, les lundi, mardi, vendredi,
   de 1 à 2 h. 1/2.
Périer (Ch.) ✳, les lundi, mercredi, vendredi, de 1 à 3 h.

Rue de Dunkerque

Denis (J), 67, de midi à 2 h.

Rue du Faubourg Montmartre

Bourgon, 45, de 1 à 3 h.
Piberet, 54, de 3 à 4 h.
Warde, dent., de 1 à 3 h.

Rue du faubourg-Poissonnière

Compagnon, 171, de 3 à 5 h., excepté le dim.
Finot, 13, de 1 à 2 h.
Friger, 155, de 1 à 3 h., excepté le jeudi et
   le dimanche.
Pabloux, 21.
Sailly, 113, à 2 h.
Zalié, 29, de 2 à 3, excepté le jeudi.

Rue du faubourg-St-Denis

Dutrieux Bey ✳, 63, de midi à 2 h.

Rue Fontaine Saint-Georges

Maréchal, 26, de 1 à 11 h.
Tillot (E.), 42, n'exerce pas.

Rue Geoffroy-Marie

Goureau, 6, les lundi, mercredi, vendredi,
   de 2 à 4 h.
Himely, 3, de 1 à 3 h.

Rue Godot-de-Mauroi

Camus, 34, les lundi, mercredi, vendredi
   de 3 à 5.
Cranki, 9, de 2 à 3.
De Montplaisir, 36.
Jean, 27, les lundi, mercredi, vendredi, de
   1 à 3 h.
Lordereau, 24, les lundi, mercredi, vendredi,
   de midi à 2 h.
Moron, 36.

Rue Grange-Batelière

Barbeu-Dubourg, 6.

Rue Halévy

D'Heilly ✳, 12, de 1 à 3 h.
Gillet de Grandmont, ✳, 4, de 3 1/2 à 5 1/2.

Boulevard Haussmann

Auger (Benj.) ✳, 33, de 3 à 6 h.
Bogue, dent., 39.

Bouilly, 43, les lundi, mercredi, vendredi,
de 1 à 3 h.
Charrossen, 41, de 4 à 6 h.
Davenport, 39, les mardi, jeudi, samedi, de
1 à 2 h.
Ferrillon, 39, mardi, jeudi, samedi, de 1 à 2 h.
Gassicourt (Cadet de) ✳, 40, les mercredi et
vendredi, de 1 à 3 h.
Grassi ✳, 40, de 4 à 6 h.
Jaccoud O.✳, 62.
Lecandey, 17, de 9 à 4 h.
Lombard, 48.
Lutaud ✳, 25, de 2 à 3 h·
Portalier ✳, 37.
Quénu, 41, les mardi, jeudi, vendredi, de
4 à 6 h.
Rol, 36.
Viau, 47, de 10 à 4.

Rue du Hâvre

Hermel, 12, de 2 à 4.

Rue Hippolyte Lebas

Paquet (Félix) ✠, 3, de 1 à 4 h.

Boulevard des Italiens

Love fils, 28, de 2 à 4 h.; lundi, mercredi,
et vendredi, de 8 à 9 h. 1/2.
Roussel (J.), 26, de 7 à 5 h.

Rue Joubert

Desmarres, ✳,✠,✠,✠,✠, 43, de 1 à 4 h.
excepté le samedi.
François (G.), 35, de 1 à 3 h.
Masson d'Ardres, ✳, 28, de 1 à 3 h.

Rue La Bruyère

Danlos, 49, les lundi, mercredi et vendredi,
de 1 à 3 h.
Jobert, 8, de 1 à 4 h.
Masson, 3 bis, les lundi, mercredi, vendredi,
de 2 à 4 h.

Rue Lafayette

Clément, 53, de 1 à 4 h.
Colvis, 48, de 1 à 3.
Duchesne, 45.
Gosset, 36, de 2 à 4 h
Oberlin, 77, de 2 à 4 h.
Marchand, 83 bis, de 3 à 5 h.
Vio-Bonato ✳.✠, 76, de 1 à 3 h.

Rue Laffite

Baratoux, 51.
Chonow, 39, de 1 à 3 h.
Fay, 3, de 1 à 5 h.
Jargavay, 15, de 8 à 5 h.
Paoli Pau, 7.
Peyrot, 18, les mardi, jeudi et samedi,
de 1 à 3 h.
Poupon, 45, les lundi, mercredi et vendredi,
de 1 à 3 h.
Tissier, 3, de 1 à 5 h.
Vautherin, 34.

Rue Lallier

Neubana, ✳, 8, de 2 à 3 h.

Rue de La Tour-d'Auvergne

Desachy, 26, de 1 à 3 h.

Rue de Laval

Bertillon, 26.
Cohen, 25, les lundi, mercredi et vendredi.
de midi à 3 h.

Rue de Larochefoucauld

Clerc, ✳, 30, de 4 à 6 h.
Leduc, 28. les mardi, jeudi et sam. de 2 à 4 h.
Petiau, 43.

Rue Léonie

Latty, 7, les lundi, mercredi et vendredi,
de 1 à 3 h.

Rue Le Pelletier

Davaisne (A.), 7, de 3 à 4 h. excep. le sam.
Ordenstein, 42, de 1 à 3 h.
Schewing (père), 7, les lundi, mercredi et
vendredi, de 1 à 3 h.

Rue de Londres

Chipier, 11, de 1 à 3 h.
Labbé (C.), 30, les mardi et vend. de 2 à 4 h

Rue des Martyrs

Delarue, 59, de 4 à 6 h.
Puistienne, 23.
Raoux, 41, de 1 à 3 h. excepté le mercredi.

Rue des Mathurins

Gaume, ✳, 13 bis, de 1 à 3 h.

Rue de Maubeuge

Chevand er, 65.
Guerrier, 7, à 1 h. excepté le jeudi.
Henneguin, 31, de 1 à 2 h. 1/2.
Olivier (A), 6, les lundi, mercredi et ven-
dredi, de 1 à 3 h.
Ozeune, 17, de 1 h. 1/2 à 3 h. 1/2, excepté le
vendredi.
Moulard, 59, de midi à 2 h.
Roulin, 16, de 3 à 6 h.

Rue Mayran

Amenille, 8, de 1 à 3 h.

Rue Meyerbeer

Didsbury, O. ✳, 3, de 8 à 4 h.

Rue Milton

Wesgerbeer (A), 14, de 1 à 9 h., excepté le
dimanche.

Rue Mogador

Bonnafont, ✳, 3, n'exerce pas.
Daniou, 11, de 11 h. à midi, et de 5 à 7 h.
Duboys de Lavigerie, 5, à 4 h.
Dusaussoy, 5, de 2 à 4 h.

Rue de Moncey

Marcel, 18, le mardi et le vendredi, de 1 à 3 h.
Moizard, 17, les mardi, jeudi et samedi,
de 1 à 2 h.

Rue Montholon

Naret, 34, de 3 à 4 h., excepté le jeudi.

Rue Montbyon

Lelu, 13, de 1 h. 1/2 à 3 h. 1/2.

Rue de Navarin

Raymond, ✳, 20, les mercr. et vend. de 2 à 4 h.

Rue Notre-Dame-de-Lorette

Buret, 44, de 1 à 3 h., excepté le jeudi et le dimanche.
Coizeau, 54, de 1 à 2 h.
Dieder, 53, le jeudi et le dimanche, de 2 à 4 h.
Fricker, 36, de 3 à 5 h., excepté le vendredi.
Gaudichier, 20, les lundi, mercredi et vendredi, de 4 à 6 h.
Gornard Chautreau, 45, de 1 à 3 h.
Lethieu, 58.
Lhéritier, O. ✳, 18, les lundi et vendredi, de 2 à 5 h.
Massié, ✳, 37, de 2 à 4 h.
Melemans Pernet, 40, de 9 à 5 h.
Miramont, 18, les lundi, mercredi et vendredi, de 2 à 4 h.
Vigot, 12.
Vigouroux, ✳, 22, de 4 à 6 h.

Rue Nouvelle

Berne, 4.

Rue Pigalle

Magnin, 21, de 1 à 3 h.

Cité Pigalle

Jeanne ✳, 6, les lundi, mercredi et vendredi, de midi à 1 h.

Boulevard Poissonnière

Beclère (B.), 8.
Bloch (Ad.), 10, de 1 à 3 h.
Blondet, 12, de 2 à 3 h.
Dutrieux-Bey, ✳, ✳, 9, de 3 à 6 h.
Labarthe (Paul), O., ✠, ✳, 28, de 3 à 5 h., excepté le mardi.

Rue Poissonnière

Couzon, 26, de 11 h. 1/2 à 1 h.
Margras Adde), 24, de midi à 2 h.
Prud'homme, 14, à 11 h.

Rue de Provence

Clément, 62, de 2 à 4 h.
Gallois, 23, de 4 à 6 h.
Gérin Rose, 4, les jeudi, samedi, de 1 1/2 à 3 h.
Lejard, 7.
Mercier, 43.
Nitot, 18, de 1 à 3 h., excepté le jeudi.
Nottin, ✳, 62, de midi à 2 h., excepté le vendredi.

Rue Richer

Dreyer-Dufer, O. ✠, ✠, 52, les mardi, jeudi, et samedi, de 2 à 4 h.
Duhomme, 11, de 2 à 3 h., excepté le sam.
Hirschfeld, dent., 2, de 10 à 5 h.

Jouin (F), 42, de 1 à 3 h.
Maille, dent.. 53. de 9 à 5 h.

Rue Rochambeau

Devailly, 14, les mardi, jeudi et samedi, de midi à 2 h.

Rue Rochechouart

Brémond, ✳, 66, les mardi, jeudi et samedi, de 1 à 3 h.
Cronigneau, 91, de 1 à 3 h.
Degoix, 24 bis, de 1 à 3 b.
Gillet de Grandmont, ✳, 79, de 4 à 6 h.
Jumon, 45, de 2 à 4 h.
Laventhal. 10.
Le Carguillé, 62.
Ott, 17 bis, de 1 à 3 h.

Rue de Rougemont

Bourgeois, 19, de 11 1/2 à 3 h.
Michel Edouard, ✳, 14, l'été à la Bourboule.
Menières d'Angers, ✳, O., ✠, ✠, 10, de 4 à 5 h., excepté le vendredi.

Cité Rougemont

De Langenhagen (R), 3, de 2 à 4 h.

Rue Scribe

Kuhn, 39, les lundi, mercredi et vendredi, de 3 à 5 h.
Sevestre, 7, de 1 à 3 h.

Place St-Georges

Delefosse, 22, de 3 à 4 h. et de 6 à 9 h excepté le mercredi.

Rue St-Georges

Caby, ✳, 38, de 2 à 4 h.
Piogey (G), ✳, 24, de midi à 2 h.
Piogey (Emile). ✳, 24, de midi à 2 h
Sarrade, 43, de 1 à 4 h.
Seeligmann, 40, de 4 à 5 h.

Boulevard St-Germain

Martel (Eug.), 21, de 4 à 6 h.

Rue Saint-Lazare

Bergeron, G. ✳, 75, de 1 à 2 h.
Boissard, 67, les lundi, mercredi et vendredi, de 1 à 3 h.
Boudet de Paris, 28, de 9 à 4 h.
Comby, 55, les mardi, jeudi et sam. de 1 à 3 h.
Dehenne, ✳, 14, de 4 à 6 h.
Duplaix, 107, de 1 à 3 h.
Dubois, 104, de 10 à 5 h.
Faisans, 62,, les lundi et mercredi, de 1 à 3 h.
Gruby, 66, de 5 à 7 h.
Guillon, ✳, 90, les mardi, jeudi et samedi, de 2 à 3 h.
Labbée, 74, de 1 à 3 h.
Larat, 28, de 1 à 4 h.
Marchal, 20, de 1 à 2 h.
Regnier, 10, de 2 à 4, excepté le mardi et le samedi.
Renouard, 8, les mardi, jeudi et samedi, de 1 à 3 h.

Rey, 7, de 1 à 3 h.
Siredey, O.✳, 23, de 1 à 3 h.

Passage Saulnier

Legras, 7, 2 h. 1/2 à 3 h. 1/2.

Rue Taitbout

Beaudot, 50, les mardi, jeudi et samedi, de 4 à 5 h.
Belières, 14, de 1 à 5 h., excepté le jeudi.
Celle, ✳, 29, n'exerce pas.
Chéron, O. ✳, 48, de 3 à 6 h.
Crignier, 27, de 10 à 4 h,
Dubuc, 81, de 1 à 2, excepté le jeudi.
Hervé de Lavaur, 51, de 2 à 4 h.
Hirtz (Hip.), 25 les mardi, jeudi et samedi, de 2 à 4 h.
Jannin (R.), 52, les lundi, mercredi et vendredi, de 2 à 4 h.
Laurent de Préfontaine, 57, de 4 à 6 h.
Le Dentu, ✳, 45, les mardi, jeudi et samedi, de 1 à 3 h.
Le Paulmier, 48, de 3 à 4 h.
Leudet, ✳, 43, les lundi, mercredi et vendredi, de 1 à 3 h.
Morel Levallée, 8.
Paulin (P.), 11, de 1 h. à 4 h.
Pfeiffer ✳, 87, de 1 à 3 h.

Rue de la Tour-des-Dames

Simon (Léon), 5, de 4 à 6 h.
Simon (Vincent), 5, de 2 à 4 h.

Rue de Trévise

Agello, 36, les mardi, jeudi et sam., de 2 à 4 h.

Beauvais (Gustave de), O. ✳ ✪, 39, de 2 à 3 h., excepté le vendredi.
Rougon ✳, 31.
Schafler, 41, les mardi, jeudi et samedi, de 2 à 4 h.
Variat (C.), 42, de midi à 2 h.

Avenue Trudaine

Rengade, 2, de 1 à 3 h.

Rue de la Victoire

Bourdel, 83, les lundi, mercredi et vendredi, de 1 à 3 h.
Galliard (Lucien), 43, de 1 h. 1/2 à 2 h. 1/2.
Hortelaup, ✳, 76, de 1 h. 1/2 à 3 h.
Lefort (Léon), ✳, 96, les lundi, mercredi et vendredi, de 1 à 2 h.
Lemoine (E.), 41, de 2 à 4 h.
Lemoine (Emile), 12, de 2 à 4 h.
Marotte, O. ✳, 86,.de 3 à 4 h.
Poinsot, 34, de 9 à 5 h.
Rivet (Louis), 6, de 1 à 3 h.

Rue Vignon

Dumontpallier O. ✳, 24, de midi à 3 h.
Duvivier, ✳, 32, de 1 à 3 h.
Humbert, ✳. 38, les lundi, mercredi et vendredi, de 1 à 2 h.

Rue de Villars

Raveau, 4.

Rue de Vintimille

Brazier, ✪, 6, les lundi, mercredi et vendredi, de 2 à 4 h.
Hallier, 3, de 3 à 5 h.
Lévy, 23.

DIXIÈME ARRONDISSEMENT

Rue d'Abbeville

Fanot, ✳, 5, de 3 à 5 h.

Rue d'Albouy

Ballue, ✪, 12, de 2 à 3 h., excepté le jeudi.
Dalestré, 3, de 1 à 3 h.

Rue Ambroise-Paré

Blanche (T.), 11,

Rue de l'Aqueduc

Gougelet, 3, les mardi, jeudi et samedi, de 1 à 3 h.

Rue de Bondy

Agard, 28.
Brohau, 70, de 1 à 3 h.
Guerder, 52, de 1 à 3 h.
Trapenard, 24, les lundi, jeudi et samedi, de 2 à 3 h.

Boulevard Bonne-Nouvelle

Bernard, 14, de 1 à 3 h.
Rotillon, 8, les mardi, jeudi et samedi, de 1 à 3 h.
Stéphane, 2, de 6 à 9 h.

Rue Chabrol

Lancelot, 69.
Schmitt, 26, de 1 à 3 h.

Rue du Château-d'Eau

Josephson, 14, de 3 à 5 h.
Netter, 15, de 2 à 4 h.
Raimond, 30.

Boulevard Denain

Maurel, 9, de 1 à 3 h.

Rue de Dunkerque

Bouyer, 36 *bis*, de 1 à 3 h.

Rue de l'Echiquier

Beilère (Antoine), les mardi, jeudi et samedi, de 1 à 2 h.

Rue d'Enghien

Graux (G.), 48, les mardi et vendredi, de 1 à 2 h.

Lévy (Emmanuel), 36, les mardi, jeudi et samedi, de 1 à 3 h.

Lucas Champonnière (Paul), 30, les undi, mardi et vendredi, de midi à 2 h.

Vogt, 32, de 1 à 4 h.

Rue de l'Entrepôt

Verdier, O.✳, 34, de 1 à 4 h.

Rue de la Fidélité

Caresme, ✳, 16, de midi à 1 h. 1/2.

Duprat, 14, les mardi, jeudi et samedi, de 1 à 3 h.

Goizet, O.✠, 7, de 2 à 4 h.

Rue d'Hauteville

Bacchi, 67, les mardi, jeudi et samedi, de 4 à 6 h.

Chabert, 22, de midi à 2 h.

Chenet (Raoul), 52, de 1 à 3, excepté le jeudi.

Coizeau (Ant.), 65. de 1 à 3 h.

Collineau, 84.

Greletty (L.), 10 de 1 à 4 h., l'été à Vichy.

Klein, 94, les lundi, mercredi et vendredi, de 1 à 3 h.

Le Bland, 53, les mardi et jeudi.

Nepveu, 6, les mardi, jeudi et samedi, de 1 à 3 h.

Riégé, ✳, 30, de 1 h. 1/2 à 3 h., excepté le jeudi.

Schloss, ✳, 20, de 1 à 3 h.

Brulfert, 35, de 1 à 3 h.

Mareau, ✳, 3.

Rue Hôpital Saint-Louis

Lutz.

Rue Lafayette

Arnaud, 194, de midi à 2 h.

Broquère, ✳, 93, de 1 à 3 h.

Buzot, 132, les lundi et mercredi.

Castoméda (I.-M.), 132, les lundi, mercredi et vendredi, de 2 à 3 h.

Feulard, 112, les mardi, jeudi et samedi, de 1 à 3 h.

Goubert (Emile), O.✠, 219.

Monod (G.), ✳, 114, de 3 à 4 h.

Sampolo, 113, de midi à 1 h.

Wiet, 114, de 1 à 3 h.

Portafax, 208, de midi à 2 h., les lundi, mercredi et vendredi, de 7 à 8 h.

Rue de Lancry

Grange, 67, de 1 à 3 h.

Rue Louis-Blanc

Coulon, 67, de 1 à 3 h.

Boulevard de Magenta

Baudin, 5, de 2 à 3 h., excepté le mardi.

Bellau, 93, de 1 à 4 h., excepté le mardi.

Carrié, 21, les mardi, jeudi et samedi, de 1 à 3 h.

Courtillet, 168, de 2 à 4 h.

Courot, 66, de midi à 2 h.

Créquy, 99, les mardi, jeudi et samedi, de 1 à 2 h. 1/2.

Dromart, 46, de 1 à 3 h.

Gasselin, 59, de 1 à 2 h., excepté les mercredi et dimanche.

Hoffman, ✳, A.✠, 5.

Lefebvre (Gustave), ✳, 28, de 1 à 3 h.

Maireau, 67, de midi à 3 h.

Tripet, 126, de 1 à 3 h., excepté le dimanche.

Rue du Marais

Gaudil, 50, de 1 à 2 h.

Rue de Marseille

Peltier (Henri), 2, de 4 à 6 h.

Suberbie, 11, de 3 à 5 h.

Rue Martel

Fissiaux, 11, de 1 à 3 h.

Rue Mazagran

Boille, 10, de 2 à 3 h., le vendredi de midi à 2 h.

Bonnot, 3, les lundi, mercredi et vendredi, de midi à 2 h.

Boureau, ✳, 9, de 2 à 4 h.

Maire, 3, de 3 à 5 h.

Rue de Metz

Hamon (Henri), 14, de midi à 2 h.

Rue Paradis

Barthelemy, 21, de 2 h. 1/2 à 3 h. 1/2.

Hemey, 48, de 1 à 2 h.

Rue Perdonnet

Cellard, 19, de 1 à 3 h.

Rue des Petites-Écuries

De Beurman, 55, les lundi, mercredi et vendredi, de 1 à 2 h. 1/2.

Henocque, 8.

Faubourg Poissonnière

Cazeneuve, 126, de 1 à 2 h.

Chancerel, 18, de midi à 2 h.

Delpeuch, 34, de 2 à 3 h.

Leboucher, ✳, 12, de 1 à 4 h.

Ozouf, 64, de 1 à 3.

Voisin (Jules), 58, le lundi.

Faubourg Saint-Denis

Boucheben, 76, les mardi, jeudi et samedi, de 2 à 4 h.

Carlos Gripon, ✳,✠, 21.

Dehaut, 147, de 10 à 1 h.

Dutrieux Bey, ✳,✳, 63, de midi à 2 h.

Cachet, 78, les mercredi et vendredi, de 3 à 4 h.

Gibard, 205, de 1 à 3 h.
Guillaumet, 220, de 2 à 3 h.
Hament, 199, de 1 à 3 h.
Mangeis, 126, de 2 à 4 h.
Massol, 132. les lundi et mercredi. de 10 h. 1/2
à 11 h. 1/2, et le vendredi de 3 à 5 h.
Nouet, 72, de 11 à midi.
Picard, 129, de 2 à 4 h.
Vacher, 132.

Boulevard Saint-Denis

Ganey Lagoguey, 8.
Obissier, 6, de 1 à 3.

Faubourg Saint-Martin

Barbulée, 205, de 1 à 3 h.
Gérard (F.), 140, de 1 à 2 h.
Lebel, ✸,✠,✠, 31, de midi à 4 h.
Mercier, 171, les lundi, mercredi et vendre-
di, de 1 à 3 h.
Pierin (Léon), 51, de 1 à 3 h.
Pignol, 77, de 1 à 5 h.
Rouillard (A.), 79, les mardi, jeudi et same-
di, de 5 à 6 h.

Boulevard Saint-Martin

Schweich (Michel), 8, de 2 à 3 h.

Boulevard de Strasbourg

Corties, 69, de 1 à 4 h.
Decori, 10, de midi à 1 h. 1/2.
Guelpa, 79, de 1 à 3 h.
Saint-André (de), 69, de midi à 7 h.
Servaux, ✠, 60, les mar. et sam., de 1 à 4 h.,
et les lundi, merc. et vend., de 1 à 3 h.
Vivien, ✸, 64, de midi à 3 h.

Rue Taylor

De Beaurepère, 22, les lundi, mercredi et
vendredi, de 2 à 4 h.

Faubourg du Temple

Bertrand, 29.
Gourret, 65, de 1 à 3 h.

Quai de Valmy

Landrin, ✸, 69, de 2 à 3 h.

Rue des Vinaigriers

Mathieu (Ach.) 63, de 1 à 3 h

ONZIÈME ARRONDISSEMENT

Rue d'Angoulême

Boillet O.✠,✸, 6, de 2 a 3 h.
Hays, 8, de 2 à 4 h.
Hirtzmann, 76, de midi à 2 h.
Landois, 18, de 1 à 3 h.

Boulevard Beaumarchais

Denouh, 34, de midi à 1 h.
Detourbe, 38, les lundi. mercredi et vendre-
di, de 4 à 5 h.
Géry, 98, de 1 à 3 h.
Guillot, 24, de 1 à 3 h.
Jasiensky, 2, de midi à 1 h.
Lemoine, 54, de 2 à 4 h., excepté les diman-
che et mardi.
Malterre, ✸,✸, 48, de 2 à 3 h.
Miquel, ✸,✸, 56, de 1 à 2 h.
Philbert, 34.

Boulevard de Belleville

Fouilliaron, 1, de 1 à 3.

Rue des Boulets

Pujos, 19, de 1 à 3 h.

Rue de Charonne

Motet, ✸, 161, de 11 à 3 h.

Rue Daval

Roussin, de midi à 2 h.

Rue Fontaine-au-Roi

Richet, 59, de 2 à 3 h.

Rue Keller

Dambax, 19, de midi à 2 h.
Gibert, 38, de midi à 2 h.

Rue Lacharrière

Cornilleau, 17, de midi à 2 h. et de 7 à 9 h.
du soir.

Place de la Nation

Braunberger, 13, de midi à 2 h.
Jalabert, 3, de 1 à 3 h, excepté le vendredi.

Rue Oberkampf

Calmeau, 89, de 1 à 2 h., excepté les mardi
et dimanche.
Dehoux, 78, de 1 à 3 h.

Avenue Parmentier

Bellangé, 22, de 1 à 3 h.

Avenue de la République

Péan, 10, de 1 h. 1/2 à 3 h.
Salasc, 20, de 2 à 4 h.

Boulevard Richard-Lenoir

Delineau, ✸, O.✠,✠, 20, de 1 à 4 h.
Tourneux, 38, de 1 à 3 h.

Rue de la Roquette

Baget, 132, de 2 à 3 h.
Diegay, 150, excepté le dimanche.
Hainant, 127, de 1 à 3 h.
Laurent, 3, de 1 à 3 h. et de 6 à 7 h.
Tourneux, 2, les lundi, mercredi et samedi,
à 10 h. 1/2.

Faubourg Saint-Antoine

Lebon, 277.
Mouton, ✠, 260, de midi à 1 h.
Ombrédanne, 249, de 1 à 3 h.

Rue Saint-Bernard

Depierris, 11, de 1 à 2 h.
Molinier, 42, de midi à 2 h.

Rue Saint-Maur

Lausac, 153, de 10 à midi.

Boulevard du Temple

Basset, 12. les lundi, mercredi et vendredi, de 2 à 3 h.

Faubourg du Temple

Fourmentin, 80, de midi à 2 h.
Montagnard, O.✠, 44, de 1 à 3 h.
Pouget, 124, les lundi, mercredi et vendredi, de midi à 2 h.
Sergent, 76, de 2 à 3 h.

Boulevard Voltaire

Cotté, 75, de 1 à 3 h.

Gaudin, 115, de 4 à 6 h.
Guygemos, 11, de 1 à 3 h., excepté les jeudi et dimanche.
Kinzelbach, 167, de 1 à 3 h.
Labonne. 18.
Laplaigne, 104 *bis*, de 1 à 3 h., excepté les jeudi et dimanche.
Levraud, 98.
Metzger, 40, de 1 à 3 h.
Montignac, 128, de midi à 2 h. et de 7 à 9 h. du soir.
Motte, 139, de 1 à 3 h. et de 7 à 9 h. du soir.
Naudet, 69, de midi à 2 h.
Pasteau, ✺, 147, de 1 à 2 h.
Planchon, 139.
Prest, 130, de 9 à 5 h.
Rogron, 112, de 2 à 4 h.
Rivalls, 78, de 1 à 3 h.
Signez, ✺, 136, de 1 à 3 h., excepté les jeudi et dimanche.
Tourangin, ✳, 20 *bis*, de 2 à 3 h.

Place Voltaire

Lefevre, O.✳, 6, de 4 à 6 h.

DOUZIÈME ARRONDISSEMENT

Rue Baulant

Naulin, 11, de midi à 2 h.

Boulevard Beaumarchais

Mellinger, ✠, 1.

Rue Biscornet

Cellières, ✳, 28, de 11 à midi.

Rue de Charenton

Andrieu (Amédée), 130, de midi à 1 h.
Mallet, 245, de midi à 2 h.

Rue Crozatier

Combeaud, 83, de 1 à 3 h.
Lacaille, 43, les lundi, mercredi et vendredi, de 2 à 4 h.
Mesny, ✳, 18, de 1 à 2 h.

Place Daumesnil

Baudribos, 12, de 1 à 2 h.
Goujon, 15.

Avenue Daumesnil

Vandenabeele, 172, de 1 à 2 h. et de 8 à 9 h. du soir.

Boulevard Diderot

Godo, 30, de 1 à 3.
Martin, ✳, 1, de 1 à 2 h.

Rue de Dijon

Morisson, 3, de midi 1/2 à 2 h. 1/2.

Rue de la Nativité

Louis, 32, de 1 à 2 h.

Avenue Ledru-Rollin

Bonnefoy, 51, de midi à 2 h.
Jourjon, 32, de midi à 2 h.

Rue de Lyon

Goin, 1, de 3 à 5 h., excepté les jeudi et dim
Maranger, 41, à 2 h.

Rue Picpus

Couderc, O.✳, 10.
Planès, 90.

Boulevard de Reuilly

Robin (Amédée), 15, de 1 à 2 h.

Rue de Reuilly

Cahen, 51, de 2 à 3 h.

Avenue de Saint-Mandé

Bloch (E.), 80, de 1 à 3 h.

Cours de Vincennes

Bonnet, 10, de midi à 2 h.

Avenue de Vincennes

Dupré, 37, de 1 à 2 h.

TREIZIÈME ARRONDISSEMENT

Boulevard Arago
Du Ferier, 38.
Isnard, 15, de 1 à 3 h.

Quai d'Austerlitz
Carret, 1, de 1 à 3 h.

Rue Coypel
Jasienski, 20, de midi à 1 h.
Navarre, 2, de 1 à 4 h.

Boulevard de la Gare
Bureaux, 6, de 1 à 2 h.
Planteau, 129.

Rue de la Glacière
Raffegeau, 130, de 1 à 3 h.

Avenue des Gobelins
Amanieu, 6, les lundi, mercredi et vendredi,
 de 3 à 4 h.
Chatelain, 25, de 1 à 3 h.
Le Pantonier, 74, de midi à 3 h.

Luce, 35.
Ollier, 67, de 1 à 3 h.
Rives, 76, de 1 à 3 h.
Rochette, 61, de 2 à 4 h.

Avenue d'Italie
Boullaud, 168, de 10 h. 1/2 à 11 h. 1/2.
Joseph, 160, de 1 à 2 h., excepté le mardi.
Mangenot, ✳, 55, de midi à 1 h.
Vollant, 74, de midi à 1 h.

Place d'Italie
Auvergniot, 9, de 1 à 3 h.
Méry, 5, de 1 à 3 h.

Boulevard Kellermann
Bricon. 104.

Boulevard Saint-Marcel
Petit (Albert), 51, les mardi, jeudi et samedi,
 de 1 à 3 h.

Rue de la Salpêtrière
Delasiauve, ✳, le vendredi de 2 à 3 h.

QUATORZIÈME ARRONDISSEMENT

Rue d'Alésia
Pierin, 52, de midi à 3 h.

Rue de l'Arrivée
Ambrezin, 8, de 1 à 3 h.

Rue Brézin
Dubois, 23.
Lacaille, ✳, ✠, 15, les lundi, mercredi et
 vendredi, de 2 à 4 h.

Rue Cabanis
Bouchereau, 1, les mardi, jeudi et samedi,
 de 1 à 3 h.
Magnan, ✳, les lundi, mercredi et vendredi,
 de 1 à 3 h.

Rue Campagne-Première
Lartigue, ✳, 15, de 1 à 3 h.

Rue du Château
Fèvre, ✳, 12, les lundi, mardi, jeudi et sa-
 medi, de midi à 2 h.
Karlyn, 115, de 1 à 4 h.
Los Santos (de), 106, de midi à 1 h.

Boulevard Denfert-Rochereau
Gautier, 140.

Rue de la Gaîté
Floquet, ✳, 10.

Rue Humboldt
Devillez, 26, de 11 h. à midi.

Avenue du Maine
Faivre, 43.
Roubaud, 43, de 1 à 2 h.

Rue du Maine
Chevassu O. ✳, 204, les lundi, mercredi et
 vendredi, de 1 à 3 h.

Boulevard Montparnasse
Malibran, 72.

Rue Montparnasse
Barbeau, 40.
Lœwenhard, 44, les mardi, jeudi et samedi,
 de 2 à 4 h.
Rousseau, 118, de 1 à 3 h., excepté le jeudi
 et le dimanche.

Avenue Montsouris
Delpeich, 3.
Macqret, 12, de 1 à 2 h.

Rue Mouton-Duvernet
Coumétou, 10, à 4 h.
Lecoq, ✳, 18, les lundi, mardi, vendredi et
 samedi, à 3 h.
Vincent, 22, les lundi, mercredi et vendredi,
 de 1 à 3 h.

Avenue de l'Observatoire
Wilhem, 49, de 2 à 3 h.

Avenue d'Orléans
Legrain, 8, de 2 à 4, excepté le jeudi et le dimanche.

Rue des Plantes
Loyal, 4, les mardi, jeudi et sam., de 2 à 3 h.
Bénard, 10, de midi à 2 h.

Rue Sauvageot
Thelmier, 5, de 1 h. à 2, excepté le jeudi et le dimanche.

Rue Sophie Germain
Camps, 5, de 3 à 5 h.

Rue de Vanves
Jousseaume, 6, de midi à 2 h.
Macqret, 46, de 1 à 2 h.

Rue du Viaduc
Astié, 5, de 1 à 2 h.

QUINZIÈME ARRONDISSEMENT

Rue du Beausset
Dubois (Alp.), 10, de 1 à 2 h.
Simon (Corentin), 7, de 1 à 2 h.
Yves, 1, de midi à 2 h.

Rue Beuret
Destrem, 4, de 1 à 2 h.

Rue Blomet
Doury, 73, de 1 à 3 h.
Tapie, 131, les mardi, jeudi et sam. de 1 à 3 h.

Rue du Commerce
Marieux, ✿, 79, de 1 à 2 h. 1 2.
Salès, 85, de midi à 1 h.

Rue des Entrepreneurs
Quaissac, 64.

Rue Fondary
Fouques, 37.
Fillastre, 56, de midi à 2 h.
Pradel (de), 54, de 1 à 3 h., excepté le dimanche.
Tavenaux, 54.
Vizerte, 57, de 1 à 3 h.

Rue Gerbert
Ancelin, 7, de 11 h. à midi.
Liégeart, ✳, 5, de midi à 3 h.

Boulevard de Grenelle
Makarow, 67, de 1 à 3 h.

Rue Lecourbe
Bra, 104, de 1 à 3 h.
Leboucq, 73, de midi à 1 h.

Rue Letellier
Mignot, 23, de midi à 1 h.
Pellieux, 16, de midi à 1 h.

Avenue du Maine
Faivre, 43, de midi à 5 h.
Letorsay, 12.
Roubaud (A), 43, de 1 à 3 h.
Thevenot (M), 43.

Boulevard Montparnasse
Geny, ✿, 46, de 1 à 3 h., excepté le mercredi et le vendredi.

Avenue de Ségur
Reynier, 42, les lundi, mercredi et vendredi, de 1 à 2 h.

Rue de Sèvres
Méhu, 159.

Rue du Théâtre
Chalvon, 107, à 2 h., excepté le mardi.

Rue de Vaugirard
Gennes, 313.
Lagelouze, 150, de 3 à 5 h., excepté le mercr.
Martin, 254, de 2 à 4 h.
Millié, 43, de midi à 2 h.
Panier, 240.

Rue Violet
Legrand, 11.

SEIZIÈME ARRONDISSEMENT

Rue d'Auteuil
Bonenfant, ✳, 41, de midi à 2 h.
Malhéné, 6, de 1 à 2 h.

Boulevard Beau-Séjour
Thulier, 31, de 1 à 2 h.

Rue Berton
Blanche, O, ✳, 17, de midi 1/2 à 2 h. 1/2.
Groul, 17.
Meuriot, 17.

Rue Boileau
Barbet (F.), 12, les lundi, mercredi, vendredi et dimanche, de midi à 6 h.

Beni-Barde, ✳, ⚕, 12. de 8 à 9 h. 1/2.
Carpentier, 12, les mardi, jeudi et samedi,
de 2 à 6 h.

Avenue du Bois de Boulogne

Good. 23. de 1 à 2 h.
Thermes, 56, les lundi, mercredi et vendredi, de 9 à 11.

Avenue Bugeaud

Sapelier, 14.

Rue Chaussée de la Muette

Rafinesque, 14, les mardi, jeudi et samedi
de 1 h. 1/2 à 3.

Rue Copernic

Monnier, 14, de 2 à 4 h. excep. le dim.

Rue Delaroche

Ory, ✳, 1, les mardi, jeudi et sam., de 2 à 3 h.

Rue du Dôme

Duval (E.) fils, 3, de 2 à 5 h.

Rue Duban

Chausit, 22, les lundi, mercredi et vendredi,
de 3 à 4 h.
D'Argent, 14, les lundi, mercredi et vendredi, de 1 à 3 h.

Rue d'Erlanger

Daupley, 20.

rue Franklin

Jean de Velluire, 41.
Pascal, 22.

Avenue de la Grande-Armée

Pillon, 26, de 2 à 3 h.

Rue Guichard

Grangé, 2, les lundi, mercredi et vendredi,
de 1 à 2 h.

Avenue Kléber

Lauraud, 77, de 2 à 4, excepté le mercredi.
Respaud, 72,

Boulevard Lannes

Coutamine, 19.

Rue Lauriston

Raoult, 80, de 4 à 5, excepté le vendredi.

Rue Lubeck

Hamy, 26.

Avenue Malakoff

Saint-Martin, 39, de 1 à 3 h.

Rue des Marronniers

Ledoux-Lebard, 20, les lundi, mercredi et
vendredi, de 1 à 2 h.

Rue Michel-Ange

Delmont, 8, de 2 à 3 h., excep. le jeudi.

Villa Molitor

Sée, 4, de 1 à 2 h.

Villa Montmorency

Charpentier, les mardi. jeudi et samedi,
de 1 à 3 h.

Avenue Mozart

Ferra, 32 bis, de midi à 2 h.

Rue Newton

Bouland, 11, de 3 à 5, excepté le jeudi.

Rue Nicolo

Merle, 28, l'été à Vichy.

Rue de Passy

Larcher, O. ⚕, ✳. 97, les lundi, mercredi et
vendredi, de 1 h. 1/2 à 3 h.
Lhopital, 75, de 10 à 4 h.

Rue Pauquet

Oger, 21.

Rue Pergolèse

Dupertuis, 48, de 1 à 3 h.
Sabatier, 1, de 2 à 4 h.
Reynal, 48.

Rue Pierre Charron

Guttierrez-Ponce, 2, de 4 à 5 h., excepté le
mercredi.

Rue Pierre Guérin

Legris, 4 bis.

Rue du Point-du-Jour

Ribard, 106.
Simard, 59, de midi à 1 h.

Rue Ste-Claire

Martin Henri, ✳, les lundi, mercredi et vendredi, de 2 à 3 h.

Rue Soutay

Herbland, 2, de 1 à 3 h.

Rue de la Tour

Bamberger, 78.
Conau, 42.
Ménard, 95, de 1 à 2 h.
Morand, 18, de 1 à 3 h.

Place du Trocadéro

Klein, 4.

Rue des Vignes

Mailfaire, 18.

Villa Villejust

Chouppe, 7.

Avenue Victor Hugo

Belot, 18, de 1 à 5 h.
Chervin, 82.
Marciguey, 116.
Pinel, 175, de 1 à 3 h.
Sieffert, 104, de 1 à 3 h.
Trouëssart, 118, de 1 à 3 h.

Place Victor Hugo

Lesueur, de 8 à 9 h., et de midi à 2 h.

DIX-SEPTIÈME ARRONDISSEMENT

Rue des Acacias

Masson, 39, de 1 à 2 h.

Rue Balagny

Delage, 58, de midi à 2 h.

Place des Batignolles

Battesti, 8, de 1 à 3 h., excepté le jeudi et le dimanche.

Rue des Batignolles

Fabre, 44, les mardi, jeudi et sam., de 2 à 4 h.
Geneix, 13, de 2 à 4 h., excepté le samedi.
Moity, 49, de midi à 2 h.
Peut, 75, de midi à 2 h., et de 7 à 9 h. soir.
Testand, 3, à 1 h.

Boulevard des Batignolles

Thierry Mieg, 88.

Rue Bellidor

Bouts, 13. de midi à 2 h.

Rue Boursault

Baldy, ✳, 61, de 3 à 4 h.

Rue Brochant

Gasne, 5, de 1 à 2 h. 1/2.
Marié, 37, de 1 à 3 h.

Rue Cardinet

Magnier, 22, de 1 h. 1/2 à 2 h. 1/2., excepté le mardi et le dimanche.

Rue Carnot

Bourchier (Mlle), 7.
Boyer, 30, de 1 à 2 h.
Eloy, 18, les lundi, mercredi et vendredi, de 2 à 3 h.
Parent, 12, de 5 à 6 h.

Avenue de Clichy

Bridon, 142.
Lebeau, 127, de 1 à 2 h.
Vacag, 21, de midi à 2 h.

Boulevard de Courcelles

Muleur, 8. les lundi, mercredi et vendredi, de 1 à 3 h.

Rue de Courcelles

Vivien, 192.

Rue des Dames

David, 2, de 1 à 3 h.
Niderkom, 26, de 1 à 2 h., excepté le samedi et le dimanche.

Rue Davy

Favrel, 2, les lundi, mercredi et vendredi de 1 h. à 3 ; le dimanche de 9 à 10 h.

Rue Demours

Touzé, ✳, 3, les lundi, mercredi et vendredi, de 1 à 3 h.

Rue Gauthey

Belin, 29, de 1 à 2 h.

Avenue de la Grande-Armée

Cruvelhier, ✳, 26, de 1 à 3 h.
Mangin, 50 bis, les mardi et jeudi, de 2 à 3 h.

Rue Guersaut

Bloch, 7, de 2 à 3 h.
Lacroix, 20, à 1 h.

Rue Jacquemont

Thiant, ✳, 4, de 1 à 3 h.

Rue Jadin

Koral (de) Bosemak.

Rue Jouffroy

Colloche, 34, les lundi, mercredi et vendredi, de midi 1/2 à 2 h. 1/2.
Ducor, 68 bis, les lundi, mercredi et vendredi, de 2 à 3 h.
Gariel, 39, les jeudi et dimanche av. midi.
Moreau, 66 bis, les mercredi et vendredi, de 1 à 3 h.
Poitou Duplessy, ✳, 46, de 1 à 3 h.

Rue Lacroix

Fevotte, 39, de 11 à 1 h.

Rue Lebon

Stevenel, 11, de 1 à 3 h.

Rue de L'Ecluse

Sarazin, 8, de 1 à 3 h.

Rue Legendre

Bagnol, 77 bis, de 1 à 3 h.
Chevassus, 155, de 1 à 3 h. excepté le mardi.
Dally ✳, 5, avant 2 h.
Ellison, 94.
Grandvaux, 29, de 2 à 4 h.
Nèble, 146, de 1 à 2 h. excepté le jeudi.
Vicente, 142, de 1 à 3 h.

Rue Lemercier

Paulmier, 15, de midi à 2 h.
Szuykowski, ✳, 3, de 10 à 2 h.

Rue de Lévis

Blocher, 87, les lundi, mercredi et vendredi, de 10 h. à midi.
Fournier, 24, les mardi, jeudi et samedi de 3 h. 1/2 à 5 h.
Potiquet, 24, les lundi, mercredi et vendredi, de 4 à 6 h.

Rue Logelbach

Rajas-Nicanor, 3, de 1 à 3 h.

Avenue Mac-Mahon

Bertholle, 14, de midi à 1 h.

Boulevard Malesherbes

Astier, 132, les lundi, mercredi et vendredi, de 1 à 3 h.
Caraman, 96, l'été à Forges-les-Eaux.
Desjardins de Morainville, ✳, 112, de midi à 3 h.
Guyot, 147, de 1 à 2 h. 1/2, excepté le jeudi.
Leguey O. ✳, 136.

Place Malesherbes

Nerat, ✳, 24, les lundi, mercredi et vendredi, de 2 à 3 h.

Rue des Moines

Drouadaine, 18, de 2 à 4 h.
Marevery, 46, de 1 à 3 h.
Renard, 87, de 1 à 3 h.
Ruaux, 19, les lundi, mercredi et vendredi, de 1 à 3 h.

Rue de Monceau

Talomon, 3, les mardi, jeudi et samedi, de 2 à 4 h.

Rue Nollet

Arnaud de Langlard, ✳, 56, les lundi, mercredi et vendredi, de midi à 2 h.
Brame (C.), 160, de 9 à 1 h. 1/2.
Martinelli, 19, de 2 à 3 h.
Murray, 71, de 1 à 2 h.
Rubé, 8, de 2 à 3 h,
Van Gelder, ✳, 64, de midi à 2 h.

Boulevard Pereire

Fabre, 93, les lundi, mercredi et vendredi, de 1 à 3 h.
Faler, 128, de 11 à 4 h.
Nicolas (Ad.) O. ✳, O. ✳, 126, les lundi, mercredi et vendredi. de 1 à 2 h.
Paris, 193, de 1 à 3 h.
Weber, 195, les mardi, jeudi et samedi, de 2 à 3 h.

Rue de Phalsbourg

Juhel-Renoy, 16, le lundi.

Rue Poisson

Darcus Richardson, 3, de 3 à 4, excepté le dimanche.

Rue de Prony

Jasiewiez, 75, de 2 à 4 h., excep. dim. et fêtes.
Vermeil, 46, de 1 à 2 h.

Rue de Puteaux

Raynaud, 17, de 6 à 8 h. soir.

Rue de Rome

Séailles, 77, de 1 à 3 h.

Avenue de St-Ouen

Basset, 63, de 1 à 2 h.
Lindegger, 81, de 1 à 3 h.

Avenue des Ternes

Boulay, 44, les mardi, jeudi et samedi, de 2 à 4 h.
Romonat, 51, les lundi, mercredi et vendredi, de 1 à 3 h.

Rue de la Terrasse

Rol, 7, les lundi, mercredi et vendredi, de 1 à 3 h.

Rue Thann

Gauchas, 7, les mardi, jeudi et samedi. de 4 à 6 h.

Rue Tocqueville

Lescaux, 70, de 2 à 4 h.

Rue Troyon

Barrion, 22, de 2 à 4 h., excep. le dimanche et le lundi.

Rue Truffaut

Andrey, 37 bis, les lundi, mercredi et vendredi, de 2 à 3 h.
Blayac, 50, de 1 à 3 h.
Donon, 28, les lundi, mercredi et vendredi. de 1 à 2 h. 1/2.
Villeneuve, 18, de 2 à 3 h.

Avenue de Villiers

Dusart, ✳, 16, de midi à 2 h.
Hénocque ✳, 87, les lundi, mercredi et vendredi, de 1 à 3 h.
Potin, 34, les lundi, mardi, jeudi et samedi. de 1 h. 1/2 à 2 h. 1/2.
Riché, O. ✳, 71, de midi à 2 h.
Stein, 109, de 1 à 3 h.

Avenue de Wagram

Demay, 51, les lundi, mardi, jeudi et samedi, de 1 à 3 h.
Demeurat, ✳, 49, de 11 h. à midi et de 7 à 9 h. soir.
Ducamp, 53, les lundi, mardi, jeudi et samedi, de 1 à 8 h.
Limbo, 61, de 1 à 3 h., excepté le jeudi et le dimanche.
Pietra-Santa (de), ✳, 54.

DIX-HUITIÈME ARRONDISSEMENT

Rue des Abbesses

Bource, 42, de 1 à 3 h.
Dubreca, 48, de 2 à 3 h.
Josset, 9, de 1 à 3 h.

Rue Antoinette

Pelaprat, 10 bis, de 1 à 3 h.

Rue Affre

Savoye, 2, les mardi, jeudi et sam., de 2 à 3 h.

Boulevard Barbès

Andrieux, 7, de 1 à 3 h.
Juranville, 73, de 1 à 3 h.
Karth, 19, de 2 à 3 h., excepté le mereredi.
Laurans, 21 bis, de 1 à 3 h.
Rigolet, 18, de 2 à 4 h., excepté le jeudi et
le dimanche.

Rue Bervic

Dumont, 4, de midi à 5 h.

Boulevard de Clichy

Jaubert, 12, les lundi, mercredi et vendredi
de 1 à 2 h.
Naury, 10, les lundi, mercredi et vendredi,
de 1 à 3 h.
Vizioz, 138, de 10 à 5 h.

Rue Clignancourt

Garcin, 13, de 1 à 3 h.
Boh, 34, de 1 à 3 h.
Chailloux, 42, de 1 à 3 h.

Rue Custine

Duplantier, 1, de 1 à 2 h.
Pannier, 13, de 1 à 2 h.

Rue Courlaincourt

Doucet, 26, de 1 à 2 h.

Place de La Chapelle

Cayron, 28, de 1 à 3 h., excep. le mercr.

Rue de La Chapelle

Mook, 46, de 2 à 4 h.
Bontemps, 17, de 2 à 4 h.
Culan, 10, de 1 à 3 h., excepté le dimanche
et le jeudi.
De Latour De Lordes, 134, de 1 à 4 h.
Marquez, 102, de midi à 2 h.

Boulevard de La Chapelle

F. Jacquet, fondateur du Livre de prescriptions médicales, 122, de 4 à 6 h.

Rue Doudeauville

Hoffmann, 19, de 1 à 2 h, 1/2.
Thil, 68, de 1 à 2 h.

Rue de la Goutte-d'Or

Puica, 63, de 1 à 4 h.

Rue Lepic

Willette, 25, de 1 à 2 h., les lundi, mercr.
et vendredi.

Rue Lavi:uville

Parent, 11, de 1 à 3 h,

Rue Labat

Resnier, 32, de midi à 2 h.

Rue Marcadet

Aubœuf, 71, de 1 à 3 h.

Boulevard Ornano

Dive, 66, de 1 à 3 h.
Fourès, 3, de midi à 3 h.

Rue Ordener

Raymondi, 126, de 1 à 2 h.

Rue Poulet

Gaspais, 39, de 11 à 1.
Larmande, 21, de 1 à 3, excepté le jeudi et
le dimanche.

Rue du Poteau

Ivanichewitch, 13, de 2 à 4.

Rue Ramey

Morisset, 38, de 10 à midi et de 7 à 9 h

Rue du Ruisseau

Rouxel, 39, de 1 à 3 h.

Boulevard Rochechouart

Briguel, 84, de midi à 1 h.

Avenue de Clichy

Perrachon, 58, de 1 à 3 h.

Avenue de St-Ouen

Gérard, 90, de 1 à 3 h.
Mennesson, 78, de 1 à 3 h.

DIX-NEUVIÈME ARRONDISSEMENT

Rue d'Allemagne

Tarius, 133, de 1 à 2

Rue de Belleville

Andigé, 9, de midi à 2 h.
Biscarrat, ✳, 45, les lundi, mercredi et
vendredi, de 1 à 2 h.
Forestier, 97, de midi à 1 h.
Godstein, 53, de 1 à 3 h.
Fauconnet, 55, de 1 à 3 h.
Henri, 52, de 1 à 2 h.

Rue Compans

Albert, 35, de 1 à 2 h.
Duart, 2, de 12 à 1.
Gérard, 14, de 2 à 3 h.

Rue de Crimée

Benoit, 178, de 2 à 3 h.

Rue Clavel

de Cattieaux, 4, 8 à 10 et 6 à 7 h.

Rue de Flandre

Baucher, 16, de 1 à 3 h.
Courtois, 49, de 1 à 2 h.
Gager, 59, de 2 à 3.
Goix, 104, de 1 à 2, excepté le mercredi.
Marty, 86, de midi à 2 h.
Savornin fils, 118, de midi à 1 h.
Delhomme, 173, de 1 à 3 h.
Piéplu, 152, de midi à 2 h.
Quirin (J.), 118.

Rue des Fêtes

Burgué, de 4 à 6 h.

Avenue Laumière

Royer, 39, de midi à 1 h.

Rue du Maroc

Charveau, 1, de 1 à 2 h.

Rue de Meaux

Ruelle, 15, de 1 à 2 h.
Tangny, 24, de 1 à 3 h.

Boulevard de La Villette

Moser, 228, de 1 à 2 h.
Pivion, 210, de 1 à 3 h.
Savornin, 212, de midi 1/2 à 2 h.

VINGTIÈME ARRONDISSEMENT

Rue d'Avron

Outin, 57, de 1 à 3 h.

Rue de Bagnolet

Daumas, 66, de midi à 2 h.
Susini, 60, de midi à 2 h.
Boyer, 102.
Rohrbacher, 112.

Rue de Belleville

Barthe, 62, de 1 h. à 3 h.
Jounia, 42, de 1 à 3 h.
Thoumas, 192, de 1 à 3 h.
Bamiez, 44.
Perche, 100.

Boulevard de Belleville

Perrin, ✳, 90, de 1 à 3 h.

Rue des Couronnes

Milon, 26, de midi à 3 h.

Rue Julien-Lacroix

Baland, 5, de 1 à 2 h. et de 7 à 8 h.

Rue Levert

Miguet père, ✳, 23, de 2 à 4 h.
Miguet fils, 22, de 4 à 6 h.

Rue Ménilmontant

Lecomte, 103, de 1 à 3 h.
Arduin, 4, de 1 à 3 h.
Pilon, 56, de midi à 2 h.
Sénac, 40, de 1 h. à 3 h.

Rue des Pyrénées

Laloy fils, 383, les lundi, mercredi et vendredi, de 1 à 2 h.
Métivier, 33, les mardi et jeudi à 7 h.; le samedi, de midi à 1 h.
Soin, 397, de 1 à 3 h.
Delarue, 2, de 10 h. à midi.

HOPITAUX

*Les Hôpitaux au nombre de quinze sont consacrés au traitement
des malades indigents.*

HOPITAUX GÉNÉRAUX

Hôtel-Dieu

Place du Parvis-Notre-Dame, n° 1

Entrée de 1 heure à 3 heures, le jeudi et le dimanche.
Consultations gratuites de 8 heures à 9 heures du matin.

Hôpital Tenon

Ménilmontant, rue de la Chine, n° 2.

Entrée de 1 heure à 3 heures, le jeudi et le dimanche.
Consultations gratuites de 8 heures à 9 heures du matin.

Hôpital de la Pitié

Rue Lacépède, n° 1

Entrée de 1 heure à 3 heures, le jeudi et le dimanche
Consultations gratuites de 8 heures à 9 heures du matin

Hôpital de La Charité

Rue Jacob, n° 47.

Entrée de 1 heure à 3 heures, le jeudi et le dimanche.
Consultations gratuites de 8 heures à 9 heures du matin.

Hôpital Saint-Antoine

Rue du faubourg Saint-Antoine, n° 184.

Entrée de 1 heure à 3 heures, le jeudi et le dimanche.
Consultations gratuites de 8 heures à 9 heures du matin.

Hôpital Necker
Rue de Sèvres, n⁰ 151.

Entrée de 1 heure à 3 heures, le jeudi et le dimanche.
Consultations gratuites de 8 heures à 9 heures du matin

Hôpital Cochin
Rue du faubourg St-Jacques, n⁰ 47.

Entrée le jeudi et le dimanche, de 1 heure à 3 heures.
Consultations gratuites de 8 heures à 9 heures du matin.

Hôpital Beaujon
Rue du faubourg St-Honoré, n⁰ 208.

Entrée le jeudi et le dimanche de 1 heure à 3 heures.
Consultations gratuites de 8 heures à 9 heures du matin.

Hôpital Laënnec
Rue de Sèvres, n⁰ 42.

Entrée le jeudi et le dimanche, de 1 heure à 3 heures.
Consultations gratuites, de 8 heures à 9 heures du matin.

Hôpital Lariboisière
Rue Ambroise-Paré, n⁰ 2 (Boulevard Magenta, n⁰ 152).

Entrée le jeudi et le dimanche, de 1 heure à 3 heures.
Consultations gratuites de 8 heures à 9 heures du matin.

Hôpital Rothschild
Rue de Picpus, n⁰ 76

Entrée le jeudi et le dimanche, de 1 heure à 3 heures.
Consultations gratuites, de 8 heures à 9 heures du matin.

HOPITAUX SPÉCIAUX

Hôpital St-Louis
Rue Bichat, n⁰ 40 et 42.

Entrée le jeudi et le dimanche, de 1 heure à 3 heures.
Consultations gratuites, de 8 heures à 9 heures du matin.

Hôpital du Midi ou des Vénériens
(HOMMES)
Boulevard du Port-Royal, 111.

Entrée le jeudi et le dimanche, de 1 heure à 3 heures.
Consultations gratuites, de 8 heures à 9 heures du matin.

Hôpital de Lourcine
Rue de Lourcine, 111.

Entrée le jeudi et le dimanche, de 1 heure à 3 heures.
Consultations gratuites le mardi, le jeudi et le samedi, de 9 à 10 heures.
Délivrance gratuite des médicaments spéciaux et de bains
aux malades externes.

Hôpital Broussais
Rue Didot, 96.

Hôpital des Enfants malades
(ENFANT JÉSUS) Rue de Sèvres, 149.

Consultations gratuites, de 8 heures à 10 heures du matin
Entrée le jeudi et le dimanche, de 2 heures à 4 heures.

Hôpital Trousseau (HOPITAL D'ENFANTS)
Rue de Charenton, 89.

Entrée le jeudi et le dimanche, de 1 heure à 3 heures.
Consultations gratuites de 8 heures à 9 heures du matin.

Hôpital de Forges-les-Bains
.(SEINE-ET-OISE)

Maison et École d'accouchement.
(MATERNITÉ)
Boulevard du Port-Royal, 123.et 125.

Consultations, le mardi, le jeudi et samedi.
Chirurgie : Lundi, mercredi, vendredi à 9 heures.
Femmes enceintes : Tous les jours à 2 heures.

Hôpital clinique d'accouchement.
Rue d'Assas, 89.

Maison Municipale de Santé.
Rue du faubourg St-Denis, 200

HOSPICES

Hospice de la Vieillesse (HOMMES).
à Bicêtre, commune de Gentilly, rue du Kremlin, n° 78.

Hospice de la Salpêtrière
Boulevard de l'Hôpital, 47.
Entrée le jeudi et le dimanche, de midi et demi à 3 heures pour les
aliénés, et de midi et demi à 4 heures pour les indigentes.
Consultations externes tous les jours de 9 heures à 1 heure.
Plus spécialement réservé aux maladies nerveuses et mentales.

Hospice des Incurables (HOMMES ET FEMMES).
Avenue de la République, à Ivry (Seine).

Hospice des Enfants-Assistés
Rue Denfert-Rochereau, n° 74.
Consultations gratuites, les lundi, mercredi et vendredi,
de 8 heures à 10 heures.
Entrée le jeudi et le dimanche, de midi à 2 heures.

Hospice Saint-Joseph
Rue Chanudet, n° 1.

Maison de Retraite
(ASILE DE VIEILLARDS)
Rue d'Alésia, n° 134.

Maison de Retraite de Larochefoucauld
Avenue d'Orléans, n° 15.

Maison de Retraite des Ménages
Rue du Vivier, n° 13, à Issy (Seine).

Hospice Devillas
Grande-Rue, n° 48, à Issy (Seine).

Hospice de la Reconnaissance
établi au Petit-Létang, commune de Garches (Seine-et-Oise).

Institution Sainte-Périne
Rue du Point-du-Jour, n° 69.

Maison de Retraite Chardon-Lagache
Rue du Point-du-Jour, n° 65.

Hospice Leprince
Rue Saint-Dominique, n° 109.

VIN MOULIN

AU BERBERIS

Supérieur au Vin de Quinquina

Le vin de Berberis, en raison de sa grande activité et de son amertume considérable doit être employé dans les cas qui demandent un reconstituant énergique. Ce vin contient tous les éléments qui constituent un bon tonique, il convient dans tous les cas où les autres toniques sont indiqués : *anémie, gêne dans la respiration, chlorose, affaiblissement, sueurs profuses*, etc. Il est aussi antifébrifuge que les vins de quinquina et autres préparations à base de quinquina, et n'a pas l'inconvénient d'amener la constipation, alors même qu'il est associé aux ferrugineux. Sa saveur agréable ne l'empêche pas d'être apéritif et de faciliter l'assimilation au même titre que les vins de gentiane, absinthe, coca, écorce d'orange amère, etc. Il a des propriétés digestives qu'explique son action désobstruante sur tous les viscères, en même temps que l'influence remarquable qu'il exerce favorablement sur la respiration.

La dose pour les adultes est d'un verre à madère, avant ou après chaque repas. Pour les enfants, un verre à liqueur suffit.

Prix : la bouteille 5 fr. pour la France.

POMMADE MOULIN dite DERMATIQUE

Cette pommade guérit les *boutons, rougeurs, démangeaisons*, l'*acné, eczéma, dartres, herpès, hémorrhoïdes, pellicules*, ainsi que toutes les maladies de la peau. Elle arrête la *chute des cheveux* et des *cils* et les fait repousser.

2 francs le Pot.

NOUS RECOMMANDONS EN MÊME TEMPS L'EMPLOI DES

Pilules purgatives et dépuratives NORISON-MOULIN

Dépôt : MOULIN, Pharmacien

30, RUE LOUIS-LE-GRAND.

EXPOSITION INTERNATIONALE

Médaille d'Argent ✦·1886 **PARIS** 1886·✦ Médaille d'Argent

SIROP LARYNCOPHILE
COQUIL

A L'USAGE
DES
ARTISTES LYRIQUES
et
DRAMATIQUES

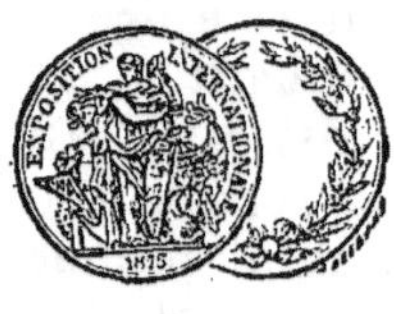

A L'USAGE
DES
AVOCATS, CONFÉRENCIERS
et
PROFESSEURS

Ce **SIROP BALSAMIQUE** (myroseilum perniferum), débarrassé du principe âcre des crucifères (Brassita) n'en conserve que les propriétés **Béchiques, Sulfureuses** et **Stimulantes.**

Son emploi est surtout bienfaisant dans la **Toux, l'Enrouement, l'Extinction de Voix.**

Prix du Flacon. . . . . **3** *fr.*

Exiger la Signature ⁅ Cℏ. Coquil.

MODE D'EMPLOI : Pour retrouver la *Netteté*, l'*Ampleur*, la *Souplesse de la voix*, on doit prendre, une heure avant l'exercice, une cuillerée à bouche de ce Sirop pur ou mélangé à une infusion aromatique.

Avoir bien soin de se gargariser avec et d'avaler lentement.

Pour les *Affections du Larynx* ou des *Bronches*, on en boit 3 ou 4 cuillerées par jour dans l'intervalle des repas.

PHARMACIE CH. COQUIL
345, Rue Saint-Martin, PARIS

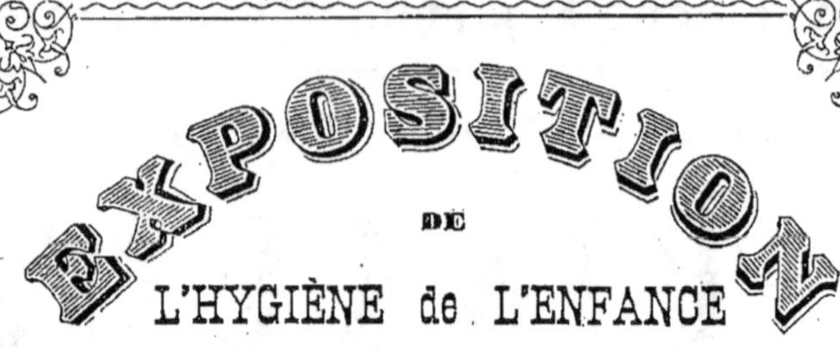

L'ANÉMIE

Combattue avec Succès

LES

FORCES RECONSTITUÉES

Par la LIQUEUR ANTI-ANÉMIQUE

DU

DOCTEUR LAFÉRON

Cette Liqueur présente associés au fer, les principes actifs du Quinquina, de l'Écorce d'Orange amère, de la Myrrhe et de diverses plantes amères ou aromatiques. Ce n'est pas seulement un tonique d'une efficacité remarquable, c'est un Médicament d'un goût délicieux, bien supérieur, par ses propriétés thérapeutiques, aux autres Liqueurs de table. Facilement acceptée par les bébés, elle se recommande aux femmes du monde, aux dames relevant de couches ou fatiguées par l'allaitement, aux jeunes filles délicates pâlies par le manque d'air ou d'exercice. Elle développe une énergie nouvelle chez l'homme épuisé par un travail sédentaire, chez le jeune homme débilité par l'étude ou les plaisirs. — C'est le complément d'une bonne hygiène.

UN PETIT VERRE APRÈS LE REPAS

FLACON de 1/2 LITRE  FLACON de 1/3 LITRE

5 FR. **4 FR.**

DÉPOT GÉNÉRAL :

17, RUE D'ABBEVILLE, PARIS

PRODUITS BOBŒUF

PHÉNOL-BOBŒUF

PHÉNOL—BOBŒUF PARFUMÉ

DENTIFRICE-BOBŒUF ✳ SAVON-BOBŒUF

Ci-devant, rue Coq-Héron; actuellement, 61, faubourg Poissonnière

Nul agent plus que l'acide phénique n'est propre à mettre l'organisme humain à l'abri des maladies parasitaires et contagieuses, à modifier, à assainir l'atmosphère d'une chambre, d'une maison, d'un hôpital, d'une ville. Malheureusement, toutes les préparations phéniquées étaient dangereuses. Il appartenait à M. Bobœuf, l'éminent chimiste, d'en rendre l'emploi pratique en composant son précieux **Phénol** devenu aujourd'hui si populaire par ses merveilleux résultats, tant en France qu'à l'étranger.

Maintenant tout le monde connaît ses effets salutaires, non seulement dans les cas ordinaires, mais surtout pendant les funestes périodes d'épidémie, telles que le typhus, le choléra, la fièvre typhoïde, la petite vérole et dans les épizooties qui, avant son emploi, éclataient bien plus souvent dans nos campagnes et causaient de terribles ravages. Aussi en 1861, l'Institut de France fit-il ne répondre qu'au vœu unanime du public en décernant à M. Bobœuf le prix Montyon pour sa découverte.

L'immense popularité acquise par son Phénol encouragea M. Bobœuf à chercher les moyens d'en généraliser l'emploi. C'est ainsi qu'il créa successivement :

1o Le **PHÉNOL-BOBŒUF** parfumé où toute odeur de goudron est supprimée et remplacée par un parfum défiant tous ceux des eaux de toilette les plus en renom ;

2o Le **DENTIFRICE BOBŒUF** qui prévient les affections de la bouche et des voies respiratoires, et, par son action astringente, raffermit les gencives, empêche le déchaussement et la carie des dents, purifie l'haleine et, pour les fumeurs, a le précieux avantage de faire disparaître l'odeur du tabac.

3o Le **SAVON BOBŒUF**, antiseptique énergique, détruisant tous les ferments qui peuvent se trouver à la surface de la peau et conséquemment prévenant ou faisant disparaître : les boutons, démangeaisons, inflammations, gerçures, engelures, etc.

De telles découvertes placent M. Bobœuf au nombre des bienfaiteurs de l'humanité.

DR JACQUET.

SPÉCIALITÉ DE FAUTEUILS ET VOITURES MÉCANIQUES

POUR MALADES ET BLESSÉS

A. E. ELIAERS

Fabricant breveté en France et à l'Étranger

Paris -- 174, boulevard Voltaire, 174 -- Paris

MÉDAILLES :

OR, VERMEIL, ARGENT & BRONZE

Aux diverses Expositions

FAUTEUILS PLIANTS (GENRE ORIENTAL)

La **Maison ELIAERS** *est la seule, tant en France qu'à l'Étranger qui possède un choix aussi considérable de voitures et fauteuils mécaniques pour malades et blessés, fauteuils d'étude, de repos, spéculum et chaise longue pour docteurs, etc., dans des conditions exceptionnelles de confort en même temps que de solidité et de durée. L'importance des commandes qu'elle reçoit et par conséquent de sa fabrication lui permet de livrer à des prix défiant toute concurrence ses produits façonnés par des ouvriers ne s'occupant que d'une seule des spécialités et les livrant ainsi dans un état de complète perfection.*

On trouve dans la Maison ELIAERS :

1° La **Voiture pour malade**, se guidant par le conducteur pour **400** fr.

2° Le **Fauteuil à roues** en fer caoutchoutées, même largeur que le précédent, depuis **220** fr.

3° Le **Fauteuil auto-mobile** en moleskine, s'inclinant à volonté, depuis **165** fr. En tapisserie ou reps : **225** fr.

4° **Fauteuil de repos et d'étude**, s'inclinant à volonté, avec pupitre et plateau pour lampe, divers modèles, depuis **190** fr.

5° Le même, style Louis XV : **225** fr., en moleskine.

6° Le **Fauteuil roulant**, avec ou sans garde-robe, depuis **150** fr.

7° Les **Voitures pour malades**, de tous les systèmes, avec ou sans capote et tablier.

8° **Chaise longue impératrice**, s'inclinant à volonté, en étoffe, de tous modèles, depuis **220** fr.

9° Le **Fauteuil portoir** articulé, siège et dos cannés.

10° Le **Fauteuil-spéculum** fixe ou à élévation avec tabouret pour docteur, s'inclinant à volonté, en moleskine, depuis **220** fr.

La Maison ELIAERS a en outre un choix considérable de tables-pupitres à élévation, pour malades, de tapis-décrottoirs en cuir articulé, etc., etc.

A. E. ELIAERS

Paris. — 174, boulevard Voltaire, 174 — Paris

FAUTEUILS PLIANTS (Genre Oriental)

A. E. ELIAERS
PARIS — 174, Boulevard Voltaire, 174 — PARIS

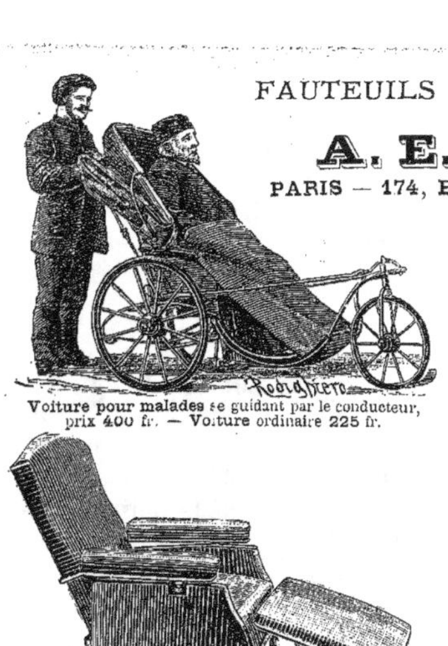

Voiture pour malades se guidant par le conducteur,
prix 400 fr. — Voiture ordinaire 225 fr.

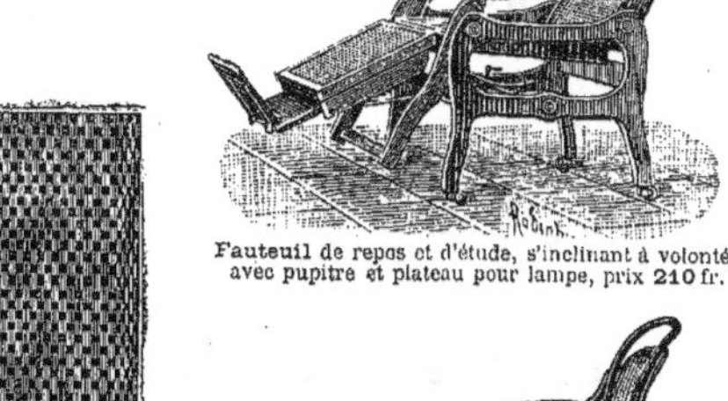

Fauteuil de repos et d'étude, s'inclinant à volonté,
avec pupitre et plateau pour lampe, prix 210 fr.

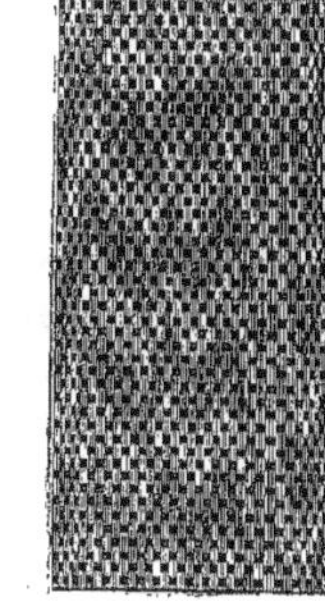

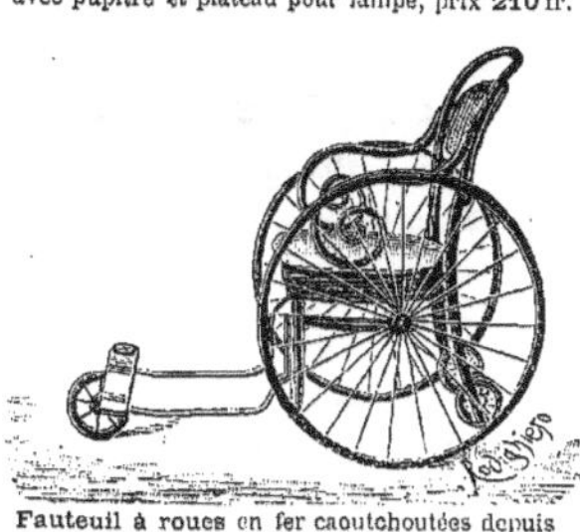

Fauteuil auto-mobile s'inclinant à volonté,
depuis 165 fr., en moleskine.

Tapis décrottoirs en cuir articulé
et à jour, breveté s. g. d. g., en
toutes dimensions, depuis 5 fr.

Fauteuil à roues en fer caoutchoutées depuis
220 fr., largeur extérieure 0m63.

PHARMACIENS

AU CENTRE DE PARIS
(IIe et IIIe Arrondissements)

Pharmacie LEBEAULT
FIÉVET, Successeur

PHARMACIEN DE 1re CLASSE, EX-INTERNE DES HÔPITAUX DE PARIS
MEMBRE DE LA SOCIÉTÉ CHIMIQUE.

Seul dépôt pour la vente au détail à Paris du **Véritable Vin Toni-nutritif de BUGEAUD** au quinquina et au cacao.

Fabrication en **GRAND** des Sirops, Elixirs et Vins médicinaux.

53, *rue Réaumur, et 29, rue de Palestro, (103 et 105, boulevard de Sébastopol),*

PRINCIPAUX PRODUITS SPÉCIAUX :

I. PRODUITS TONIQUES

Vin de FIÉVET à la **Coca du PÉROU**, le plus énergique des reconstituants réparateurs...................... **Prix : 4 fr.** la bouteille.

Quina fluide au Cacao de FIÉVET, *fébrifuge, apéritif et nutritif*, combinaison intime du plus puissant fébrifuge au plus délicieux analeptique.

« C'est un médicament qui nourrit,
« C'est un aliment qui guérit. » — **Prix : 2 fr.** le flacon.

VINS DE QUINQUINA *titrés*, cachet de la *Pharmacie Lebeault.*

II. PRODUITS PECTORAUX

Sirop et Pâte de LEBEAULT, *aux fruits béchiques.* (**2 fr. 25** le flacon de Sirop
Efficacité certaine, innocuité complète, conserva-
tion indéfinie..................................... (**1 fr. 25** la boîte de Pâte

III. PRODUITS DIVERS

Magnésia lactea de FIÉVET. Laxatif ou purgatif selon les doses. Préparation commode, sans aucun goût, *ne donnant pas de colique* **1 fr. 75** le flacon

Tonique des Familles. Seul remède efficace contre les panaris, abcès,
furoncles, plaies et ulcères de toute nature.

SIROP D'ACIDE PHÉNIQUE PUR. — SIROP PHÉNIQUÉ SULFUREUX, etc.
Cigarettes d'Eucalyptus Globulus, 0, 60 centimes le paquet.
Produits hygiéniques spéciaux à base d'*Eucalyptus Globulus.*

Envoi FRANCO de brochures, instructions et échantillons sur *demande affranchie.*
Renseignements gratuits sur les *jours, adresses et heures* de consultation, travaux
et spécialités de MESSIEURS LES DOCTEURS, des Dentistes, sur les *hôpitaux, cliniques,
maisons de santé, établissements d'hydrothérapie, bains médicaux, stations mari-
times et hivernales ; électricité médicale, etc.*

La **Pharmacie LEBEAULT** est recommandée par nos grands maîtres pour
l'exécution *soignée des ordonnances* dans les *traitements de longue durée*, pour les
produits chimiques les plus *purs* et les plus *rares* et pour toutes les *nouveautés
de l'art médical.*

CONDITIONS PARTICULIÈRES pour les approvisionnements des *établissements scolaires,
industriels et hospitaliers*, le clergé, les communautés religieuses, les œuvres de
bienfaisance, les sociétés de secours mutuels et les administrations.

FOURNITURE A LA COMMISSION des *spécialités pharmaceutiques* de toutes marques
et des eaux minérales naturelles, des appareils hygiéniques et chirurgicaux.

LABORATOIRE SPÉCIAL D'ANALYSES CHIMIQUES

Médicales (urine, sang, salive, etc.) — Alimentaires (lait, vin, bière, etc.) — Agricoles
et industrielles.

LIVRAISON *franco* DANS PARIS.
Organisation exceptionnelle pour les *expéditions* rapides et sans frais
en Province et à l'Étranger.
Adresse postale et télégraphique : FIÉVET, pharmacien, Paris.

VIN DE FIÉVET
TONIQUE, FÉBRIFUGE, RÉPARATEUR, DIGESTIF

A LA COCA DU PÉROU

INDIQUÉ DANS LES CAS SUIVANTS :

1. Affections du Larynx. — 2. Atonie nerveuse. — 3. Menstruation, Ménopause.
4. Grossesse, Suites de couches. — 5. Anémie et ses formes. — 6. Maladies de Langueur.
7. Diarrhée et ses variétés. — 8. Convalescence.

« La Coca du Pérou apporte à l'estomac, outre la confortation vitale, une véritable nourriture, qui, digérée et convertie en un chyle abondant et nutritif, s'introduit dans le courant circulatoire et se métamorphose en la substance de l'homme conformément aux lois de l'économie. » « BOERHAAVE. »

VIN DE COCA PHOSPHATÉ DE FIÉVET
Composition : Un gramme de phosphate de chaux pur par verre à madère.
Cas particuliers : Bronchite chronique, phtisie, dentition, diarrhée chronique, scrofule, rachitisme, faiblesse de la charpente osseuse, débilité de l'enfant, du convalescent ou du vieillard ; grossesse et allaitement.

VIN DE COCA FERRUGINEUX DE FIÉVET
Composition : Un gramme de citrate de fer pur par verre à madère.
Cas particuliers : Anémie et chlorose sous toutes leurs formes.

Prix en France ; **4** *francs la Bouteille.*

Dépôt général et Expéditions

Pharmacie LEBEAULT. -- FIÉVET, Successeur
PHARMACIEN DE PREMIÈRE CLASSE
EX-INTERNE DES HOPITAUX DE PARIS, MEMBRE DE LA SOCIÉTÉ CHIMIQUE

53, rue Réaumur, et 29, rue de Palestro
PARIS

VINS DE QUINQUINA
De la Compagnie Commerciale de France

Rapport direct du Producteur avec le Consommateur

Quinquinas de choix. Vins des meilleurs crûs
PRIX MODÉRÉS — Qualité Supérieure

PRIX ET CONDITIONS (*verre compris*)

Quinquina Médoc	Le litre. 2 50.	—	Le 1/2 litre	1 40
Quinquina Muscat	— 3 50.	—	—	1 90
Quinquina Xérès	— 4 25.	—	—	2 25
Quinquina Banyuls, Grenache....	— 4 50.	—	—	2 40
Quinquina Madère, Malaga	— 5 fr.	—	—	2 70

Outre ces **Vins**, on peut se procurer les **Quinquinas** à base des autres crûs renommés au Dépôt Général de la **COMPAGNIE COMMERCIALE DE FRANCE**.
Remise spéciale pour 10 litres dans Paris.
Pour la France, expédition franco de port et d'emballage contre remboursement, pour toute commande atteignant 25 francs.
Pour l'Etranger, expédition jusqu'à la frontière, pour toute commande de **25 fr.**, contre envoi de valeur à vue sur Paris.
Tous les ordres et toutes les correspondances doivent être adressés exclusivement au Dépôt Général de la **COMPAGNIE COMMERCIALE DE FRANCE :**

Pharmacie LEBEAULT — FIÉVET, Successeur
53, rue Réaumur, et 29, rue Palestro
PARIS

ÉCOLE SUPÉRIEURE DE PHARMACIE

DE PARIS

AVENUE DE L'OBSERVATOIRE, 4

PLANCHON, *Directeur*.
CHATIN, directeur honoraire.
MILNE-EDWARDS, O. ✠, de l'Institut, *Assesseur*.

MADOULÉ, I., ✿, *Secrétaire*.

PROFESSEURS

RICHE, ✠, membre de l'Académie de Médecine, chimie générale.
GUIGNARD, botanique.
MIL E EDWARDS, zoologie.
PLANCHON, ✠, histoire naturelle des médicaments.
PRUNIER, pharmacie chimique.
MOISSAN, ✠, toxicologie.
LE ROUX, ✠, physique.
JUNGFLEISCH, ✱, ✱, chimie organique.
BOURGOIN, ✠, pharmacie galénique
BOUCHARDAT, minéralogie et hydrologie.
MARCHAND, cryptogamie.

Cours complémentaires

VILLIERS-MORIAMÉ, chimie analytique.

Professeurs honoraires

BERTHELOT, G.O.✠, de l'Institut.

Agrégés

BEAUREGARD, CHASTAING, QUESNEVILLE, VILLIERS-MORIAMÉ.

Chefs des travaux chimiques et pharmaceutiques

LIÉDIÉ, LEXTRAIT.

Chef des travaux de botanique

HÉRAIL.

Préparateurs

GUINOCHET, SIMONET, BOURQUELOT, VIRON, MARIE DE ST-AVID, BRONGNIART, ANDRÉ, PONTIER, LAFONT, MARIE, MEILLÈRE, GRÈS, JOUBERT, HUNKIARBÉYENDIAM, DUROZIEZ, GASCARD, GRINBERT, BONNET.

Bibliothécaire

DORVAUX.

NOTA. — Le secrétariat est ouvert tous les jours de midi à 4 h.
Les salles de collection de la Bibliothèque sont ouvertes tous les jours de 11 h. à 4 h.
Le jardin botanique est ouvert tous les jours de 7 h. du matin à 5 h. du soir en été, et de 11 h. à 3 h. du soir en hiver.

LISTE PAR ARRONDISSEMENT

PHARMACIENS DE PARIS

PREMIER ARRONDISSEMENT

Rue d'Argenteuil
Lebret, 35.

Rue du Bouloi
Boureau, 1.
Vergne, 8.

Rue de Castiglione
Hogg, 2.
Swann (Henri), 12.

Rue Coquillière
Gigon, 25.
Natton, 35.

Rue de la Cossonnerie
Flach, 8.

Rue Duphot
Grignon (Aug.-Ed.), 2.
Grignon (Eug.), 2.

Rue de la Grande-Truanderie
Geoffrion, 20.

Rue des Halles
Verchère, 22.

Rue Jean-Jacques Rousseau
Bonnet, 42.
Ducrocq, 19.

Rue La Feuillade
Yvon (P.), 7.

Rue de la Lingerie
Deffès, 15.

Rue des Lombards
Barbier, 50-52-54.
Houyvet, 44.
Laurant, 29.

Rue Marengo
Bretonneau, 6.

Rue du Marché Saint-Honoré
Adde, 7.
Dunand (A.), 5.

Rue Molière
Duffour (Ét.), 8.
Marby (L.), 16.

Rue de la Monnaie
Besse, 23.

Rue Montesquieu
Signeux (H.-L.), 5.

Rue Montmartre
Charles, 20.

Rue Montorgueil
Missol, 19.

Rue des Moulins
Roussel (U.-L.), 2.

Rue des Petits-Champs
Langlebert (M.-C.), 55.
Lefort, ✳, 87.
Trouin Leroy, 91.

Rue du Pont-Neuf

Levasseur, O ✠, 7.

Rue des Pyramides

Léoutre (Auguste), 27.

Rue de Rambuteau

Ducro, 82.

Rue de Richelieu

Brunswick (A.), 66.
Ducoux (H.), 44.

Rue de Rivoli

Farouillat, 35.
Besse, 142.
Delpech, 59.
Lamouroux et Pujol, 150.
Sansade, 114.

Rue Saint-Denis

Betis, 8.
Boucher et Cie, 43.
Grujard, 31.
Prud'homme, 29.
Rossignol, 33.

Rue Saint-Honoré

Acard (Ed.), 213.
Boissy (Aug.), 356.
Chevalier (Alb.), 276.
Chicaudard, 372.

Ducrot, 41.
Massignon, 93.
Noblet (L.-S.), 176.
Sevin, 54.
Surun (Ern.), 378.
Wéber (Charles), 325.

Place Sainte-Opportune

Noël, 2 et 10.

Rue Saint-Roch

Faure (G.-B.), 32.

Rue du Théâtre Français

Ruinant (N.-B.), 2.

Rue de Turbigo

Bruneau, 8.

Rue de Valois

Ausset-Chavanon (E.), 2.

Rue Vauvilliers

Girard, 45.

Place Vendôme

Clerfond (F.), 28.
Shortose (W.), 23.

Avenue Victoria

Rigollot et Cie, 24.

DEUXIÈME ARRONDISSEMENT

Rue d'Aboukir

Buffet, 99.
Chantrelle, 119.
Labélonye, 99.
Lebel, 130.
Porthé, 92.

Rue du Caire

Boussiguet, (P.-E.), 31.

Rue des Capucines

Weber (G.-Ad.), 8.

Rue de Choiseul

Mestivier (J.-B.), 3.

Passage Colbert

Plateau.

Rue de Cléry

Dehais (E.), 31.

Rue Daunou

Hennart (Ed.), 2.

Rue Étienne-Marcel

Abbadie, 36.

Rue Favart

Petit (Et.), 8.

Rue Feydeau

Jourdan (J.-J.), 21.

Rue Gaillon
Sonnerat (S.-J.-J.), 18.

Rue de Grammont
Grillon. 25.
Hertzog (Al.-V.), 28.
Lemaire, 14.

Rue des Jeûneurs
Martin (F.-S.), 14.

Rue Louis-le-Grand
Moulin, 30.

Rue Mandar
Dehanot (J.-B.), 18.

Rue Montmartre
Arnaud, 141.
Boisson, 77.
Guillard (1re cl.), 63.
Jalteau (Vict.), 103.
Julliard (J.-B.), 72.
Pousson, 151.

Rue Montorgueil
Gobillard, 51.
Quillard (L.-B.), 67.

Rue de la Paix
Backhouse, 5.
Lemettais (Ed.),14.

Rue des Petits-Champs
Schreiner (J.), 26.
Thibault (P.), 76.

Place des Petits-Pères
Tarin (Ch.), 9.

Rue Port-Mahon
Bazenery, 10.

Rue du 4 Septembre
Cavailhès, 9.

Rue Réaumur
Fievet, 53.

Rue Richelieu
Ferré (J.), 102.

Rue Sainte-Anne
Treyon (F.-M.), 71.

Rue Sainte-Appolline
Janot, 21.

Rue Saint-Denis
Chapès (F.), 143.
Pagnein (E.), 160.

Rue Saint-Marc
Mayet (H.-F.), 9.

Rue de Tracy
Joigneaux (J.-B.), 14.

Rue de Turbigo
Arnoult (J.-N.), 26.
Legentil (H.), 13.

Rue Vivienne
Colomer, 36.
Rigaut, 8.

TROISIÈME ARRONDISSEMENT

Rue Beaubourg
Lanoz (L.-G.), 75.

Boulevard Beaumarchais
Colomb, 91.

Rue de Bretagne
Mette (C.-M.), 24.
Vézard (C.-J.), 66.

Rue Commines
Isambert, 13.

Rue Charlot
Lescot (B.-G.), 25.

Rue des Francs-Bourgeois
Chanteaud, 54.

Rue des Gravilliers
Vorin (A.-A.), 29.

Rue Grenier Saint-Lazare
Boué (E.), 34.

Rue du Parc-Royal
Christen, 16.

Rue Payenne
Lemoine (J.), 8.

Rue de la Perle
Adrian (L.-A.), 11.

Rue Perrée
Horcholle, 1.

Rue de Poitou
Brémant (E.), 23.
Duchamp, 15.

Rue Rambuteau
Bourgeaud (J.-B.), 20.
Demarle (L.-G.), 2.
Samso (V.), 39.

Rue Saint-Claude
Comar, 28,

Rue Saint-Martin
Dupuis (A.), 225.
Cathala, 328.
Coquil, 345.

Rue du Temple
Gras (E.-V.), 87.
Lacroix (F.-J.), 140.
Nalis (T.-F.), 118.

Boulevard du Temple
Legros et Labonne, 1.

Rue de Turenne
Crinon (C.-J.), 45.
Gibart (H.-D.), 121.
Maupin (Ch.-F.), 95.
Prioult (P.-V.), 111.
Rocher, 112.

Rue Vieille-du-Temple
Dubosc, 75.
Poulenc frères, 94.
Preslier, 100.

QUATRIÈME ARRONDISSEMENT

Rue Aubriot
Duboé (J.-M.), 4.

Boulevard Beaumarchais
Barral, 93.

Rue des Billettes
Charlet (E.), 14.

Rue des Blancs-Manteaux
Poindron, 17.

Rue Bourgtibourg
Lardeau (Ph.), 4.

Rue Charles V
Baré (A.-F.), 14.
Baudun, 12.

Rue des deux Ponts
Dreyer (J.-B.), 11.
Mallavent (Cl.), 19.

Rue François-Miron
Lecordonnier (M.), 82.

Rue des Francs-Bourgeois
Buffière (J.-F.), 11.
Contela (J.), 43.
Millet (L.-E.), 41.

Boulevard Henri IV
Tercinet (P.-J.), 27.

Rue de Jouy
Genevoix et Cie, 7.
Nicot (A.), 1.

Rue des Lions-Saint-Paul
Allié, 2.

Rue des Lombards
Figarol (J.-A.), 24.
Joubert, 8.

Levron (F.-H.), 26.
Mignet, 12.
Mottel, 2.
Nicod (S.-C.), 4.

Rue Malher
Fournier, 11.
Quenouille (J.), 4.

Rue Pont Saint-Philippe
Boury (Ch.-J.), 26.
Radame (E.), 9.

Rue Rambuteau
Sauzéat (A.), 63.

Rue de Rivoli
Colmet J.-B.-P.), 70.
Ferouillat (R.), 35.
Guichard, 13.
Mercklein (J.-B.), 20.

Rue du Roi de Sicile
Renault (L.), 56.

Rue Saint-Antoine
Laurier (J.), 146.
Vanoui, 184.

Rue Ste-Croix-de-la-Bretonnerie
Casthelaz (J.), 19.
Genevoix (C.-E.), 54.

Rue Saint-Louis-en-l'Isle
Roch (P.-C.), 72.

Rue Saint-Martin
Guérin (C.-P.), 125.

Rue Saint-Paul
Dautreville (E.), 34.

Boulevard Sébastopol
Jeanmaire, 14.

Rue de Sévigné
Binet (Ch.-L.), 12.

Rue Simon-le-Franc
Darrasse et Landrin, 21.

Rue du Temple
Dardel (P.-H.), 26.
Moppert (P.), 51.

Rue des Tournelles
Chassin (J.-A.), 2.
Detray, 13.

Rue de la Verrerie
Defresne, 56.

Avenue Victoria
Chassaing (B.), 6.
Lachartre, 8.

Rue Vieille-du-Temple
Causse (L.), 19.
Desnoix (Ch.-J.), 17.
Pierrhugues (B.), 30.
Poure (J.-C.), 46.
Renard, 21.
Vée (A.), 24.

Place des Vosges
Duriez, 20.
Quentin, 22.

CINQUIÈME ARRONDISSEMENT

Rue Claude-Bernard
Barthélemy, 72.

Rue Descartes
Lacoste (P.-E.), 25.
Simon, 50.

Rue des Ecoles
Pelisse (C.), 49.
Philippon (J.-E.), 30.

Rue des Feuillantines
Perier, 17.
Saumion (F.), 93.

Rue Galande
Rozier (G.-L), 38.

Rue Gay-Lussac
Bardin (F.), 38.

Rue Geoffroy-Saint-Hilaire
Martinet (Oct.), 37.

Rue des Gobelins
Rafferay (V.), 11.

Rue de Jussieu
Avisard (P.-J.), 45.

Rue Latran
Penès et Boissard, 2.

Rue Linné
Echassoux, 18.

Place Maubert
Descayrac (F.-E.), 23,
Grand (P.-E.), 15.

Rue Monge
Delarbre (P.-D.), 65.
Malègue, 30.
Rouault (C.-F.), 74.

Rue Mouffetard
Cabanne-Tellé, 145.
Lamy (A.), 137.
Lavoye (M.), 147.
Violet (P.-A.), 92.

Avenue de l'Observatoire
Rondet (P.-H.), 45.

Boulevard du Port-Royal
Chatenier, 82.

Boulevard Saint-Germain
Brossard (R.-M.), 15.
Lallier (A.), 78.
Poisson (P.-A.), 58.

Rue Saint-Jacques
Fort (J.-M.), 307.

Rue Saint-Marcel
Camus (G.), 58.

Boulevard Saint-Marcel
Goupil (C.-A.), 4.

Boulevard Saint-Michel
Thibault (P.-E.), 127.
Durozier, 58.

Rue Saint-Séverin
Wilmet (J.-F.), 6.

Rue Soufflot
Solirène, 17.
Monnier (P.-J.), 1.

Rue Valette
Latour (A.-B.), 10.

Rue Zacharie
Mallet (E.-E.), 7.

SIXIÈME ARRONDISSEMENT

Rue de l'Abbé-Grégoire
Lorin (P.-C.), 26.

Rue de l'Ancienne-Comédie
Rosey (J.-E.), 25.

Rue des Beaux-Arts
Genevoix fils, 14.

Rue Bonaparte
Adam (G.), 41.
Blancard (P.), 40.

Rue Bréa
Tripier (E.-E.), 5.

Rue de Buci
James (J.-H.), 7.

Rue du Cherche-Midi
Barascud (A.-L.), 57.
Coirre (P.-P.), 79.
Guyétaut (M.-J.), 5.
Robinet (G.), 55.
Roussel (M.-L.), 2.

Rue de Condé
Bonnefond, 1.
Swift (F.-J.), 22.

Rue Dauphine
Chassevent, 8.

Rue du Four
Chevallier, 23.
Debruère, 31.

Rue Jacob
Faguer, 48.
Mounier, 3.
Fournier et Cie, 19.

Rue Madame
Pierlot (J.-A.), 41.

Rue Mazarine
Martignac (A.), 60.

Boulevard Montparnasse
Boullier (J.-A.), 135.
Talon (G.), 153.

Rue Notre-Dame-des-Champs
Vergamer, 7.

Place de l'Odéon
Mercier, 3.

Rue des Quatre-Vents
Jehenne, 16.

Rue de Rennes
Freyssinge (A.-C.), 105.
Hertaut, 57.
Lesueur, 66.
Sicard, 145.

Rue Saint-André-des-Arts
Laboureur (J.-F.), 27.
Ramadié (X.), 44.

Boulevard Saint-Germain
Girard, 142

Boulevard Saint-Michel
Gondard (L.-A.), 12.
Durozier (M.-Ern.), 58.

Rue Saint-Placide
Aumonier, 58.

Rue des Saints-Pères
Bencour (G.-V.), 39.

Rue Saint-Séverin
Décagny, 44.

Rue Saint-Sulpice
Pommier (A.-L.), 18.

Rue de Seine
Duval (R.-E.). 51.
Guernier, 61.

Rue de Sèvres
Guéridaud, 51.
Pourchot (C.-A.), 109.

Rue de Vaugirard
Ausaldy, 1.
Vigoureux (J.-F.), 33.

Rue Vavin
Lefeuvre (Gustave), 18.

Rue du Vieux-Colombier
Béringer (J.-A), 3.

SEPTIÈME ARRONDISSEMENT

Rue du Bac
Collin (Louis), 86.
Cressent (P.), 142.
Escalle (H.), 39.
Sersiron (E.), 29.
Vigier (P.-V.), 32.

Rue de Beaune
Richard (F.), 23.

Avenue Bosquet
Bobée (L.), 140.

Rue de Bourgogne
Bornet (A.), 19.
Sallé (J.), 49.

Rue Cler
Lavigne, 25.

Avenue Duquesne

Boulet (J.). 28.

Rue de Grenelle

Bureaux, 42.
Gage (Léon), 9,

Avenue Lamotte-Piquet

Van Steenberghe (B.), 23.
Vollant, 29.

Rue de Las-Cazes

Bove (E.), ✳,✠, 1.

Boulevard Latour-Maubourg

Baré Gallois, 25.

Rue St-Dominique

Alexandre, 116.

Chateau (B.), 75.
Lepinte (V.), 148.

Boulevard St-Germain

Prullière, 223.

Rue des Saints-Pères

Régnier (J.), 12.

Rue de Sèvres

Bardet (A), 76.
Blottière (C.), 56.

Rue Vanneau

Armingeat, 39.
Delpech, 23.

Rue Verneuil

Floquet (François), 38.

HUITIÈME ARRONDISSEMENT

Rue d'Amsterdam

Cappez (L.-E.), 21.
Paulet (J.-H.), 31.

Rue d'Anjou

Bonard (J.), 56.

Rue d'Antin

Tallon, 49.

Boulevard des Batignolles

Wurtz (E.-F.), 41.

Rue de Berlin

Teissonnière (P,), 21.

Rue de la Bienfaisance

Muller (L.-H). 40.

Rue de la Boëtie

Romand, 7.

Rue Boissy-d'Anglas

Barenne (M.), 31.

Rue Cambacérès

Bugnot (E.-L.), 4.

Avenue des Champs-Élysées

Douglas Hogg (V.), 62,

Rue Chauveau-Lagarde

Heydeureich (M.), 5.

Rue Clapeyron

Dupretz (J.), 1.

Rue de Courcelles

Jennetiot (C.), 77.

Rue Daru

Ducarre (L.-J.)., 1.

Avenue Friedland

Jeanson (P.), 37.

Rue de Galilée

Turquely, 37.

Rue du Hâvre

Rogers (H.), 1.

Boulevard Haussmann

Déjardin, 103.
Liugrand, 110.
Pachaud (L.), 130.
Virotte-Ducharme (P.), 177.

Rue de la Trémoille
Broca-Soucellier, 13.

Place de la Madeleine
Fournier, 22.
Vireuqne (E.-J.-G), 8.

Boulevard Malesherbes
Casthelaz (J.-C.), 36.
Kugler (Ch.), 87.
Lamberton, 64.
Pinard (A.). 19.
Rébé (L.-M.), 70.

Rue Marbeuf
Léker, 2.

Rue Marignan
Le Riverand (V.), 27.

Rue Miromesnil
Laroche (B.-A), 29.
Stevenin (P.), 58.

Avenue Montaigne
Bricemoret, 48.

Rue Montaigne
Sémery (T. de), 22.

Rue de Naples
Cantamine, 6.

Rue de Ponthieu
Demouchaux, 27.
Lecerf (Ch.), 2.

Rue du Rocher
Milville (D.-E.) 13.

Rue de Rome
Chopart, 15.
Rousseau (L.-A.), 54.

Faubourg Saint-Honoré
Boymond (M.-J), 21.
Debonnaire (A), 20.
Dugué (E.-A.), 122.
Jolivet (C.-G.), 114.
Marcotte, 90.
Martin (A.-P), 177.
Midy (L.-F.), 113.
Passelaigne (H.-E.), 98.
Pietruszinski (L.) 104.
Virotte Ducharme, 167.

Rue Saint-Honoré
Géneau, 275.

Rue Tronchet
Rolland (J.-G.), 14.

Avenue de Wagram
Fournier, 10.
Vaillant, 47.

Rue de Washington
Mellard (H.-P.), 8.
Roussel (A.-N.), 10.

NEUVIÈME ARRONDISSEMENT

Rue Basse-du-Rempart
Ulrich ✳, 64.

Rue Baudin
Dethan (A.-H), 23.

Rue Blanche
Boëtte Jean, 65.
Limousin (S.), ✳, 2.

Rue Bleue
Rousseau et Cie, 3 bis.

Rue Bourdaloue
Vial (L.-C.), 1.

Rue Cadet
Détraux (C.-L.), 31.
Oberlin (C.-A.), 17.

Rue Caumartin
Gardy (F.) 45.
Sandeau, 60.

Rue Chaptal
Pinault, 16.

Rue de Châteaudun
Derade, 43,
Guy (J.-C.), 35.

Rue de la Chaussée d'Antin
Perdriget (J.-E.), 39.
Rivière (J.), 68.

Boulevard de Clichy
Radet (Raphaël), 7.
Vaucheret (Joseph), 81.

Rue de Clichy
Nitot, 39.
Luc (Pierre), 79.

Rue Condorcet
Bocquillon (H.-J.), 2.

Rue Drouot
Gastin, Dr., 24
Havas (A), 11.
Petit-Huguenin (L), 6,
Pradel et Paquignon, 19.

Rue Faubourg Poissonnière
Peny, 41.

Rue Faubourg Montmartre
Cozin (L), 31.
Chevrier (J.-A.), 21.
Delpeyron (J.-G), 70.
Godineau, 10.
Kupfer, 11.
Lebrun (A,-R.), 50.
Santubery (J.-B), 4.

Rue Fontaine
Pinault, 1.

Rue Gérande
Richert, 9.
Fanny (L.-L), 21.

Boulevard Haussmann
Cabanès (J.-A.). 34.
Mariani (S.-H.), 41.
Vicario, 13.

Rue du Hâvre
Lambolley (S.-M.), 12.

Rue du Helder
Kirn (L.-S.), 17.

Rue La Bruyère
Girez (Paul-Félix), 43.
Grez, 38.

Rue Lafayette
Chaumel (J.-L.), 87,
Duflas (C.-L.), 8.
Lacour, 81.
Wuhrlin (C.), 11.

Rue de Laval
Legrand (Albert), 4.

Rue St-Lazare
Arnault (A.), 17.
Boutron et Cie, 40.
Landriau (L.-M), 27.
Salmon (Paul), 70.
Vasseur (Ed. Marcel), 24.

Rue Le Peletier
Gras (J.-J.). 9,

Rue de Londres
Bain, 15.

Rue Mansard
Goblet (Elie), 1.

Rue des Martyrs
Le Bail (E.-C.), 8.
Pinard (H.J.), 31.

Rue des Mathurins
Pillas, 19.

Rue de Maubeuge
Girard (L.-M.), 31.
Guénot (F.-N), ✠, 12.

Rue Milton
Domeny, 1.

Rue Montholon
Gay, 28.

Rue Notre-Dame-de-Lorette
Rebien (J.-B.), 38.

Rue Pigalle
Lebeault, 59.

Boulevard Poissonnière
Savage (L.-P.-A.), 32.

Rue de Provence

Jarlet (T.-J.), 69.
Neuville (R.), 63.

Rue Rochechouart

Damon Pichat, 84.
Garnier (L.-A), 38.
Gerl. (P.), 12.

Boulevard Rochechouart

Finance (J.), 5.

Rue Rodier

Daverne (L.), 9.
Menu (J.-B), 15.

Rue Scribe

Sauvage (P.-F.), 11.

Rue Taitbout

Reynal (A.), 28.
Vurhlin (C.), 5.

Avenue Trudaine

Boyer (V.), 6.
Pasquet, 32.

Rue Victoire

Trichon (P.), 82.

Rue Vignon

Leclère, 10.

Rue de Vintimille

Longuet (J.-L.). 24.

DIXIÈME ARRONDISSEMENT

Rue Beaurepaire

Galbrun (A.-V.), 4.

Rue de Bondy

Bouché, 38.

Boulevard Bonne-Nouvelle

Vigier (F.-L.), 12.

Rue du Château-d'Eau

Combarieu, 76.
Lhioreau (E.), 49.
Pinault, 76.

Boulevard Denain

Durel (O.-J.), 7.

Faubourg St-Denis

Aureille (J.), 98.
Dalmon, 80.
Denant, 147.
Duche, 6.
Fumouze (A), 78.
Fumouze (V), 78.
Hondé (A.), 42.
Legras (P.), 222.
Personne, 52.
Seguin, 201.
Talmier, 102.

Faubourg Saint-Martin

Boullé (F.), 247.
Chaumont, 222.
Godin (C.-P.), 96.
Mercier, 158.
Meynier, 31.
Schneider (Alb.), 181.

Faubourg Poissonnière

Joly (L.), 64.
Mazeron (P.-G.), 72.
Pépet, 20.
Schaffner, 4.

Rue Faubourg du Temple

Drieu La Rochelle (P.).. 49.
Jugeat (E.-E.), 133.
Julhe (A.-H.), 123.
Seize (A.), 91.

Rue Grange-aux-Belles

Riethe (V.-A.), 7.

Rue d'Hauteville

Bergerolle, 31.
Mutin (J.-J.), 7.

Rue Lafayette

Degrauwe et Dalloz, 132.

Duclaud (P.-F.), 155.
Huenmann (H.), 146.
Manche (F.), 108.
Plancher (C.), 96.

Rue de Lancry

Touraud (P.-A.), 14.

Rue Louis Blanc

Decegse, 65.

Boulevard Magenta

Chiron (L.-X.), 19.
Guinhabert (V.), 75.
Jeannet (E.-J.), 63.
Loque (M.-J.), 139.
Passemard (J.-N.), 84.

Rue des Marais

Bonnet-Numa, 70.

Rue de Maubeuge

Houdas, 86.
Emery, 102.

Rue Mazagran

Henry, 54.

Rue Perdonnet

Decesse (Cl.), 13.

Rue Ste-Marthe

Janoli (Ch.), 31.

Boulevard St-Martin

Bender (J.-A), 12.

Boulevard Rochechouart

Finance, 5.

Rue St-Maur

Bédu (A.), 205.
Ruaux (L.), 197.

Boulevard de Strasbourg

Calmann (H.-D), 11.
Hemmerlé, 65.
Tieursin (D.), 79.

Rue Taylor

Sauvé, 13.

Rue Vicq-d'Azir

Dumas (P.), 3.

Boulevard de La Villette

Pereton (E.), 29.

Rue des Vinaigriers

Julien (E.), 59.

ONZIÈME ARRONDISSEMENT

Rue Amelot

Parat (J.-H.), 80.

Rue d'Angoulême

Devié (L.), 9.
Heckel (G.), 46.
Moisson, 65.

Rue Basfroi

Joron (A.-H.), 27.

Boulevard Beaumarchais

Gendron, 38 bis.

Boulevard de Belleville

Barrier (E.), 43.
Mérat (L.-A.), 9.

Rue de Charonne

Dattez (H.), 136.
Derbecq (C.), 24.
Erbach, 176.
Fourny, 4.
Tannier (A.), 63.

Rue Crozatier

Bouniol, 83.

Rue du Chemin-Vert

Berthod (F.-H.), 96.

Rue du Faubourg St-Antoine

Berthiot (C.), 107.
Deroche (P.), 273.
Gérard (E.-F.), 17.
Jacquemin (N.), 183.
Lacaze (M.), 191.

Rue des Filles-du-Calvaire
Anastai, 16.

Rue de la Folie-Méricourt
Renard (E.), 24.
Servant (Ch.), 55.

Rue du Grand-Prieuré
Eyssartier, 13.

Rue Guilhem
Maur (M.), 28.

Rue Keller
Baudin (J.), 20.
Mayand (H), 38.

Boulevard Ménilmontant
Desoubry, 125.

Rue de Montreuil
Coffin, 1.

Place de la Nation
Perrin, 1.

Rue Oberkampf
Beguin, 87.
Délage (H.), 63.
Gory (A.), 122.
Lacomte (J.-E.), 24.
Sibeud Vve, 152.

Avenue Parmentier
Rochu (A), 36.

Rue Popincourt
Daigueplats (J.-H), 38.

Avenue de la République
Denis (P.), 9.

Boulevard Richard-Lenoir
Poirée (Ch), 84.
Lambert (Ch.), 16.
Spindler (J.), 26.

Rue de La Roquette
Delage (J.-), 7.

Rue St-Maur
Désobry, 153.
Garnaud, 32.
Grandemange (F.-A.), 104.
Véron, 171.

Rue Sedaine
Dreux (C.), 73.
Martineau (L.-E.), 56.

Boulevard du Temple
Bonnet (J.-B.-L.), 4.
Schmitt (J.-F), 24.

Faubourg du Temple
Détay, 44.
Port (L.), 28.

Rue des Trois-Bornes
Coulbeaux (E.-E.), 32.
Gillet (F.-F.), 7.

Rue des Trois Couronnes
Martin (J.), 54.

Boulevard Voltaire
Blanc, 199,
Chaumeton (A.), 119.
Demange (E.), 71.
Guillaume (J.), 180.
Lemaire, 4.
Mazier (E.-L.), 264.
Pantanberge (li.), 91.
Périnelle (Ch.-M.), 69.
Saison (L), 34.
Théault (P.-A.), 73.

Place Voltaire
Lombard, 1.

DOUZIÈME ARRONDISSEMENT

Rue Aligre
Cournet, 20.

Rue des Charbonniers
Chopin (P.), 8.

Rue de Charenton
Chanteaux (A.), 274.
Gérard, 102.

Gonard (L.-J.), 243.
Varenne, 151.

Rue de Cotte
Javron, 10.

Rue Crozatier
Combeaud, 83.
Dubourg, 2.

Boulevard Diderot
Lesueur, 58.

Rue Dugommier
Bardin, 26.

Rue du Faubourg St-Antoine
Lecerf, 222.
Martin (D.), 108.

Rue de Lyon
Barnouin, 43.
Burill (J.-M.), 35.

Boulevard de Reuilly
Cahen (P.), 51.

Rue de Reuilly
Escaude, B., 11.
Perret, 127.

Avenue Daumesnil
Vermorel, 256 bis.

Avenue de St-Mandé
Gailhard, 94,

Rue Traversière
Sauvière (E.), 63.

Cours de Vincennes
Bonnet, 8.

TREIZIÈME ARRONDISSEMENT

Boulevard Arago
Josset Louis, 6.
Raveau, 37.

Boulevard de la Gare
Vié, 180.
Vincent (J.), 139.

Quai de la Gare
Du Borays (S), 131.

Rue de la Glacière
Rives (Ed.), 86.

Avenue des Gobelins
Leveillé (T.), 27.
Rochette, 61.

Boulevard de l'Hôpital
Mac Aulisse, 119.

Avenue d'Italie
Auby, 6.
Bru (F.), 65.
Chantrelle (Oct.), 83.
Darlay (J.), 128.
Girardin (L.), 3 bis.
Thomas Jean ✳, 48.

Avenue d'Ivry
Guillaume (E.), 109.

Rue Jeanne-d'Arc
Lecomte (J), 62.

Rue Nationale
Lecomte (G.), 61.

QUATORZIÈME ARRONDISSEMENT

Rue Brézin
Lapeyrade, 27.

Rue Daguerre
Peccoux (J.-M.), 45.

Rue du Faubourg St-Jacques
Guedeney (M.), 25.

Rue de la Gaîté
Coquille (A.), 16.

Avenue du Maine
Benoît (A.), 11.
Lallement (G.), 178.
Soyrac (J.), 63.

Boulevard Montparnasse
Lhotte (L.), 84.

Rue Mouton-Duvernet
Baylé (L.), 25.
Naudin, 7.

Rue d'Odessa

Thurisset, 1.

Avenue d'Orléans

Clochez, 16.
Collomby (B.), 63.
Guinot (F.), 79.
Leroy (Ch.), 75.
Steiner (29).

Rue de l'Ouest

Boudard (A.), 79.
Chermezon, 39.

Rue de la Tombe-Issoire

Baslé (A), 51.
Bourcau-Guérinière, 17.

Rue de Vanves

Eyguière (P.), 5.
Giral (J.), 203.
Jeannon (E.), 89.
Picard (L.), 63.
Vivien, 42.

Rue Vercingétorix

Genevoix (Ch.), 17.

QUINZIÈME ARRONDISSEMENT

Rue Blomet

Fleury, 73.

Place Cambronne

Biel, 3.

Rue du Commerce

Malewski (J.-M.), 14.
Millant (A.), 54.
Renemesnil (de) (L.-P.), 89.
Tremeau (E.-N.), 46.
Welcker, 72.

Rue de la Croix-Nivert

Legendre, 60.
Marron (A.), 52.
Vaux, 60.

Rue Fondary

Weil, 5.

Rue de Frémicourt

Thomerel (C.-A.), 43.

Rue Lecourbe

Coupillon (Ad.), 31.
Dupouy (O.), 133.

Lienhardt, 5.
Mayer, 89.
Viseur, 112.

Rue de Lourmel

Bœuf (P.-C.), 19.
Demeurat (L.-T.), 32.

Avenue du Maine

Deglos (G.-H.), 2.

Rond-Point de Fourneaux

Debœuf, 6.

Rue Saint-Charles

Aubert (J.-B.), 118.
Musset, 119.

Rue de Sèvres

Arbelin (E.), 163.

Rue de Vaugirard

Beluze (E.-S.), 315.
Daure (L.), 140.
Faure (M.), 328.
Gamot (A.-H.), 249.
Poisson (E.-J.), 255.

SEIZIÈME ARRONDISSEMENT

Rue d'Auteuil

Abadie (C.-P.), 32.
Bagros (J.-F.), 42.
Lacourie, 52.

Rue Decamps

Nédélec (G.-P.), 82.
Secrétan (A.-C.), 66.

Rue Duban
Duclaud, 22,

Avenue de la Grande-Armée
Cavillier, 63.

Avenue Kléber
Astier (P.-A.), 72.

Rue Lemarois
Hafner, 2.

Avenue Malakoff
Chourri, 39.

Avenue Marceau
François (J.-L.), 55.
Logeais (A.-E.), 37.

Rue Michel-Ange
Roy (A.), 3.

Rue de Passy
Gaumé (D.), 66.
Lancebriand, 21.
Maréchal (P.-E.), 7.
Plateau, 69.
Veyrières, 56.

Rue de la Pompe
Houssège, 126.

Rond-Point de Longchamps
Mazza.

Avenue de Versailles
Bertrand (C.-N.). 182.

Place Victor Hugo
Vrignaud, 8.

Avenue Victor-Hugo
Bidet (Th.), 115.
Brouant (L.-C.), 91.
Michel (F.), 6.

DIX-SEPTIÈME ARRONDISSEMENT

Rue des Acacias
Dadiès, 40.

Rue Balagny
Andler (P.), 70.

Boulevard des Batignolles
Ailhet (A.-F.), 78.
Leroty (A.-L.), 24).

Rue des Batignolles
Penchèvre, 57.

Rue Bayen
Veill (C.-E.), 40.

Rue Brochant
Marie (A.), 37.
Prévost (L.), 19.

Place Clichy
Piet (J.), 9.

Avenue de Clichy
Esménard (C.), 123.

Huet (V.), 92.
Lecomte (E.), 96.

Boulevard de Courcelles
Chennevière (E.-A.), 150.

Rue des Dames
Bals (F.-R.), 8.
Bombled (P.-F.), 56.
Cantrelle (E.), 123.
Machabey (A.-L.-L.), 99.
Trapenard (E.), 35.

Rue Demours
Garbe (E.), 2.

Avenue de la Grande-Armée
Hayes (Ed.), 6.

Rue Jouffroy
Chabault (H.), 27.
Laboureur (Ch.), 5.
Laurent, 1.

Rue Lacondamine
Ungerer, 51.

Rue Lebour
Buts (G.), 5.

Rue Legendre
Bou (A.), 44.
Vassy (G.-J.), 70.

Rue Lemercier
Cornier (A.), 2.

Rue de Lévis
Kuhn, 87.

Rue Logelbach
Carnaud (G.), 2.

Rue des Moines
Pernette (A.), 26.

Rue Nollet
Levrey, 73.

Place Pereire
Coignet (M.), 7.

Boulevard Pereire
Cacheux, 169.

Rue Poncelet
Luzier (M.), 22.

Rue de Prony
Marc, 105.

Rue Saint-Ferdinand
Boulay (C.-H.), 1.

Avenue des Ternes
Bouyssons (T.), 90.
Tardif, 37.
Viala (P.), 14.
Vié-Garnier, 63.

Avenue de Villiers
Coquegnot (P.), 11.
Demaziére (G.), 71.
Fontoynout (Ant.), 6.
Sabatier, 86.

Avenue de Wagram
Vaillant (E.-G.), 49.

DIX-HUITIÈME ARRONDISSEMENT

Rue des Abbesses
Denis (E.), 44.

Avenue de Clichy
Brancher (G.), 56.
Lesecq, 34.

Boulevard de Clichy
Mament, 34.

Boulevard Barbès
Dupont, 65.
David, 41.
Loury, 29.

Rue Clignancourt
Blacque (C.), 38.
Caulin (V.), 13.
Rougier (J.), 27.

Rue de La Chapelle
Combarieu (P.), 19.
Coquelet (E.), 75.
Bruno (G.), 102.

Rue Charbonnière
Jeangrand (J.), 7.

Rue Doudeauvillle
Galibert, 23.
Louvet (L.), 39.

Rue de la Goutte d'or
Decoster (E.), 34.

Rue Jessaint
Thévenot (J.-B.), 26.

Rue Lepic
Acquérin (A.), 24,
Arrault (H.), 11.
Vandeville (J.), 5.

Rue Letort
Fleury, 21.

Rue de Lavieuville
Desmaraux (J.), 15.

Rue des Martyrs
Costentin (A.), 93.
Haugou (C.), 90.

Rue Myrrha
Pharmacie Centrale de La Chapelle.
Tiercelin (F.), 59.

Rue Marcadet
Van Ballenberge (C.), 26.

Boulevard Ornano
Chapotot (A.), 56.
Pangaud, 44.

Rue Ordener
Lauras, 75.

Avenue de Saint-Ouen
Mennesson (C.), 78.
Gérard (E.), 90.

Rue Poulet
Bruneau (G.), 38.

Rue Ramey
Bordenave, 26.
Chandron (A,-V.), 16.
Morisset (F.), 38.
Pélissier, 13.

Rue Simart
Groz (A.), 43.
Muguet (C.), 18.

Rue des Trois-Frères
Dupuy (H.), 20.

DIX-NEUVIÈME ARRONDISSEMENT

Rue d'Allemagne
Bargallo (F.), 94.
Colin (E.), 76.
Poneet (E.), 5.
Aucompte (L.), 148.
Virollet (G.), 112.

Rue de Belleville
Boivent (L.), 193.
Delehaye (A.), 149.
Gervais (H.), 59.
Rognet (J.), 145.

Rue de Flandre
Bos (P.), 72 bis.
Boutelom (J.), 92.

Brirot (F.), 47.
Giraud (Louis), 150.
Thomas (Ch.), 27.
Volle (L.), 107.

Rue de Meaux
Chevalier (J.), 13.

Rue du Pré Saint-Gervais
Collongues (J.), 34.

Rue Secrétan
Jonquet (A.), 26.

Boulevard de la Villette
Miesch (A.), 228.

VINGTIÈME ARRONDISSEMENT

Rue des Amandiers

Gostian (A.-E.), 59.
Martin (G.-F.), 35.
Teillout (J.), 119.

Rue d'Avron

Deleporte, 95.
Ménigault, 56.

Rue de Belleville

Bamiez (G.-A.), 44.
Perche, 100.
Rohrbacher (P.), 112.

Rue de Bagnolet

Amiard (E.-E.), 109.
Esbach, 6.
Lutz (J.), 32.

Rue Ménilmontant

Duchapt (M.-A.), 83.
Germain (V.), 49.

Rue de Montreuil

Berthiot (J.-H.), 20.

Rue de la Réunion

Mercier (P.), 86.
Poissonnier (J.-B.), 92.

Place des Pyrénées

Taine (C.), 4.

Rue des Trois-Couronnes

Mélot (H.), 29.

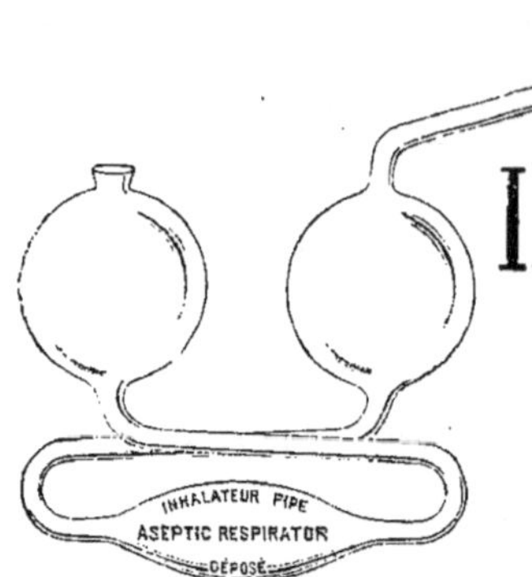

INHALATEUR PIPE
Antiseptique et Hygiénique

(RESPIRATEUR PIPE)
(ASEPTIC RESPIRATOR)

Ce nouvel appareil est le plus simple, le meilleur et le plus pratique de tous les inhalateurs. Pour s'en servir il suffit d'introduire dans l'inhalateur pipe le liquide qui doit servir pour les inhalations jusqu'à la portion inférieure des deux boules. On aspire l'air par l'embout du respirateur que l'on tient serré entre les lèvres et on rejette par le nez l'air expiré. La durée et la fréquence des séances de respiration doivent être fixées par le médecin.

DÉPOT GÉNÉRAL A PARIS CHEZ L'INVENTEUR

Pharmacie JOLIVET, 114, faubourg Saint-Honoré.

Le prix de l'appareil accompagné d'un flacon d'essence balsamique est de **5** fr.

ALLAITEMENT MATERNEL — # Sirop JOLIVET

A BASE DE **GALÉGA** et de **PHOSPHATE DE CHAUX ASSIMILABLE**
Préparée par **G. JOLIVET**
PHARMACIEN, EX-INTERNE, LAURÉAT DES HOPITAUX DE PARIS. — MÉDAILLES D'OR
DE L'ÉCOLE DE PHARMACIE DE PARIS.

Dans le but de propager et de rendre possible l'allaitement maternel qui est le meilleur moyen de diminuer l'excessive mortalité des nourrissons, nous avons cherché à utiliser les travaux qui ont été faits sur cette matière et, en y ajoutant nos connaissances spéciales, nous sommes arrivés à fournir un produit qui, tout en augmentant la secrétion lactée, donne au lait les éléments reconstituants qui lui font défaut.

Guidés par les travaux et les remarquables expériences de M. le Dr Blache, dans le traitement des enfants atteints de lymphatisme et de rachitisme basé sur l'emploi du PHOSPHATE DE CHAUX ASSIMILABLE, nous avons associé à ce produit dont les vertus sont éminemment **reconstituantes**, les propriétés **lactifères** du **Galéga**, plante de la famille des légumineuses, riche en principes azotés et sucrés qui exercent une action réelle sur les glandes mammoires.

Sous l'influence de ce sirop composé avec le **Phosphate de chaux** et le **Galéga**, administré à la femme qui nourrit, l'enfant dont le développement est languissant, perd son air maladif; il dort profondément ses dix heures, sa constitution s'améliore, ses os et muscles se fortifient, les pleurs et les cris disparaissent et la gaîté revient.

Le Docteur LACRONIQUE, commandeur de la Légion d'honneur, inspecteur général du service des nourrices de la Seine, a fait en ces termes le plus grand éloge de notre **Sirop :**

« Il a donc suffi à **M. JOLIVET**, chimiste connu, de préparer pour la facilité de l'administration, un *Sirop* à base de *Galéga* et de *Phosphate de chaux assimilable* et d'en faire prendre *pendant un certain temps* à une nourrice pour voir augmenter le poids du nourrisson dans une proportion bien supérieure, poids qu'on enregistrait *jour par jour*, puis de cesser l'administration du **Sirop Galactogène** *pendant le même temps*, la balance dénonçait aussitôt un moindre accroissement de l'enfant, accroissement qui se reproduisait dans les conditions premières, dès qu'on recourait de nouveau à l'emploi du « **Sirop Galactogène.** »

LE FLACON SIROP : 3 FRANCS

Le VIN.... 4 fr. | Le SEL... 3 fr.

Envoi franco par la poste d'une boîte de Sel contre mandat de **3** fr.

Pharmacie Jolivet, 114, rue du Faubourg St-Honoré, PARIS

Docteur HOGG

PHARMACIEN DE 1re CLASSE

C2, Avenue des Champs-Élysées

Chevalier de la Légion d'honneur

Membre de la Société d'Hygiène du huitième arrondissement

Dépositaire de toutes les Spécialités françaises e. étrangères.

COIGNET

PHARMACIEN

7, Place Pereire, 7, PARIS

Exécution scrupuleuse des Médicaments

GRANDE RÉDUCTION DE PRIX

PHARMACIE DU PARC MONCEAU

C. JEUNETIOT

PHARMACIEN, LAURÉAT MÉDAILLÉ

77, Rue de Courcelles et 55, Boulevard Courcelles -- PARIS.

EXÉCUTION SCRUPULEUSE DES PRESCRIPTIONS

Analyses d'urines.

Remise sur les Spécialités et Eaux minérales.

PHARMACIE CENTRALE DE L'AVENUE DAUMESNIL

A. VERMOREL

Pharmacien-Chimiste de l'École Supérieure de Paris

256 *bis*, Avenue Daumesnil et rue Michel-Bizot, 82. — PARIS

ANALYSES MÉDICALES

Exécution scrupuleuse des Prescriptions

DOMÉNY

PHARMACIEN

1, RUE MILTON, 1

Granules de Bromure d'Or

Il convient d'appeler l'attention générale sur un Médicament encore insuffisamment connu, et qui a déjà opéré une révolution dans la thérapeutique de nos jours.

Nous voulons parler du **BROMURE D'OR** qui doit remplacer d'une façon si avantageuse le *Bromure de Potassium*. Comme lui, le **Bromure d'Or** s'emploie dans toutes les Affections convulsives et nerveuses, telles que : Épilepsie, Hystère-épilepsie, Chorée, etc., mais son action beaucoup plus puissante permet d'en faire usage à des doses excessivement faibles. De là, suppression complète de tous les effets désastreux remarqués chez les personnes employant le *Bromure de potassium*.

De tous côtés déjà arrivent nombre de témoignages attestant de la façon la plus irrécusable les bienfaits obtenus par les Granules de Bromure d'Or. Les épilepsies accidentelles aussi bien que les épilepsies les plus récalcitrantes subissent toutes un arrêt ou une disparition complète dans leurs attaques. Il en est de même de toutes les autres maladies nerveuses, tremblements, vomissements nerveux, crises hystériques, etc., qui doivent céder chacune devant le traitement des Granules de Bromure d'Or.

VIN DE QUINQUINA

AU PHOSPHATE DE FER ET DE CHAUX

En assimilant ce double phosphate de fer et de chaux dont les avantages sont tellement incontestables au **Vin de Quinquina** ayant des propriétés universellement connues, nous pouvons affirmer que nous avons dans cette spécialité le résumé de la médication reconstituante et nutritive.

Ce précieux Vin s'emploie avec le plus grand succès non-seulement dans toutes les affections résultant de l'appauvrissement du sang, mais encore dans les maladies scrofuleuses, le rachitisme, le ramollissement des os, la dyspepsie, la gastralgie, les diarrhées chroniques, etc., etc.

Rien d'étonnant qu'après de tels bienfaits, les principaux journaux médicaux cherchent-ils par leurs articles élogieux à préconiser un tonique d'une aussi grande valeur et d'une efficacité aussi indiscutable.

L. SICARD

PHARMACIEN DE 1re CLASSE

145 - Rue de Rennes - 145

PRÈS DE LA GARE MONTPARNASSE

PRIX MODÉRÉS ⋆ MÉDICAMENTS DE PREMIER CHOIX

Pharmacie du Châtelet

35, RUE DE RIVOLI ⋆ PARIS

Pilules Ferrouillat contre la constipation, glaires, hémorrhoïdes, embarras du foie, de l'estomac et des intestins............ La boîte **1.50**

Juglandine Ferrouillat, liqueur tonique, stomachique et digestive. Prix de la bouteille................................. **5 fr.**

Hygiène de ⎰ par l'Emulsion balsamique Ferrouillat....... **2.50**
⎱ par l'Injection astringente Ferrouillat....... **2.50**
la Femme ⎰ par l'Injection calmante Ferrouillat......... **3 fr.**

Savon hygiénique de la Pharmacie du Châtelet, donne à la peau douceur, éclat, blancheur, fait disparaître boutons, taches de rousseur, dureté des traits; est aussi indispensable en temps d'épidémie. Prix du savon........................ **1.50**

Dentiphiline et **Eau Dentiphilique** pour l'entretien de la bouche et la conservation des dents. *Dentiphiline*, la boîte **2 fr.** *Eau Dentiphilique*, le 1/2 flacon **2 fr.**, le flacon **3.50**, le litre...... **10 fr.**

Seul dépôt à Paris de

l'EAU ANTIAPOPLECTIQUE DES JACOBINS, des Frères Gascard de Rouen
et de
l'Émulsion Marchais de la Rochelle

FONDÉE EN 1760

Pharmacie DUROZIEZ

58, BOULEVARD SAINT—MICHEL, 58 ⋆ ET RUE DE MÉDICIS

EAUX MINÉRALES NATURELLES

ANALYSES MÉDICALES

GRANDE PHARMACIE
E. EMERY

102 - Rue de Maubeuge - 102

EXPOSITION 1879 ★ PRODUITS PHARMACEUTIQUES
Médaille d'argent

APPAUVRISSEMENT DU SANG

Mixture ferrugineuse, tonique et reconstituante..... le flacon 5 fr.

Cette préparation, d'un goût très agréable, contient dans un élixir tonique et stimulant, du fer. Cette combinaison donne un produit éminemment reconstituant.

MALADIES DE LA PEAU

Pommade à l'acide salicylique....... le pot 1.50
Solution dépurative alcaline........ le flacon 2.00
Pilules de St-Louis...... le flacon de 100 pilules 4.00

Si l'on considère que toutes les affections de la peau : herpès, eczémas, acné, rougeurs, boutons, etc. etc., ont pour origine une altération plus ou moins profonde du sang, à ce point qu'elles ne sont que des manifestations extérieures de cette altération, on voit combien est commune la maladie que l'on appelle vulgairement : *Acreté du sang*. Aussi, pour la combattre, a-t-on vanté, de tout temps, une foule de remèdes plus ou moins rationnels, dont la plupart, ne s'attaquant qu'aux manifestations extérieures, sans aucune action sur la source même du mal, ne produisaient que des résultats passagers qui disparaissaient aussitôt qu'on cessait leur emploi. Aujourd'hui, le traitement est mieux raisonné. On réagit contre les affections apparentes, mais c'est principalement vers le sang lui-même que l'on dirige le traitement.

La **pommade**, grâce à l'acide salicylique qui en forme la base, agit comme antiseptique, arrête l'altération qui se produit à la surface de la peau et finit par la faire disparaître entièrement. — La **Solution dépurative alcaline**, prise à la dose de deux ou trois cuillerées à bouche ou à café par jour, suivant l'âge, soit pure, soit dans une tasse de tisane amère, modifie et finit par transformer la nature du sang.

Des boîtes de plantes amères renfermant une petite mesure pour chaque tasse sont préparées spécialement à la pharmacie. Prix : **1** fr.

Les **Pilules de St-Louis** prises à la dose de 2 à 4 par jour accélèrent et complètent l'action de la **solution alcaline**.

Ces Pilules renferment aussi des substances dépuratives, mais d'origine végétale, associées à une substance minérale, tonique et modificatrice. **Les Pilules et la Solution peuvent être prises simultanément ou alternativement.**

La brochure du Dr Hablot, publiée spécialement pour le traitement des maladies de la peau, est envoyée gratuitement à toute personne qui en fait la demande à la pharmacie.

On la trouve également à la pharmacie **Francq**, *18, rue de la Montagne, à Bruxelles.*

MAUX D'ESTOMAC ✳ DIGESTION

Pandigestine. . . . . le flacon 5 fr.

LA PANDIGESTINE contient les quatre ferments qui président à la totalité des fonctions digestives. Avec son concours, on peut assimiler sans difficulté toutes les substances constituant l'alimentation humaine : *féculents, viandes, graisses, sucres.*
LA DIGESTION EST ASSURÉE par son emploi.

DIARRHÉE

Pastilles de bismuth opiacé la boîte 2.50

Les **PASTILLES DE BISMUTH OPIACÉ** prises à la dose de 6, 8, 10, dans le courant de la journée, suivant la gravité de la maladie, amènent une prompte guérison. On active avec succès la guérison en prenant un verre à la fois jusqu'à concurrence d'un litre par jour la composition suivante :

Battre en neige deux ou trois blancs d'œufs dans un litre d'eau et sucrer avec du sirop de coings.

Pour les enfants, réduire la dose suivant l'âge ; moitié pour les enfants d'environ 15 ans ; un tiers pour ceux de 10 ans. Chez les enfants en bas âge, la diarrhée provenant des troubles de l'estomac, commencez par rétablir les fonctions de cet organe par quelques petites pincées de la poudre **ALCALINO-DIGESTIVE**. Le flacon : **3** fr.

AFFECTIONS NERVEUSES

CRISES, COLIQUES, CONVULSIONS, ÉTOUFFEMENTS ÉBLOUISSEMENTS, HYSTÉRIE, IRRITABILITÉ EXAGÉRÉE, INSOMNIE, MAUX DE TÊTE, MIGRAINES, NÉVROSES, CAUCHEMARS, SPASMES, VERTIGES, ETC.

Liqueur antispasmodique. . . . . le flacon **2 fr.**

Quelques cuillerées à café suffisent pour déterminer rapidement un calme complet, résultat que l'on n'obtient pas avec les préparations bromurées qui demandent un certain temps pour produire leur effet.

HÉMORRHOIDES

Onguent antihémorroïdal. . . . . le pot **3 fr.**

Employé depuis de longues années par un nombre considérable de malades, cet onguent a toujours donné des résultats décisifs. — Les substances qui entrent dans sa composition ne ressemblent en rien à celles préconisées pour le même usage. — Ce produit constitue une **véritable originalité** parmi les préparations antihémorrhoïdales. Un prospectus accompagne chaque pot. Il est expédié franco à quiconque en fait la demande.

Nota. — Cet onguent ne tache pas le linge.

Coups, Blessures, Contusions, Foulures, Fractures, etc., etc.

Lotion astringente à l'Arnica *(coupure, écorchure, etc.)* le flacon **1 fr.**

Ce produit est indispensable dans toutes les familles ; son emploi préserve de bien des complications provenant soit de coupures, écorchures, piqûres d'insectes, mais encore du contact de personnes atteintes de maladies contagieuses.

BAUME DES NOURRICES

Annoncer ici le **BAUME DES NOURRICES**, c'est offrir à des milliers de mères les moyens d'empêcher la formation des gerçures, crevasses, etc., etc., ou de les faire disparaître. Ces affections sont tellement sérieuses qu'il n'est pas rare de voir plus d'une nourrice dans l'obligation de renoncer à l'allaitement par suite des souffrances intolérables qui en résultent.

Le **BAUME DES NOURRICES** ne renferme dans sa composition aucune substance dangereuse pour l'enfant. Le mode de son emploi ainsi que celui de la **Poudre antiseptique** qui en est le complément indispensable, sont indiqués sur les étiquettes.

Prix du Baume, le flacon : 1.50 — De la Poudre antiseptique, la boîte : 0.50

NOTA. — On peut se procurer les produits ci-dessus soit par l'intermédiaire de son pharmacien, soit en s'adressant directement à la Pharmacie Emery. Dans ce cas envoyer en plus du prix marqué 0 fr. 15 pour les frais de poste et 0 fr. 60 ou 0.85 pour les colis postaux selon que l'on veut recevoir ces derniers en gare ou à domicile. Les liquides ne peuvent être expédiés par la poste.
Bien indiquer l'adresse et la gare de destination.

DR DEHOUX

SPÉCIALISTE

Pour Maladies de Femmes

CONSULTATIONS : *de 1 h. à 3 h.*

78, Rue Oberkampf, 78

PARIS

H. RONDET

Pharmacie de l'Observatoire

47, Avenue de l'Observatoire et 100, Boulevard Port-Royal

PARIS

Vin d'Hercule Rondet, Kina Colombo ferrugineux et aux trois ferments. **Contre** Anémie, Consomption, Dyspepsie, Gastralgie, Vomissements, Diarrhées, Fièvres rebelles, Maladies du foie, de la rate et du cœur. **Reconstituant,** dans la Grossesse, l'Allaitement, la Croissance et la Dentition. — *Le flacon :* **4ᶠ 50.** *Les 6 flacons :* **25ᶠ 50.** — Dépôt dans les principales pharmacies.

Spécifique Rondet contre le Ver Solitaire, à l'extrait de fougère mâle; la tête est toujours expulsée sans colique. — *Prix :* **5 *francs*.**

Élixir au Bi-Phosphate de Chaux Rondet, tonique reconstituant dans les maladies chroniques et dans toutes les affections de l'enfance. — *Prix :* **2 *fr.* 50.** Dépôt dans les principales pharmacies.

Thé de la Chartreuse (Suisse du Dauphiné) Dépuratif, rafraîchissant, hygiénique et diurétique; **contre** la constipation, étourdissements, maux de tête, embarras gastriques, migraines, névralgies, etc., etc. Purgeant sans aucune **colique**.

PHARMACIE FINANCE

5, BOULEVARD ROCHECHOUART, 5

Paris

Eaux Minérales Naturelles

Françaises et Étrangères

VICHY

Sources : Célestins — Grande-Grille — Hôpital
Mesdames — Saint-Yorre

70 cent. la bout. -- Le verre est repris pour 10 cent.

SAINT-GALMIER

Source Badoit..................... la bout. » 30
— Noël...................... — » 35

BUSSANG............. la bout. » 50
CONTRÉXÉVILLE... — » 70

Remise de 20 pour cent sur toutes les Spécialités

Man Spricht Deutsch

PHARMACIE CENTRALE D'ABOUKIR

D. PORTHÉ

Pharmacien, ex-Interne des Hôpitaux de Paris

Médicaments irréprochables ❦ Prix très modérés

92, rue d'Aboukir, 92, Paris

ГОВОРЯТЬ ПО РУССКИ

English Spoken

Si parla Italiano

PHARMACIE SCIENTIFIQUE

27, rue Saint-Lazare, 27

PARIS

DEUX MÉDAILLES

NOMBREUSES RÉCOMPENSES ET TITRES HONORIFIQUES

Médicaments et Exécution des Ordonnances selon les Pharmacopées étrangères

Envoi franco pour tous Pays

Qu'est-ce que la Pharmacie?

La Pharmacie est en raison des connaissances spéciales qu'elle réclame une situation purement scientifique et non commerciale. Ceux donc qui prétendent en faire un commerce ne sauraient être pris au sérieux.

Ce que chacun devrait savoir, mais ce que beaucoup ignorent encore, c'est que la qualité des produits pouvant être employés en pharmacie varie à l'infini, d'où pareille variation dans les prix.

Je dirai donc : *Choisissez une pharmacie où la conscience s'impose et évitez toujours dans l'intérêt de votre santé* **les Bazars pharmaceutiques.** (L. F.)

SPÉCIALITÉS APPROUVÉES ET RECOMMANDÉES

Propriété exclusive de la Pharmacie Scientifique

ÉLIXIR ET PILULES IODO-PHOSPHATÉS LANDRIAU
Prix 5 fr.

Guérison radicale des maladies de poitrine et consomptives, quel que soit leur degré.

LIQUEUR CORDIALE ANTIASTHMATIQUE LANDRIAU
Le flacon 10 fr.

Asthme, oppression, gêne dans la respiration, etc. Soulagement instantané, guérison prompte et assurée.

ÉLIXIR RÉGÉNÉRATEUR
Prix 5 fr.

PILULES ET GOUTTES RÉGÉNÉRATRICES
Prix 4 fr.

Ce traitement est d'une efficacité incontestable dans tous les cas d'anémie, chlorose, épuisement, fatigue, etc.

CACHETS DIGESTIFS DU Dr CONSTANT
Prix 5 fr.

VIN TONIQUE RECONSTITUANT
Prix 5 fr.

Maladies de l'estomac, aigreurs, acidités, digestions difficiles, et toutes les maladies de l'estomac.

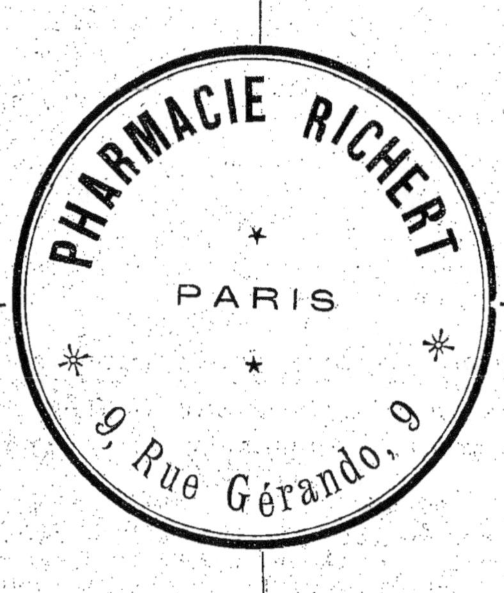

DÉPOSITAIRE

du Livre de Prescriptions Médicales

DRAGÉES GRIMAUD
AU FER ET A L'ERGOT DE SEIGLE
APPROUVÉES PAR PLUSIEURS SOCIÉTÉS DE MÉDECINE DE FRANCE

Médailles or et argent 1864, 1867, 1869, 1878, 1879, 1881
Trois Diplômes d'Honneur, Paris 1885, 1886, 1887

Les journaux de médecine de Paris ont publié des articles importants sur le traitement des incontinences d'urine au moyen des **Dragées Grimaud** de Poitiers.

Ce remède rend de grands services dans les hôpitaux depuis de longues années, avec un succès croissant. Médication très précieuse contre les affections chlorotiques, pâles couleurs, l'aménorrhée, la leucorrhée, la paralysie de la vessie chez les vieillards, les pertes séminales, la chute du rectum chez les enfants. Se trouvent dans toutes les bonnes pharmacies et chez les principaux droguistes en France et à l'étranger. Vente en gros chez M. E. GRIMAUD, fils, pharmacien de première classe de l'Ecole de Paris, 6, rue Ribera, Paris-Auteuil.

ATTESTATIONS

1º Colonie agricole de Mettray, près Tours (Iudre-et-Loire). — Je soussigné, docteur en médecine de la Faculté de Paris, professeur de l'Ecole préparatoire de médecine à Tours, médecin de la colonie agricole et pénitentiaire de Mettray, certifie que depuis un an 33 colons affectés d'incontinence nocturne d'urine ont été traités par les Dragées anti-anémiques au fer et à l'ergot de seigle de M. Grimaud aîné de Poitiers et que 30 d'entre eux ont été radicalement guéris ; que 2 ont subi une certaine amélioration et que chez l'un des enfants la maladie a été jusqu'ici réfractaire. C'est avec bonheur que je rends hommage à la vérité et que je constate que la plupart de ces enfants avaient été antérieurement soumis à des médications très diverses sans aucun résultat satisfaisant. La médication de M. Grimaud est donc un véritable bienfait dans cette dégoûtante infirmité. En foi de quoi, j'ai délivré le présent certificat pour servir et valoir ce que de raison.

Tours, août 1859, *Signé :* AUGUSTE MILLET.

2º Monsieur, j'ai été on ne peut plus satisfait des résultats produits par l'emploi de vos Dragées au fer et à l'ergot de seigle.

Plusieurs malades atteints soit d'incontinence d'urine, soit de chloro-anémie, auxquels j'ai recommandé votre préparation ont trouvé dans son usage un remède des plus efficaces.

Aussi ne saurais-je trop vous féliciter des grands services que vos Dragées peuvent rendre dans les nombreux cas de ces maladies si difficiles à guérir.

Agréez, Monsieur, etc.
Paris, 2 avril 1887. *Signé :* Dr F. JACQUET.

Anémie, Chlorose, Pâles couleurs, Débilité générale, Névrosisme, Convalescences.

ÉLIXIR EUSTHÉNIQUE DU Dr PELLETAN
Au Fer et à l'Ergot de Seigle

Le plus puissant réparateur des forces. — Dans toutes les pharmacies. — *Dépôt général* E. GRIMAUD, 3, rue Ribera, Paris.

MAISON RECLUZ

24, RUE DU REGARD, 24

PRODUITS PERFECTIONNÉS

Préparés d'après les formules de feu M. C. Recluz, ancien pharmacien de 1ʳᵉ classe, membre de plusieurs Sociétés savantes, titulaire de plusieurs médailles.

De nombreux Certificats attestent l'efficacité des Produits de la Maison Recluz, entr'autres, ceux des docteurs Le Guerlon, Peyron, Jacquet, etc.

LE RÉGÉNÉRATEUR CAPILLAIRE PERFECTIONNÉ

sans *acide* ni *teinture* rend aux cheveux gris ou blancs leur couleur primitive, arrête leur chute, dissipe les névralgies et maux de tête.

Le Flacon. . . . . **5** *fr.*

EAU EXPOLITE

Détruit les pellicules qui encrassent la tête ; dissipe les démangeaisons, prévient la chute et provoque la pousse des cheveux.

Prix du Flacon . . . . . . **2** *fr.* **50**

HUILE PÉRUVIENNE

Cette huile est un souverain spécifique contre la calvitie ; elle remplace avantageusement les huiles et pommades similaires, donnant de la souplesse et du brillant en même temps que ses effets hygiéniques sont des plus bienfaisants.

ANSIRUGINE

préparée avec

L'ARNOLDIA-RUGIFUGES

Cette préparation est le préventif le plus efficace contre les rides en même temps qu'elle donne à la peau une fraîcheur remarquable.

L'Ansirugine efface non-seulement les rides, mais elle les prévient.

Elle a encore l'avantage de fortifier la vue ; de faire disparaître les feux et les boutons.

Prix du Flacon. **3.50**

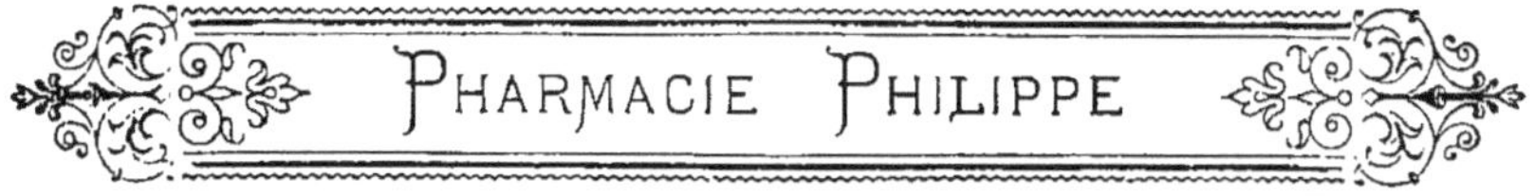

E. BOUCHÉ

Pharmacien de première Classe

SUCCESSEUR

Boulevard St-Martin, Rue de Bondy, 38

PRODUITS SPÉCIAUX

Véritable POMMADE **BOSSU,** contre les Clous, Abcès, Panaris et plaies de mauvaise nature.

Cette Pommade est préparée à la Pharmacie, 38, rue de Bondy, depuis le 20 Novembre 1857.

EAU DE **MARS,** pour calmer à l'instant les douleurs de Dents les plus vives et arrêter la carie des Dents.

EAU DENTIFRICE DE **MARS** au Quinquina, blanchit les Dents, en prévient la carie et fortifie les gencives.

POMMADE **PHILIPPE,** contre les maladies du Cuir chevelu, détruit les pellicules et arrête la chute des Cheveux.

PILULES PURGATIVES **PHILIPPE,** antigoutteuses et anti-rhumatismales.

KOUSSO-PHILIPPE, remède infaillible contre le *Ver solitaire* ; approuvé par les Académies des Sciences et de Médecine.

PRODUITS ANTIASTHMATIQUES **PHILIPPE,** Carton, Cigarettes et Élixir ; ce dernier, par son usage quotidien, soulage toujours et guérit souvent.

Dépôt de la **LIQUEUR FERRUGINEUSE** de **J.-B. CARRIÉ,**

Au Tartrate ferrico-potassica-ammonique.

POUR LA VENTE EN GROS DE CE PRODUIT

S'adresser à M. BERTHIOT, Pharmacien, 20, Rue d'Avron.

RECONSTITUANT

ou

ELIXIR FERRUGINEUX

A L'IODO-TANNATE DE FER ARSENIÉ

DE

L. CATHALA, Pharmacien

Contre : Anémie, Pertes blanches, Névralgies, Hystérie, Epilepsie, Danse de Saint-Guy, Tétanos, Scrofule, Lymphatisme, Herpétisme, Rachitisme, Méningite, Carreau, Convulsions, Maladies de Poitrine, de l'Estomac, Fièvres typhoïdes, Convalescences.

Cet Elixir, d'un goût agréable, est le ferrugineux le plus assimilable. Il convient particulièrement dans l'**Anémie**, la **Chlorose**, etc.
Les affections générales, **Scrofules**, **Rachitisme**, **Maladies de la peau** sont victorieusement combattues par son emploi.

Il est indispensable aux Convalescents.

Le **Reconstituant** n'est pas seulement un remède souverain contre l'Anémie, il jouit aussi d'une efficacité merveilleuse dans toutes les **Névroses**, Epilepsie, Hystérie, Danse de Saint-Guy, Catalepsie, Tétanos, etc.

Dans les affections générales, Scrofules, Herpétisme, Rachitisme, et dans toutes les affections de l'enfance.

Le **Reconstituant** ramène à l'état de santé les jeunes femmes si souvent éprouvées par la grossesse; son emploi après l'accouchement répare rapidement les forces épuisées de la mère et la met dans les meilleures conditions pour l'allaitement.

Son usage pendant quelques jours suffit pour rendre la santé.

MODE D'EMPLOI

Prendre le **Reconstituant** une demi-heure avant les repas, aux doses suivantes par jour :

        De 3 à 10 ans, 2 cuillerées à café;
        De 10 à 15 —   2   —   à dessert;
        Au dessus,   2   —   à soupe.

Prix du Flacon : 6 fr.
6 Flacons : 30 fr.

Envoi franco contre mandat-poste ou contre remboursement.

Pour toute demande, s'adresser à **M. L. CATHALA**, Pharmacien,
Rue Saint-Martin, 328, Paris.

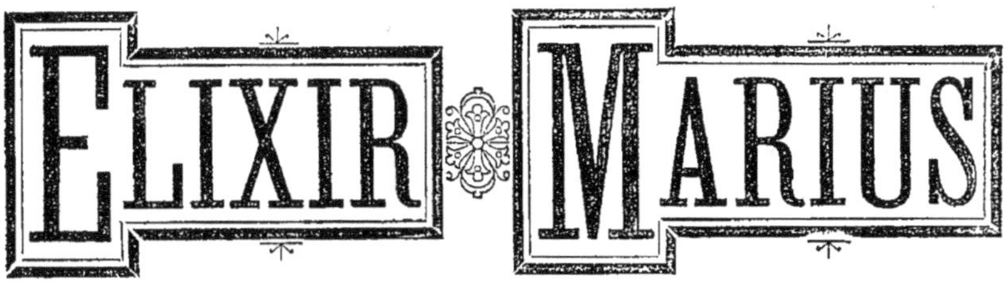

Il n'est personne qui ne soit au courant des funestes conséquences qu'entraînent non-seulement l'abus, mais encore
le simple usage des soi-disants apéritifs et digestifs.

Nombre d'industriels, sous les noms les plus divers, accompagnés de réclames alléchantes, ont répandu dans le public,
des produits dont les moindres inconvénients sont : un lent
alcoolisme, des gastrites, la perte de l'appétit, tout au moins.

Aussi, frappé des effets désastreux que tous ces liquides ont
sur l'économie, M. MARIUS a composé un produit à base de
cerises, véritable guignolet des plus agréables au goût, et
dont la composition renferme un mélange bienfaisant de
principes fortifiants, toniques, digestifs au premier chef.

L'alcol n'y entre qu'en quantité raisonnable, il est par
suite des plus inoffensifs.

Un verre avant le repas stimule l'appétit ; étendu d'eau,
cet élixir est un rafraîchissant des plus agréables.

Après le repas, un verre à Bordeaux de cette liqueur remplace avec avantage les digestifs connus, et facilite la digestion chez les personnes dont l'estomac est fatigué.

Aussi ne saurait-on trop conseiller aux personnes soucieuses de leur santé, de prendre *avant* et *après* leurs repas un
verre de « **Guignolet Marius** ».

Dépôt chez M. MARIUS

6, BOULEVARD SÉBASTOPOL, 6

PARIS

GRANULES DE FOWLER

Des Docteurs LEGROS & LABONNE

MONSIEUR ET HONORÉ CONFRÈRE,

Souvent, dans votre pratique médicale, vous avez eu de graves reproches à adresser à la formule Fowler. Cette liqueur, d'une énergie excessive, a causé beaucoup d'accidents ; récemment encore, tous les journaux politiques en ont parlé, la dame d'un directeur de théâtre en a été victime. De plus, sa conservation n'est que de peu de durée, puisque, comme vous le savez, il s'y développe des conserves qui en altèrent la composition.

Cependant l'*Arsénite de Potasse KASO4, base de la liqueur de Fowler,* est bien plus actif que l'arséniate de soude. L'extrême efficacité qu'il manifeste souvent aux plus petites doses, en est la preuve. *Exclusivement* adonnés aux sciences pharmaceutiques, *quoique docteurs,* nous avons donc, entre autres recherches, trouvé un moyen de conserver à l'exercice médical *un sel si utile.*

Par un procédé spécial, nous assurons la conservation de l'Arsénite de Potasse dans des granules argentés, semblables aux autres granules du Codex. Chacun de ces granules, faits chez nous *un par un* au pilulier, renferme exactement *un milligramme d'Arsénite de Potasse.* Autant de granules, autant de milligrammes du sel arsénio-potassique. Si donc en qualité de *confrères,* de Lauréat des hôpitaux et de *Licencié ès-sciences,* vous voulez bien nous accorder votre confiance, vous prescrirez : GRANULES DE FOWLER DE LA PHARMACIE FRANÇAISE, 1 ET 3, PLACE DE LA RÉPUBLIQUE. Leur prix est modique : 2 fr. 50 les 100 granules.

Daignez agréer, Monsieur et honoré Confrère, l'assurance de nos meilleurs sentiments.

Docteur LEGROS, *Lauréat des Hôpitaux ;*
Docteur LABONNE, *Licencié ès-Sciences ;*
Directeurs de la Pharmacie Française,
1 et 3, place de la République.

Nota. — Pour que vous puissiez expérimenter ces Granules de Fowler, nous vous adressons un flacon avec cette circulaire.

Permettez-nous en même temps de nous rappeler à vous pour tous les genres d'analyses.

TÆNIAFUGE

Infaillible contre le ver solitaire

Le Tæniafuge de la **Pharmacie Française** est une préparation facile à absorber et malgré cela c'est un moyen sûr pour se débarrasser du tænia ; ses effets ne sont pas variables comme ceux du Kousso qui est souvent inefficace contre le ver solitaire inerme. Elle n'a jamais failli quand nous l'avons conseillée, c'est pour cela que nous la recommandons.

Il faut la prendre le matin en plusieurs fois après n'avoir absorbé que du lait au dîner de la veille. Une heure après, on complète l'action au moyen d'une dose d'huile de ricin.

Le flacon : 4 francs.

PRISES ET PASTILLES DE PAULINIA

Contre la Migraine et les Névralgies

Le **Guarana** (préparé par les Indiens Guaranis de l'Uruguay) est un produit médicamenteux qui possède la propriété remarquable de guérir la **Migraine**, les **Maux de Tête** nerveux et les **Névralgies**. Il y a peu de personnes qui, à diverses époques de l'année, ne soient plus ou moins sujettes aux maux de tête nerveux ou migraines. L'usage du **Guarana** est en pareille occurence d'une efficacité absolue, ainsi que l'ont démontré les expériences nombreuses qui ont été faites par nos maîtres renommés (les professeurs Grisolle, Récamier, Trousseau, Monod, etc.). Les résultats heureux qu'ils ont obtenus recommandent ce médicament, dont l'emploi est facile et les effets aussi rapides que constants.

MODE D'EMPLOI : La dose est d'un paquet, pris soit dans un morceau de pain azyme, soit délayé dans un peu d'eau sucrée. Dès qu'on soupçonne l'approche des accès, on prend une première dose et, après dix minutes, une seconde.

Prix : 3 fr. la boîte.

VIN TANNIQUE DE BANYULS SAINT-LAURENT

Marque : Drs LEGROS ET LABONNE

Les vins de **Banyuls** sont d'excellents toniques et de bons stimulants de l'estomac. Ils sont précieux pour les personnes faibles et pour les convalescents : leur usage est courant dans tous les hôpitaux. Nous nous sommes mis en rapport avec de grands propriétaires du clos Saint-Laurent et nous sommes à même de garantir la pureté et la qualité supérieure des Banyuls que nous délivrons sous notre cachet de garantie. Nous ne le mettons en bouteilles qu'après l'avoir analysé à l'arrivée et nous ne le vendons qu'après l'avoir laissé vieillir en cave. On l'emploie dans l'anémie, la chlorose, la cachexie, en un mot, dans tous les cas où le quinquina et les toniques sont nécessaires. Il rend de grands services dans les fièvres intermittentes, à la suite des hémorrhagies, des pertes, des flueurs blanches ; il est précieux pour les nourrices, c'est un réparateur incomparable qui favorise la montée du lait.

La bouteille : 2 fr. 50.

Société Coopérative

DES

INFIRMIERS GARDE-MALADES

A DOMICILE

25, Avenue des Ternes, 25

Recommandée par les plus hautes sommités médicales

ET PATRONNÉE PAR M. LE DR JACQUET

Cette Maison offre les garanties les plus sérieuses de moralité et de capacités.

Le but éminemment philantropique de la Société, et son système de coopération, pour éviter tout chomage et tout retard dans les soins à apporter aux Malades, lui font toujours une obligation de traiter dans les conditions les plus avantageuses.

Les Médecins les plus autorisés recommandent d'une façon toute particulière cette Maison appelée à rendre de grands services à toutes les classes de la société.

Les indigents, loin d'être délaissés, sont soignés gratuitement, et pour eux une Clinique et un Cabinet de Consultations non payantes sont en voie de formation.

A toute heure du jour et de la nuit, toute personne, en en faisant la demande, est assurée de trouver une garde malade prête à lui porter secours.

S'adresser à M. **MARTIN,** Directeur

25, Avenue des Ternes.

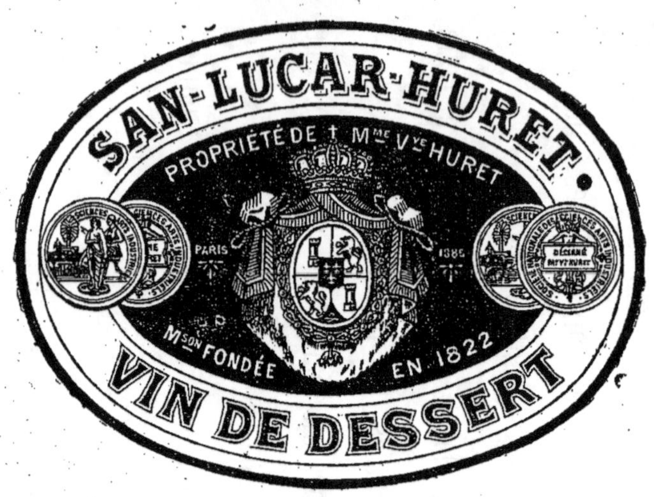

MAISON HURET
Rue Jacob, 8, PARIS

La Médecine contemporaine a trouvé un auxiliaire puissant dans le Vin précieux de San-Lucar, si souverain dans tous les cas de dyspepsie, gastralgie, anémie.

C'est un reconstituant absolu employé pur, et la quantité d'alcool qu'il renferme, permet de dissoudre tous les principes actifs renfermés dans le Colombo, Quassia, Coca, Quinquina, Ratanhia, etc.

Les princes de la science le recommandent spécialement depuis quelques années à toutes les personnes voulant préparer elles-mêmes leurs Vins médicinaux, et les Pharmaciens sérieux qui tiennent à obtenir un Vin supérieur dont la quantité d'alcool soit parfaitement déterminée, font-ils usage pour la plupart du Vin de San-Lucar.

ÉLIXIR ANTI-APOPLECTIQUE

DIT

EAU DES JACOBINS DE ROUEN

PRÉPARÉE PAR

LETAILLEUR, Pharmacien

Ex-interne des Hôpitaux civils et militaires
Ex-Pharmacien des Ambulances de la Presse Française

ROUEN ✳ 40, rue des Carmes, 40 ✳ **ROUEN**

Cette eau merveilleuse, mélange de sels volatils et de simples, est d'une action si puissante qu'à peine a-t-elle pénétré dans l'estomac, elle fait digérer ce qui s'y trouve, calme toute irritation, et continue ensuite son travail réparateur en activant et rétablissant peu à peu la circulation du sang dans tout l'organisme.

Son efficacité est absolue dans les cas d'apoplexie, et aucun remède ni traitement ne réussira lorsque l'**Eau des Jacobins** n'aura pu parvenir à ranimer le malade.

On peut encore l'employer avec le plus grand succès dans la léthargie, les syncopes, catarrhes suffocants, faiblesses, digestions pénibles, partout enfin où un organe a besoin d'être réveillé, et une longue application de ce remède dans chacun de ces cas a donné à l'Eau des Jacobins de Rouen, préparée par LETAILLEUR, une réputation et une notoriété universelles.

Prix : **2 fr. 25** le flacon.

CAPSULES AU BAUME DE GURGUM remplaçant avec avantage toutes les préparations balsamiques dans les maladies de Vessie.

Prix du Flacon...... **4** francs.

Dépôt, **PHARMACIE CENTRALE, 7, rue de Jouy, Paris**

Dépôt du Livre de Prescriptions Médicales

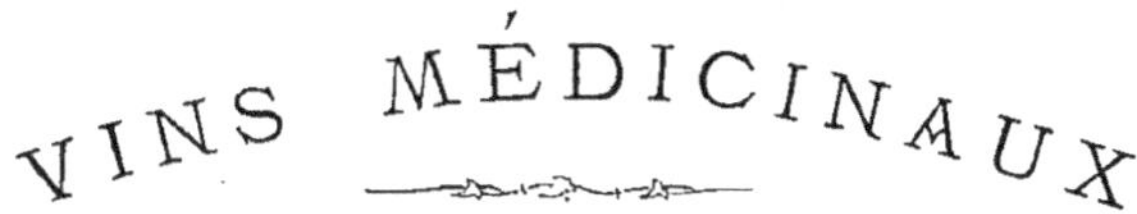

VINS

DE

QUINQUINA TITRÉS

Ces Vins se recommandent par leur Qualité Supérieure et les soins apportés à leur préparation.

PHARMACIE J. DALMON

30, RUE DU FAUBOURG SAINT-DENIS, 80

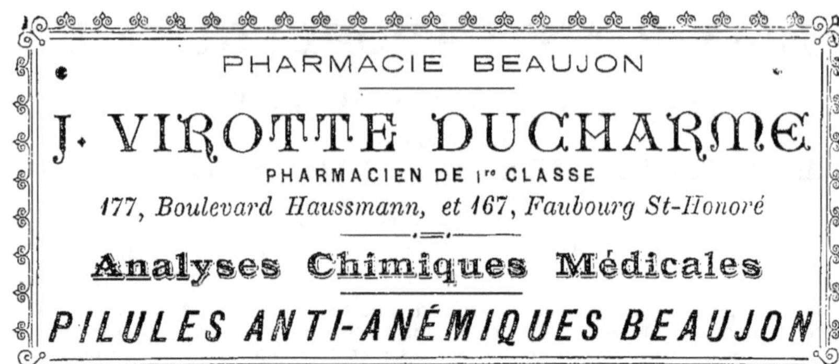

SIROP DE DERBECQ A LA GRINDÉLIA
Nouveau remède souverain contre la COQUELUCHE

Le **Sirop de Derbecq** est de l'avis de tous les docteurs qui l'ont employé, le meilleur agent médicamenteux à opposer à la coqueluche, il a outre l'avantage de ne pas être TOXIQUE, comme tous les produits employés pour combattre cette bizarre affection, le mérite d'abréger considérablement la durée de la maladie, qu'elle soit grave ou bénigne. Voici en quels termes le docteur Grellety, secrétaire général de la Société de Thérapeutique a résumé les conclusions du docteur Bilhaut :

« A la dose minimum de 1 gramme par jour, l'extrait de *Grindélia* (formule américaine) a pour premier effet d'arrêter les vomissements et de rendre l'expectoration moins gluante. Le second résultat consiste dans la diminution d'intensité suivie bientôt de la diminution du nombre des quintes. La coqueluche *grave*, elle-même, ne tarde pas à s'atténuer. L'extrait fluide de *Grindélia*, palliatif seulement dans quelques cas, a été curatif dans le plus grand nombre. »

Mode d'emploi. — Pour les enfants au-dessous de trois ans, trois cuillerées à dessert : une le matin, une à midi et une le soir ; au-dessus de cet âge, on pourra en donner jusqu'à trois ou quatre cuillerées à bouche par jour, selon la période et l'intensité de l'affection. Il est utile le premier jour, pour que le sirop ne soit pas rejeté, de l'administrer après les quintes de toux.

Prix du Flacon : 4 Francs
Franco de port et d'emballage pour 6 flacons.

MENTION HONORABLE A L'EXPOSITION D'HYGIÈNE DE L'ENFANCE

Vente en gros : PHARMACIE DERBECQ
24, RUE DE CHARONNE, PARIS.
DÉPOT CHEZ TOUS LES DROGUISTES ET SPÉCIALISTES DE PARIS.

CRÉOSOTE LONGUET
IODO-PHOSPHATÉE

Produit résultant de l'association de la **Créosote de hêtre**, à l'Iode, aux **Phosphates de chaux**, de soude et de **potasse**, à la **Glycérine** et au **Quinquina**. Médication complète contre la **PHTHISIE** à tous les degrés, la **BRONCHITE**, le **CATARRHE**, etc., et en général contre toutes les affections chroniques de la poitrine.

Pharmacie R. LONGUET ★ 24, rue de Vintimille ★ PARIS

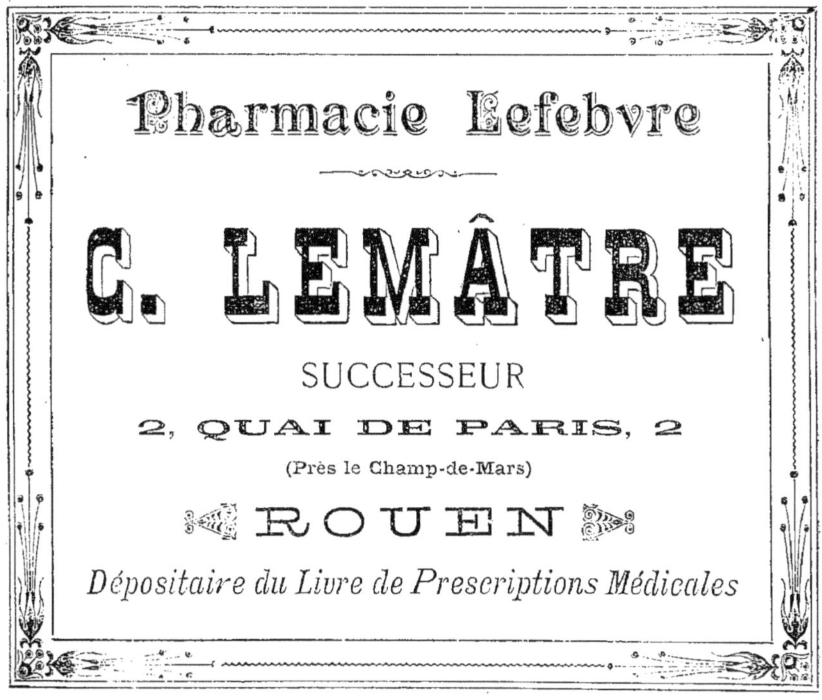

PHARMACIE WAGRAM

49, Avenue de Wagram, 49. — 1, Avenue des Ternes, 1.
Rond-Point des Ternes.

EDGAR VAILLANT

PHARMACIEN DE 1re CLASSE

EX-INTERNE DES HOPITAUX DE PARIS | LAURÉAT DE L'ÉCOLE DE PHARMACIE

Médicaments Irréprochables

 Exécution Scrupuleuse des Ordonnances 

Laboratoire d'Analyses Médicales

LABORATOIRE
D'ANALYSES CHIMIQUES
Médicales

DIRECTEUR

J. DALMON, Pharmacien, Professeur de Chim'e
à l'Association Philotechnique.

80, Rue du Faubourg St-Denis, 80

USINE FRANÇAISE

Directeur : **Xavier BOUNIOL,** Pharmacien

174, Rue de Paris. Porte de Charenton (Seine).

PRODUITS SPÉCIAUX

RECOMMANDÉS PAR LES CÉLÉBRITÉS MÉDICALES ET PRÉPARÉS SOUS NOTRE CONTROLE

Parmi les nombreux produits pharmaceutiques préparés dans notre usine, il en est deux que nous recommandons à l'attention du public par suite de la fréquence de leur emploi ; ce sont :

LE FER FRANÇAIS DIALYSÉ

Le meilleur des ferrugineux, qui ne noircit pas les dents et ne constipe jamais. Très facile à digérer et renfermant le fer sous sa forme la plus assimilable.

Le Flacon. . . . . **2 fr. 50**

DOLORIFUGE BOUNIOL

Remède souverain contre la goutte, les rhumatismes et les douleurs, la sciatique aigüe.

Le Flacon. . . . . **2 fr. »**

EN VENTE

PHARMACIE St-ANTOINE, 83, rue Crozatier, au centre du Faubourg St-Antoine

Exécution des Ordonnances aux prix les plus modérés.

PHARMACIE OFFICIELLE
73, Boulevard Voltaire, 73

A. THÉAULT
PHARMACIEN DE L'ÉCOLE SUPÉRIEURE DE PARIS

Analyses d'Urines. — Réduction des Prix. — Exécution scrupuleuse de toutes les Prescriptions.

SALICO-PHÉNOL GELIN
Le meilleur Désinfectant
ANTI-PUTRIDE --- ANTI-SEPTIQUE --- ANTI-ÉPIDÉMIQUE

Cette préparation combat avec efficacité les éléments de putridité, de suppuration et s'oppose à toute contagion provenant des organismes inférieurs (microbes, bacilles).

Ses Propriétés spéciales l'ont fait adopter par le Corps Médical pour le traitement des plaies et blessures ainsi que pour la guérison des piqûres venimeuses, brûlures, transpiration.

Son action est efficace dans le cas d'ophthalmie purulente et n'empêche pas l'application des médications prescrites.

On l'emploie aussi pour les soins de la bouche, dans la toilette intime, etc.

Prix du Flacon : 2 fr. 50

PHARMACIE CH. GARNIER
Lauréat de l'École supérieure de Paris
38, RUE ROCHECHOUART, 38, PARIS

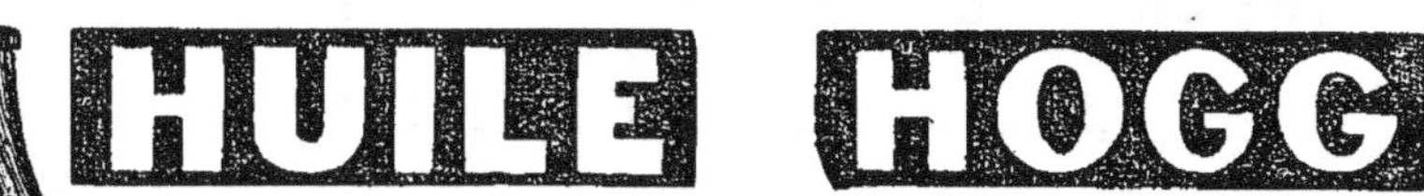

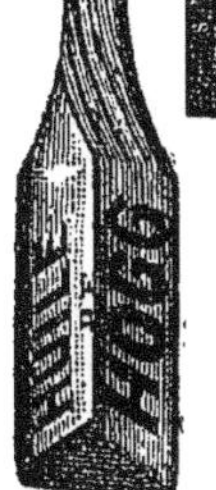

2, RUE CASTIGLIONE, 2
PARIS
PHARMACIE ANGLAISE

Dragées Spécifiques de L. DUCARRE,

Pharmacien, Lauréat de l'École Supérieure de Paris,
1, rue Daru, et 2, rue de la Néva
(Faubourg Saint-Honoré)

TRAITEMENT CURATIF et RADICAL de toutes les Affections de la Peau.

L'emploi continu de ces dragées avec des périodes de suspension pendant 15 jours, tous les deux mois, préserve à tout jamais, sans action nuisible sur les fonctions digestives, des accidents occasionnés par ces différentes affections.

MODE D'EMPLOI. — Trois dragées à prendre par jour, le matin, l'après-midi, le soir, deux heures avant ou après le repas.

NOTA. — Dans les cas d'irritation des gencives, faire usage de la **POUDRE DENTIFRICE** et des **PASTILLES DUCARRE**.

Prix du Flacon de 100 Dragées...... **6.50**

Se trouve dans toutes les Pharmacies.

EAU DES R.R.P.P. JACOBINS
DES FRÈRES GASCARD DE ROUEN.

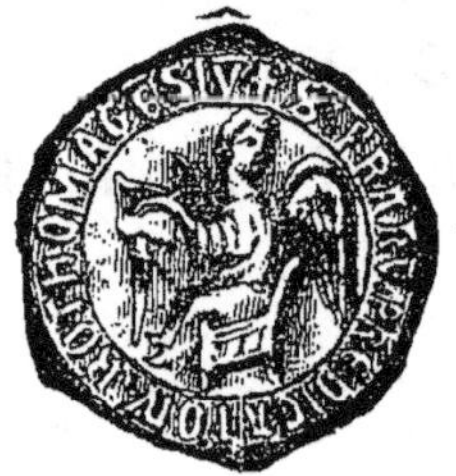

Ancien cordial souverain contre apoplexie, paralysie, syncope, asthme, le flacon........................ **2 fr. 50**

Exigez : 1° Sur le bouchon du flacon, une capsule dorée représentant le sceau du couvent;

2° Les mots « FRÈRES GASCARD » et un moine moulé dans le verre.

4 médailles aux expositions et un diplôme d'honneur.

Se trouve dans toutes les pharmacies.

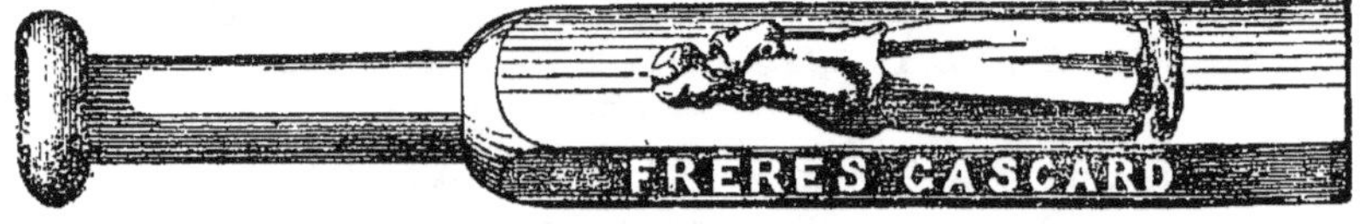

BONBONS PECTORAUX A L'EUCALYPTUS

A. CHAPOTOT

PHARMACIEN DE PREMIÈRE CLASSE, EX-INTERNE DES HÔPITAUX

56, BOULEVARD ORNANO

Ce précieux médicament calme instantanément les toux opiniâtres; guérit les rhumes, bronchites, catarrhes, etc. Prendre 10 à 15 bonbons par jour.

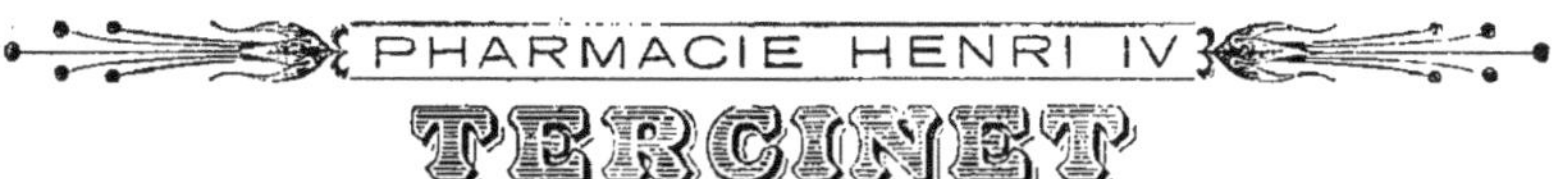

TERCINET

27, BOULEVARD HENRI IV, PARIS

EX-INTERNE DES HOPITAUX, LAURÉAT DE L'ÉCOLE SUPÉRIEURE DE PARIS. — MÉDAILLES D'OR ET D'ARGENT.

MÉDICAMENTS DE 1er CHOIX

Analyses Médicales, Chimiques et Commerciales

RÉSULTATS GARANTIS

Spécialités Pharmaceutiques, Eaux minérales naturelles, etc., etc.

PHARMACIE DE LA NOUVELLE POSTE

Eaux Minérales
FRANÇAISES
ET
Étrangères

ABADIE

PHARMACIEN DE 1re CLASSE

36, Rue Étienne-Marcel, 36

DÉPOT
DE
Tous Médicaments
Spécialisés

DROGUERIES & PRODUITS CHIMIQUES

ANALYSES MÉDICALES ET INDUSTRIELLES

CAPILÉÏNE

LE MEILLEUR CONSERVATEUR DE LA CHEVELURE

Mode d'emploi. — Imbiber une brosse à ongles avec ce précieux liquide et frotter légèrement le cuir chevelu ; on se trouvera rapidement débarrassé des pellicules, et les cheveux ayant acquis une force nouvelle repousseront infailliblement.

Prix du Flacon : **2 fr. 50.**

PILULES RHEO-FERRUGINEUSES

Spécialement indiquées aux personnes débiles ; agissent sans amener de constipation et sont toujours supportées par les estomacs délicats.

Prix de la Boîte : **2** francs.

SIROP ANTIBRONCHIQUE SUISSE
De G. DECESSE

Médicament d'une efficacité incontestée contre les **Rhumes, Catarrhes, Bronchites** et autres affections de la poitrine.

Prix : **2 fr. 25** le flacon

CRESSON DECESSE IODO-PHOSPHATÉ

Dépuratif puissant, d'un effet certain dans les **engorgements scrofuleux,** la **gourme,** le **rachitisme,** la **coxalgie,** la carie des os.

Bien supérieur au sirop de raifort iodé et à l'huile de foie de morue.

Prix : **2 fr. 25** le flacon

Pharmacie G. DECESSE, 13, rue Perdonnet, et 65, rue Louis-Blanc, Paris.

Seul vrai Papier

AUX

SELS DE VICHY

Ce papier à cigarette, fabriqué de pur fil, est d'une transparence et d'une solidité sans égales.

Les **Sels de Vichy** qu'il contient le rendent souple et l'on ne saurait trop le recommander aux fumeurs tant par la finesse de son goût que pour ses qualités **hygiéniques et digestives.**

En effet, contrairement aux autres papiers qui dessèchent la gorge, les **Sels de Vichy** qui entrent dans la composition de ce papier absorbent chimiquement les acides contenus dans la salivation et exercent une action bienfaisante sur toutes les muqueuses de la bouche. Leurs propriétés alcalines, en outre de l'action salutaire sur l'économie en général, provoque la salivation et tempère la soif. Aussi l'emploi de ce papier, dont l'éloge n'est plus à faire, qui a trouvé l'accueil le plus favorable dans le monde médical, est-il des plus hygiéniques aux fumeurs soucieux de leur santé.

A toutes ces qualités, le papier aux **Sels de Vichy** en ajoute une autre, il donne à la bouche une fraîcheur et une douceur inconnues jusqu'à ce jour des fumeurs de cigarettes.

AVIS. — L'on peut faire soi-même l'analyse de ce papier : en brûler une feuille. Le goût et la quantité des cendres obtenus sont la preuve irréfutable de l'abondance des SELS DE VICHY qui entrent dans sa composition spéciale.

SE VEND DANS TOUS LES BUREAUX DE TABAC DU MONDE

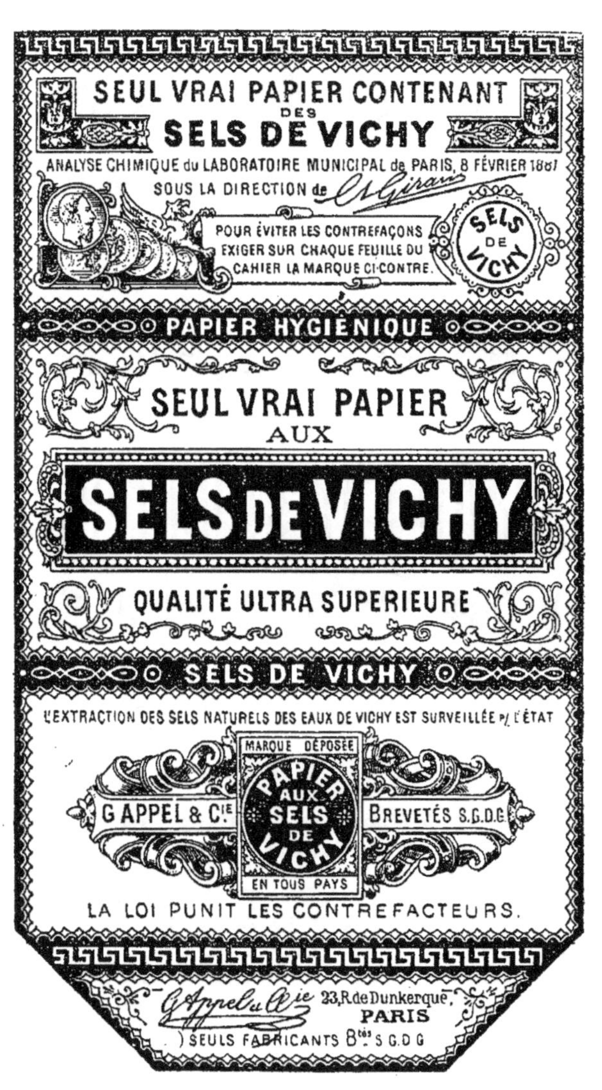

SEUL VRAI PAPIER CONTENANT
DES
SELS DE VICHY
ANALYSE CHIMIQUE du LABORATOIRE MUNICIPAL de PARIS, 8 FÉVRIER 1887
SOUS LA DIRECTION de
POUR ÉVITER LES CONTREFAÇONS
EXIGER SUR CHAQUE FEUILLE DU
CAHIER LA MARQUE CI-CONTRE.
SELS DE VICHY
PAPIER HYGIÉNIQUE
SEUL VRAI PAPIER
AUX
SELS DE VICHY
QUALITÉ ULTRA SUPERIEURE
SELS DE VICHY
L'EXTRACTION DES SELS NATURELS DES EAUX DE VICHY EST SURVEILLÉE P/ L'ÉTAT
MARQUE DÉPOSÉE
PAPIER AUX SELS DE VICHY
EN TOUS PAYS
G. APPEL & Cie
BREVETÉS S.G.D.G
LA LOI PUNIT LES CONTREFACTEURS.
23, R. de Dunkerque,
PARIS
SEULS FABRICANTS Btés S.G.D.G

2 Diplômes d'honneur dont un hors concours ont été décernés par le Jury
composé de MM. les Laitiers Exposants

AUX GRANDS CONCOURS ALIMENTAIRES DE PARIS, AVRIL 1885 ET JANVIER 1886
pour la Qualité supérieure de son lait

CRESPIN AÎNÉ

11, 13, 15, Boulevard Barbès

PARIS

ENVOIE A DOMICILE EN BOITES CACHETÉES

à 60 c. le litre et 35 c. par 1⟋2 litre

LE

Lait garanti pur et non écrémé

DU DOMAINÉ DE COMBAULT

DONT IL EST LE PROPRIÉTAIRE

Adresser les demandes affranchies à **M. CRESPIN** Aîné
11, 13, 15, boulevard Barbès, Paris.

**On trouve le lait à 0,50 c. le litre, pris chez les
concierges des maisons suivantes :**

BOULEVARD BARBÈS, 11, 15.	RUE DE BONDY, 42.
RUE RAMEY, 9.	RUE LAMARTINE, 46.
BOULEVARD DE CLICHY, 50.	RUE FONTAINE, 30.
BOULEVARD ROCHECHOUART, 23.	BOULEVARD DE CLICHY, 88
BOULEVARD ROCHECHOUART, 112.	RUE CLIGNANCOURT, 22 bis (au fond
PLACE CLICHY, 10.	de la cour et non sur la rue. (Ne pas confondre)
RUE OBERKAMPF, 146.	

Et dans les dépôts suivants :

FAUBOURG SAINT-DENIS, 100.	BOULEVARD DE SÉBASTOPOL, 129,
RUE GUILHEM, 14.	(au coin de la rue de Tracy).

7, RUE DU CHERCHE-MIDI

L. P. GRANDCOLLOT

ORTHOPÉDISTE-HERNIAIRE

207 ★ RUE SAINT-ANTOINE (Bastille) ★ 207

PARIS

Le Dr H. Chassaing, Chirurgien-Orthopédiste

SUCCESSEUR

MALADIES DES FEMMES ET DES ENFANTS

ORTHOPÉDIE DE L'UTÉRUS : DÉVIATION, ABAISSEMENT ET CHUTE
DE L'ORGANE GESTATEUR

Succès certain par l'**HYSTÉROPHORE GRANDCOLLOT**
(Seule approbation officielle de l'Académie de Médecine)

Appareils pour amputations.
Mains, jambes et bras articulés.
Appareils pour fausses ankyloses du genou, pour déviations de la colonne vertébrale, coxalgie, mal de Pott, etc.
Bandages herniaires.
Bas élastiques pour varices.
Bougies et sondes.
Caleçons élastiques.

Ceintures hypogastriques, ventrières, de grossesse, etc.
Corsets orthopédiques.
Appareils contre l'écartement de la ligne blanche, contre l'onanisme, etc.
Traitement des fractures (gouttières, appareils silicaté, plâtré, de Scultet.)
Redressement des pieds-bots.
Spéculums, etc., etc.

NOMENCLATURE DES INVENTIONS PRINCIPALES
DE LA **MAISON GRANCOLLOT**, B. S. G. D. G.

1° **Bandage circulaire forgé à pelote énarthroïde**, pour la *Cure radicale des hernies.*

2° **Bandage-ceinture ombilical**, ne se déplaçant jamais.

3° **Ceinture hypogastrique à double pelote énarthroïde**, faisant office de la main.

4° **Hystérophore, releveur et redresseur de l'Utérus.**

5° **Hystérophore**, pour **cystocèle et rectocèle.**

6° **Hystérolabe**, instrument destiné à saisir le col de l'utérus, et à l'amener dans le champ du spéculum.

7° **Porte-pessaire en gimblette**, articulé.

8° **Appareil articulé** à courbe discentrique, solution simplifiée d'un problème de mécanique, remplaçant les roues dentées, les criquets et les clés.

9° **Appareil à extension forcée** pour le redressement et la rupture des adhérences de l'articulation tibio-fémorale.

10° **Béquille à rotule** ne glissant jamais.

11° **Robinet** du Docteur H. CHASSAING, pour tous appareils médicaux et chirurgicaux, pour irrigateurs, injecteurs, etc.

12° **Appareil** du Docteur H. CHASSAING, **pour le lavage des plaies.**

Consultations tous les jours non fériés, de midi à 2 heures

ABBADIE

PHARMACIEN

9, BOULEVARD BARBÈS — PARIS

Pâtes Alimentaires Ferrugineuses

d'ABBADIE

Tapioca, Semoule, Arrow-Root, Pâtes d'Italie

Toutes ces Pâtes sont d'une fabrication tellement parfaite qu'aucune couleur, ni odeur, ni goût ne peut révéler la présence du fer qui s'y trouve. Et cependant la proportion en est de 0,10 centigrammes par potage. Les Pâtes alimentaires ferrugineuses constituent donc un moyen aussi ingénieux qu'efficace de combattre et de prévenir l'anémie, et les estomacs les plus délicats, les vieillards et les enfants si souvent rebelles à toute médication pourront employer même sans s'en douter ce reconstituant de premier ordre.

Les Pâtes alimentaires ferrugineuses d'Abbadie contiennent le lactate de fer, le seul des sels ferrugineux qui ne produise aucune inflammation intestinale, malgré son emploi plus ou moins prolongé. Les personnes soucieuses de leurs dents pourront aussi en faire usage sans crainte de voir l'émail s'altérer. Enfin, M. Abbadie s'est appliqué à composer un produit d'un emploi facile, éminemment reconstituant, et n'ayant plus les inconvénients des médicaments forfifiants connus jusqu'à ce jour.

Les Pâtes alimentaires ferrugineuses s'emploient dans les potages au lait et les consommés.

ENSEIGNEMENT SUPÉRIEUR LIBRE

ÉCOLE & HOPITAL DENTAIRES DE PARIS

Fondés par Souscription publique en 1880

SUBVENTIONNÉS PAR LA VILLE DE PARIS

PARIS — 23, Rue Richer, 23 — PARIS

DIRECTEUR : M. LE DOCTEUR **Th. DAVID**

ANNÉE SCOLAIRE 1885–1886

CONSEIL DE DIRECTION

Président **Em. LECAUDDEY**, chirurgien-dentiste, médecin de la Faculté de Paris.

Vice-Présidents : P. **POINSOT**, chirurgien-dentiste, professeur à l'École dentaire de Paris ;

WIESNER, chirurg.-dent., dentiste de la Légion d'honneur.

Secrétaire général : **Ch. GODON**, chirurgien-dentiste, E. E. D. P., chef de clinique à l'Hôpital Dentaire, ex-Président du Cercle des dentistes de Paris.

Année Scolaire 1885-1886

CORPS ENSEIGNANT

PROFESSEURS

A. AUBEAU, docteur en médecine de la Faculté de Paris.

Th. DAVID, chirurg.-dent., doct. en médecine de la Faculté de Paris.

DECAUDIN, docteur en médecine de la Faculté de Paris, ex-interne des hôpitaux de Paris.

G. DENTY, docteur en médecine de la Faculté de Paris, ex-interne des hôpitaux de Paris, médecin de l'hôpital de Bicêtre.

FAUCHER, docteur et lauréat de la Faculté de médecine de Paris, ex-interne des hôpitaux de Paris.

GÉRARD, docteur ès-sciences, professeur agrégé à l'École supérieure de pharmacie de Paris.

LEVETT, chirurgien-dentiste, D. D. S. de New-York.

POINSOT, chirurgien-dentiste.

PRENCRUEBER, doct. en médecine, chirurgien des hôpitaux de Paris.

L. THOMAS, docteur en médecine de la Faculté de Paris.

G. VIAU, chirurgien-dentiste, D. E. D. P., ex-chef de clinique à l'École Dentaire de Paris.

PROFESSEURS SUPPLÉANTS

P. MARIÉ, docteur en médecine de la Faculté de Paris, licencié ès-sciences naturelles, pharmacien de 1re classe.

G. BLOCMAN, chirurgien-dentiste, D. E. D. P., médecin de la Faculté de Paris.

Chefs de Clinique : MM. BLOCMAN, L. BIOUX, R. CHAUVIN, P. DUBOIS, Ch. GODON, M. LAGRANGE, RONNET. chirurgiens-dentistes, D. E D. P.

Démonstrateurs : MM. REGNARD, TUSSAUD, DE LEMOS, GIRET, HEIDÉ, LEGRET, LEMERLE, PREVEL, PIGIS, W. Ed. PREST, HORAY, Chirurgiens-dentistes, D. E. D. P.

Chef du Laboratoire de prothèse : M. POIRIER.

Adjoint : M. PIGIS, D. E. D. P.

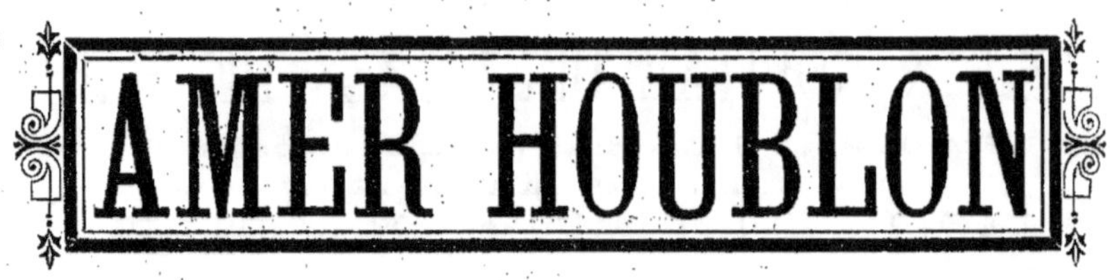

Comme son nom l'indique, le houblon fait la principale base de cette liqueur *apéritive, hygiénique, digestive*, tonique au premier chef.

Les plantes amères qui y sont ajoutées, telles que le lichen, l'écorce d'orange, la gentiane et l'orge torréfié, forment avec le houblon la plus heureuse combinaison.

Cet apéritif, éminemment hygiénique, ne renferme ni essences, ni alcools empirenmosiques, en un mot, aucun des produits employés dans beaucoup de liqueurs similaires si nuisibles à la santé.

Cet amer, faiblement alcoolisé d'alcool de vin, constitue une des meilleures boissons de ce genre et joint à ses qualités toniques et apéritives, celle d'être employée comme digestif et de pouvoir être bue pure après comme avant le repas.

DÉPOT A PARIS:

B. LAFOURCADE

15, Rue de Saint-Quentin, 15.

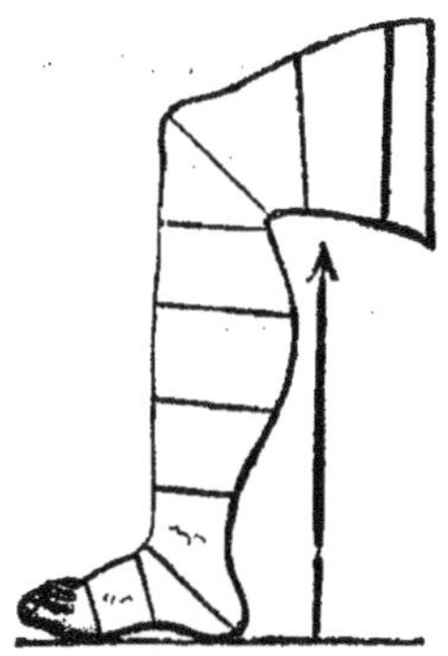

MAISON DE CONFIANCE
BOURDON

11, RUE DES ÉPINETTES, 11

FABRIQUE SPÉCIALE DE BAS ÉLASTIQUES
POUR VARICES, EN COTON, FIL & SOIE

Ceintures, Genouillères élastiques, Chaussettes pour Entorses

PARIS-BATIGNOLLES

PARFUMERIE DES ANGLAISES

T. LOVIS

PARIS, 189, Faubourg Poissonnière, PARIS

Produits de 1re Qualité

Spécialité de Poudre de riz hygiénique

BAUME DE BEAUTÉ

Fard incomparable, inoffensif, se fixant à la peau d'une manière absolue ne laissant aucune trace d'application factice et résistant même au lavage.

La Poudre de riz hygiénique de T. LOVIS

189, Faubourg Poissonnière, Paris,

est faite uniquement avec des fleurs de grains 1re qualité et de racine d'iris à l'exclusion de tous blancs de métal. Elle possède toutes les qualités désirables d'adhérence, de finesse et de blancheur.

Elle a réuni, à juste titre, les suffrages du jury de l'Exposition d'Hygiène de l'Enfance.

Elle est particulièrement recommandée par les docteurs les plus éminents pour la toilette des bébés et des grandes personnes.

PARIS ★ 77, Boulevard Sébastopol, 77 ★ PARIS

Mme GOCEL
BANDAGISTE
Spécialité pour Dames & Enfants

Bandages herniaires, Ceintures hypogastriques et Tricots
CORSETS ORDINAIRES ET ORTHOPÉDIQUES, BAS POUR VARICES

BIBERON DE MARGUERITE

BREVETÉ S. G. D. G.

SANS AUCUNE PIÈCE SI SOUVENT RENOUVELABLE

SIMPLICITÉ. — PROPRETÉ. — HYGIÈNE

Ce Biberon supprime l'emploi si nuisible des tubes en caoutchouc; il n'épuise pas l'enfant, aussi est-il l'objet de nombreuses recommandations dans le monde médical.

DÉPOT CENTRAL : A. BAZIN

PARIS — 7, Rue des Gravilliers, 7 — PARIS

FABRIQUE SPÉCIALE D'APPAREILS

DE

Prothèse et d'Orthopédie

V. LE BELLEGUIC

ORTHOPÉDISTE, MÉCANICIEN, BANDAGISTE

Breveté S. G. D. G.

PRIZE MEDAL, LONDRES 1862. — MÉDAILLE ARGENT, PARIS 1867.

Appareils pour le Traitement des difformités de la taille et des membres, etc.

CORSETS ORTHOPÉDIQUES

BÉQUILLES SIMPLES ET PLIANTES

Pour voyages

BANDAGES DE TOUTES ESPÈCES, CEINTURES, etc.

CORSETS DE TOILETTE

51, et 53, Galerie Vivienne

Anciennement 23, rue d'Aboukir, et 7, rue des Saints-Pères

PARIS

SOCIÉTÉ DES GARDE-MALADES

Fondée en 1875

GARDES POUR LES MALADES

ET

GARDES SPÉCIALES POUR LES DAMES EN COUCHES

à toute heure du Jour et de la Nuit

Siège de la Société : 2, rue Buffault

AU COIN DE LA RUE DU FAUBOURG-MONTMARTRE (anciennement rue Buffault, nº 10).

PARIS

NOTA. — Garde-Malades parlant l'Anglais, l'Allemand, l'Espagnol.

Eau Parisienne Hygiénique

35 MÉDAILLES

12, Place Bréda, PARIS

En lotions, souveraine pour l'hygiène de l'épiderme et des yeux, prévient, dissipe gerçures, boutons, inflammations, larmoiement, sérosités, granulations, rougeurs des paupières et du visage, conserve, *fortifie la vue*, en évite toute gêne. Indispensable aux artistes pour prévenir les affections de la gorge et fortifier la voix.

Envoi franco flacon d'essai contre 2 fr. timbres-poste ou mandat.

SAVON SUPÉRIEUR

SANS ACIDE

Pour l'hygiène et la beauté de la peau.

Envoi franco contre 1 fr. 75 ou 3 fr. 25 la boîte de 3 pains.

Avec l'emploi de

L'ANTI-COR-FRANÇAIS

VÉGÉTAL, SANS ACIDE

Plus de malaises occasionnés par les cors, durillons, etc.

SOULAGEMENT INSTANTANÉ !

Envoi franco avec notice contre 2 fr. 25 timbres-poste au dépôt général de l'Eau Parisienne hygiénique, chez Mesdames ROQUEBLAVE.

12, Place Bréda, PARIS.

MME BRIÈRE

EX-ÉLÈVE SAGE-FEMME

Employée et recommandée par MM. les Docteurs

FAIT LES MASSAGES MÉDICAUX ET CONTRE L'OBÉSITÉ

Frictions, Pose de Ventouses, Électricité

Gymnastique de Chambre pour Enfants et Demoiselles. — Garde de Dames en couches

Se rend à domicile.

7, Rue Montenotte, PARIS.

BOUCHAGE DE SURETÉ

Breveté S. G. D. G.

Plus de Fraudes, ni de Contrefaçons

Ces **Bouchons de sûreté** sont indispensables aux Pharmaciens, Laitiers, Distillateurs, Liquoristes, Négociants en cognac, Alcools et Huiles, Parfumeurs désireux d'éviter la Fraude et la Contrefaçon de leurs Produits.

Diplôme d'honneur à l'Exposition Alimentaire et Vinicole de Paris 1887

Médaille d'or à l'Exposition de l'Hygiène de l'Enfance, Paris 1887

GAUTHIER & CIE

17, Rue Le Peletier, 17

PARIS

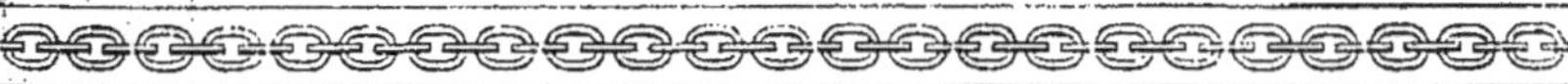

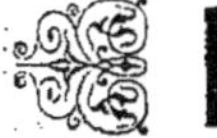 # LA SAINT-CYRIENNE 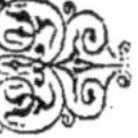

Liqueur digestive sans rivale

RÉCOMPENSES AUX EXPOSITIONS 1885 — 1886 — 1887

1 DIPLOME D'HONNEUR, 3 MÉDAILLES D'OR

Cette délicieuse liqueur, fabriquée avec des plantes aromatiques et à base de cognac est très digestive ; elle est appréciée du public pour son goût exquis.
Un verre pris après le repas facilite une bonne digestion.

J. CHAPUT

Paris. — 45, rue Pixérécourt, 45. — Paris

ENTREPOT AU PRÉ SAINT-GERVAIS : Route Stratégique, n° 78.

HUILE DE QUINQUINA

DE

L. PANAFIEU ET CIE

70, Rue Rochechouart. — PARIS

Seuls inventeurs de ce Produit qui arrête la chute des Cheveux, les fait repousser
et les empêche de blanchir par un usage continù.

Cette invention date du 18 mai 1867, certifiée par le Tribunal de Commerce.
DOUZE ANNÉES DE SUCCÈS

Prix des Flacons : *1 fr., 1 fr. 50, 2 fr. 50, 3 fr. et 5 fr.*

Se trouve dans toutes les Maisons qui tiennent de la Parfumerie

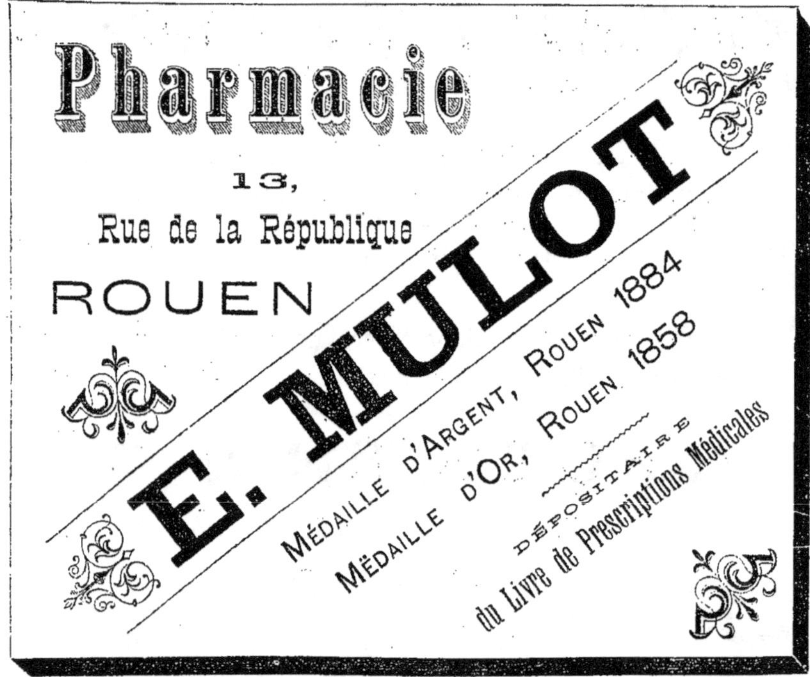

LECOMTE Chimiste, 10, rue de la Chaussée-d'Antin, 10
ENTRESOL — TÉLÉPHONE

EAU JEANNE D'ARC

Hygiénique et Prophylactique pour la Toilette intime

Cette eau prévient le relâchement des tissus, les démangeaisons, écorchures, ulcérations
et autres affections si fréquentes chez la femme; elle est donc par excellence hygiénique
et prophylactique, contrairement à différentes eaux parfumées contenant des essences
nuisibles qui, par un usage constant, amènent toujours des irritations.

Une dame seule, préposée à la vente, est chargée de répondre, soit de vive voix,
soit par lettre ou par téléphone, à toutes les demandes.

Prix du flacon : **10** fr. — Départements (franco) : **11** fr.

E. LOISON

PARFUMEUR CHIMISTE

BOULEVARD DE STRASBOURG, PARIS

Lotion ferrugineuse, alcoolisée

préparée

à l'Huile de Noisettes

Cette **lotion médicale**, composée de substances ferrugineuses, est d'une supériorité incontestable, son action est prompte, elle enlève radicalement les pellicules de la tête, et fait disparaître les démangeaisons.

Elle est indispensable pour les soins et la propreté du cuir chevelu.

Son usage prévient la chute des cheveux, par suite de la disparition des affections qui la provoquent.

Ses qualités sont des plus hygiéniques à tous les points de vue.

En se frictionnant au moins une fois par jour, pendant trois semaines, la tête la plus malade sera dans un état parfait de propreté.

Prix du Flacon : **3** francs

POMMADE
CONTRE LES PELLICULES

Cette pommade est d'une efficacité surprenante. Sa supériorité sur tous les autres produits similaires est incontestable.

Elle est indispensable pour les soins de la tête. Elle possède une action remarquable contre les démangeaisons et les pellicules.

Elle arrête la chute des cheveux et rend aux cheveux grisonnants leur état primitif.

Recommandée à ceux qui veulent conserver une belle chevelure.

Son succès dans le monde élégant est un des gages les plus certains de son efficacité.

ASSAINISSEMENT DE PARIS

Chlorure de Zinc concentré

DÉSINFECTANT-ÉGASSE

CHIMISTE

FOURNISSEUR DE LA VILLE DE PARIS

De Lyon, Marseille, Alger, Blidah, Cherbourg, Toulon, Niort, Orléans, Lille, Le Mans, Roubaix, Tourcoing, St-Quentin, etc., et des Chemins de Fer.

L'assainissement de Paris ne peut être assuré qu'autant que la désinfection des fosses sera complète et permanente. Pour obtenir ce résultat, il suffit d'une opération très simple consistant à absorber et à fixer tous les gaz méphitiques contenus dans ces fosses et à détruire tous les éléments de fermentation, au moyen du chlorure de zinc concentré, qui est reconnu par les expériences du Conseil d'hygiène comme le désinfectant le plus économique, le plus puissant, n'ayant ni odeur ni acidité, et ne possédant aucun des inconvénients du phénol ou de l'acide phénique qui masquent les odeurs sans les détruire. D'après l'analyse du Laboratoire de Chimie du Muséum d'histoire naturelle, il résulte qu'un kilogramme de ce **DÉSINFECTANT-ÉGASSE** absorbe et fixe : 418 litres 19 centilitres de sulfhydrate d'ammoniaque, 583 litres 94 centilitres de carbonate d'ammoniaque et 180 litres 43 centilitres de gaz ammoniacal.

Quant aux tinettes ou fosses mobiles, elles sont encore, pour les habitants de la maison, plus dangereuses que les fosses fixes, par cette raison que les eaux, projetées dans les tuyaux de chute, ont pour effet, en tombant, de déplacer une colonne d'air qui vient frapper sur les matières, lesquelles, par suite de cette pression, s'échappent par le couvercle de ces tinettes imparfaitement closes et répandent, dans les caves des maisons, un air vicié et pernicieux qui ne tarde pas à gagner les étages supérieurs. Pour remédier à cet inconvénient des tinettes, il suffit de mélanger un peu de **DÉSINFECTANT-ÉGASSE** avec l'eau employée habituellement chaque jour aux soins ordinaires de propreté.

M. EGASSE se charge d'effectuer et de garantir, jusqu'à la vidange, la désinfection de toutes les fosses moyennant **un franc** par mètre cube.

Pour les Ordres et Commandes, écrire ou s'adresser à l'Usine ÉGASSE, Rue de La Chapelle, 20, à Paris.

PRIX DE VENTE :

Au Détail, le Litre		**2** fr.
— le Flacon		**1** "
Par Tourie, le Kilo		**1** »

Vente au DÉTAIL, 20, Rue de La Chapelle

Farine Paidiophile

Préparée par A. D'ENCAUSSE

DEXTRINIFIÉE	DIASTASÉE
DIGESTIVE, LÉGÈRE	NUTRITIVE, ASSIMILABLE

ALIMENT LE PLUS SAIN & LE PLUS RECOMMANDÉ

POUR LES

Enfants en Bas Age

Approuvé et Recommandé par les Médecins et les Sages-Femmes

L'alimentation si intimement liée à l'hygiène, est pour les jeunes enfants surtout, une question d'éxistence.

On a vendu jusqu'à ce jour de nombreuses sortes de farines; mais la préparation de la plupart est mal comprise ou incomplète et détermine souvent la diarrhée si fatale aux jeunes enfants.

La **Farine Paidiophile** n'a aucun de ces inconvénients, elle est « infermentescible », se prépare à tous les liquides et principalement au lait frais.

Par ses qualités digestives, la **Farine Paidiophile** peut être donnée aux enfants après leur naissance sous forme de bouillie claire ou délayée au lait du biberon. On peut la préparer sans la faire cuire, avec du lait chaud seulement.

On pent au besoin la préparer à l'eau pure, au bouillon gras et au beurre ; l'alimentation sera aussi complète.

L'usage de la **Farine Paidiophile** rend les enfants robustes, les aide à franchir facilement les périodes difficiles de la dentition et du sevrage. Ils sont exempts, malgré leur développement de cette mauvaise graisse qui se forme au détriment des muscles et des os, conséquence d'une mauvaise nutrition.

Vente en gros chez Ch. D'ENCAUSSE

A NEUILLY-PLAISANCE

Dépôt à Paris : CHEZ MM. MICHELET ET LESUEUR, 9, rue des Guillemites.
ET DANS LA PLUPART DES PHARMACIES.

INSTITUT ORTHOPÉDIQUE

Directeur : Eugène DAGUIN

85, Rue Myrrha, 85

PARIS

COURS ET LEÇONS HYGIÉNIQUES — ÉDUCATION PHYSIQUE
Du Jeune Age

Etant demeurés, pendant de longues années, attachés comme professeurs et instructeurs dans les gymnases de l'Etat et les principaux établissements de ce genre, à Paris, nous avons été à même d'en apprécier les qualités et d'en remarquer les défauts.

Ces derniers peuvent se réduire à deux chefs, contre lesquels il est urgent de réagir. L'un a trait aux exercices violents qu'il faut laisser aux acrobates et qui ne sont pas sans danger pour les élèves ; l'autre, qui entraîne aussi à de graves inconvénients, consiste à vouloir faire de la gymnastique *médicale* en dehors des médecins.

HEURES DES COURS ET LEÇONS

ESCRIME

Lundis, Mercredis et Vendredis, de 8 h. à 10 h. du soir ;
Mardis, Jeudis et Samedis, de 4 h. à 6 h.   —
Tous les Dimanches (*fêtes exceptées*), de 10 h. à 11 h. 1/2 mat.

DANSE & MAINTIEN

Mardis, Jeudis et Samedis, de 8 h. à 10 h. du soir.

GYMNASTIQUE (Enfants)

Lundis, Mercredis et Vendredis, de 4 à 5 h. et de 5 à 6 h. soir
(deux cours)
Jeudis, de 2 h. à 3 h., et les dimanches, de 9 à 10 h. matin.

MASSAGE & ÉLECTRICITÉ

Lundis, Mardis, Mercredis, Vendredis et Samedis, de 1 à 4 h.
Jeudis, de 3 à 4 h.

Des heures spéciales seront réservées aux personnes qui, d'après l'avis ou les prescriptions de leur médecin, voudront suivre des cours particuliers.

35, Rue Saint-Lazare, 35

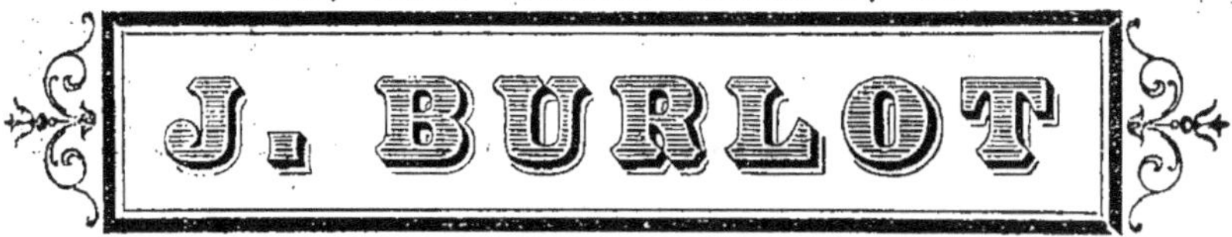

INVENTEUR & FABRICANT

D'APPAREILS de GYMNASTIQUE de CHAMBRE

BREVETÉ S. G. D. G.

Médailles aux Expositions Universelles

EMPLOI HYGIÉNIQUE

DES PRODUITS DU

PIN SYLVESTRE

Contre les RHUMATISMES

LAINE, OUATE, TISSUS, HUILE & SAVON

Fabriqués par **REYNAUD**, 22, *rue de la Paix.*

L'éloge des préparations pharmaceutiques, faites avec diverses parties du **Pin Sylvestre**, n'est plus à faire ; mais il y avait encore à appliquer *hygiéniquement* ce que la médecine utilisait pharmaceutiquement.

PRODUITS TEXTILES

LAINE VÉGÉTALE BRUTE, s'emploie comme laine à matelas, pour tous les objets de literie ; elle donne des émanations balsamiques et repousse les insectes parasites. Cette laine n'a pas besoin d'être cardée, un battage sur les deux faces suffit.

OUATE VÉGÉTALE, s'emploie comme la ouate ordinaire, mais jouit en outre de pro priétés balsamiques.

LA FLANELLE DE PIN SYLVESTRE, LA COUVERTURE DE LAINE VÉGÉTALE, jouis- sent aussi des mêmes propriétés.

PRODUITS HYGIÉNIQUES

L'HUILE ÉTHÉRÉE DE PIN SYLVESTRE est anti-rhumatismale, anti-lymphatique, anti-scrofuleuse. On l'applique en friction.

ESPRIT DE PIN pour la toilette intime.

SAVON BALSAMIQUE D'HUILE ÉTHÉRÉE DE PIN, recommandé par son action tonique.

PARFUMERIE ORIENTALE

8, Boulevard Montmartre, 8

CEINTURE ISMAEL

La **CEINTURE ISMAEL** qui se porte la nuit est d'une inocuité parfaite, douce et agréable, elle ne peut gêner en aucune façon.

Elle est faite en flanelle et jaconas glacé, ce dernier placé sur la peau, les plantes sont renfermées entre ces deux tissus et conservent leurs propriétés jusqu'à la fin.

Elle fait diminuer de 5 centimètres par mois, quelquefois plus, quelquefois moins, suivant le tempérament des personnes ; mais l'emploi d'une seule ceinture, suffit toujours pour arriver au résultat désiré.

Il suffit ensuite de la mettre deux fois par semaine pour en ressentir les bons effets.

La **CEINTURE ISMAEL** enveloppe le ventre, les hanches et monte jusqu'au creux de l'estomac.

Lorsque l'on donne une commande il suffit de prendre la mesure du corps sur le milieu du ventre, et comme hauteur la distance du bas ventre à l'estomac.

Ces ceintures sont faites sur mesure ; les prix varient suivant les dimensions, de **30 à 50 fr.**

Eau Minérale Ferrugineuse

DE

FONTAINE - BONNELEAU

(Oise)

Ferrugineuse-Bicarbonatée, Sodique

Eau de Table sans rivale

AFFECTIONS

auxquelles cette Eau est spécialement applicable :

Lymphatisme. — Faiblesse générale, constitutionnelle ou acquise. — Dyspepsie. — Digestions difficiles. — Chlorose et Anémie. — Affections du foie. — Diabète. Goutte. — Gravelle. — Catarrhe vésical.

L'exploitation de ces Sources, entreprise en 1770, se trouva brusquement arrêtée à la Révolution de 1789. Exploitées de nouveau en 1858, elles furent, à cette époque, l'objet d'une demande d'expertise de la part de M. le Ministre de l'Intérieur. M. le docteur O. HENRY, Professeur à l'Académie de Médecine de Paris, fut chargé d'analyser les sources et fit, à cette occasion, un rapport des plus favorables, qui permet d'apprécier les avantages que présentent ces Eaux tant au point de vue médical, que comme Eau hygiénique de table.

Pour renseignements : H. CHATEL, 6, Rue des Haudriettes, PARIS

SEIVE JEUNE

33, Rue Stéphenson, 33

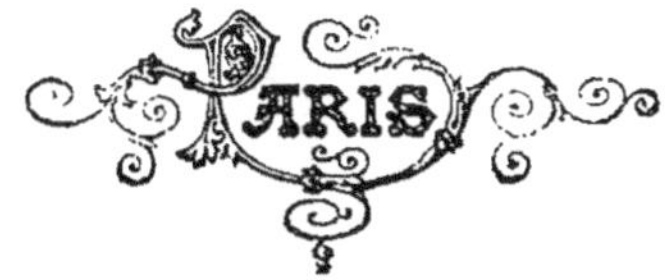

Seul dépositaire, pour la France et ses Colonies

DE

l'Eau Princesse de Table

Approuvée par l'Académie de Médecine française en date du 29 juin 1886.

Autorisée par décret ministériel du 14 Septembre et acceptée par les Académies étrangères.

CONSEILS

EN ATTENDANT LE MÉDECIN

ET

PRINCIPES D'HYGIÈNE

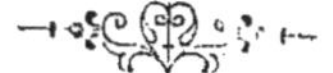

Nous n'avons pas, dans le petit recueil qui suit, la prétention d'indiquer les moyens complets de combattre les différentes affections et maladies qui peuvent attaquer l'organisme. De pareils conseils ne pourraient être qu'imprudents. Il est de toute nécessité, lorsque survient le mal, d'avoir recours aux lumières de l'homme de l'art.

Néanmoins, dans bien des cas, la personne atteinte d'une légère indisposition, néglige d'y porter l'attention nécessaire ; ces conseils peuvent renseigner le malade, la plupart du temps, sur le degré de gravité de l'indisposition dont il est atteint et le mettre en garde contre les conséquences que pourrait entraîner sa négligence à les combattre.

Dans les cas urgents, tels que blessures, brûlures, fractures, empoisonnements, axphyxie, etc., alors que l'arrivée du médecin peut se faire attendre, ce manuel indique quels sont les soins immédiats à donner au blessé.

Ce travail s'adresse aux mères de famille, aux maisons d'éducation, aux instituteurs, etc. Son but n'est pas de remplacer le médecin comme dans beaucoup d'ouvrages similaires, mais de donner, à ceux qui l'ont entre les mains, les notions médicales indispensables, permettant d'aider intelligemment le praticien.

CONSEILS

EN ATTENDANT LE MÉDECIN

ET

PRINCIPES D'HYGIÈNE

Abcès. — Amas de pus, dans le tissu cellulaire, résultant d'un travail inflammatoire.

Il est assez facile à distinguer des *épanchements, infiltrations, kystes purulents, dépôts*.

On distingue : 1° les *abcès phlegmoneux* ou *chauds* provenant d'une inflammation *aiguë*; 2° les *abcès froids* ou *chroniques* provenant d'une inflammation chronique; 3° les *abcès par congestion*.

Abcès phlegmoneux. — Cet abcès est superficiel, on le reconnaît en outre à la *fluctuation :* au toucher, le doigt a la sensation du déplacement d'un liquide. Le pus est épais, d'un jaune verdâtre.

Traitement. — Diète, repos, purgatifs légers, *cataplasmes émollients* tièdes.

Si l'abcès arrive à maturité, il faut alors recourir à une incision qui doit toujours être faite par un médecin ; une main inexpérimentée pourrait léser des organes importants.

Dans le but d'empêcher l'incision de se refermer trop vite, y introduire une mèche de charpie enduite de cérat. Cataplasmes de fécule tous les quatre ou cinq heures.

Les abcès profonds ne peuvent être diagnostiqués que d'après les signes d'inflammation et les troubles des fonctions de l'organe.

Abcès froids ou chroniques. — Ils se forment la plupart du temps vers les régions occupées par les ganglions lymphatiques, au cou, aux aines, aux aisselles. Ils présentent peu de rougeur et de chaleur et proviennent ordinairement d'une constitution scrofuleuse.

Traitement. — Employer d'abord les fondants : *pommade iodurée, onguent mercuriel*. Ouvrir ensuite l'abcès lorsqu'il est mûr. Injections au vin aromatique, à l'alcool ou à l'eau phéniquée.

Comme traitement général, faire usage de l'huile de foie de morue ou du sirop d'iodure de fer.

ABCÈS PAR CONGESTION. — Cet abcès provient généralement d'une nécrose.

Traitement.—Suivre un régime tonique; après ouverture de l'abcès, pratiquer des ponctions répétées et tenir la plaie à l'abri de l'air.

Abeilles (Piqûres d'). — Retirer l'aiguillon à l'aide d'une petite épingle et frotter la partie piquée avec une goutte d'alcali volatil étendue dans trois ou quatre gouttes d'huile.

Accouchement. — En attendant l'arrivée de l'accoucheur ou de la sage-femme, si l'accouchement est subit, faire coucher la femme de façon à ce que le bassin soit un peu plus élevé que la tête; éloigner les personnes qui ne sont pas nécessaires à l'accouchement.

Si, pendant le travail, la femme semble épuisée, lui faire prendre soit un consommé, soit un peu de vin vieux, soit encore un petit verre de bon cognac ou de bon rhum.

Avoir soin de préparer du fil de lin ou de la soie avec des ciseaux, pour faire la ligature.

Lorsque l'expulsion est terminée, si l'enfant n'a pas la face bleuâtre, qu'il respire librement et gesticule, faire une ligature sur le cordon ombilical à environ quatre doigts de l'ombilic ou nombril, faire un double nœud et répéter cette même opération à quatre doigts de la première du côté de la mère. Couper le cordon dans l'intervalle des deux ligatures.

Si l'enfant était violacé, avait de la peine à respirer, couper le cordon par le milieu et laisser couler un peu de sang. Faire la ligature ensuite. Dans ce cas, opérer des frictions dans la région du cœur de l'enfant avec un peu d'eau-de-vie chaude ou de vinaigre.

Laver ensuite l'enfant à l'eau tiède et l'envelopper de langes chauffés. Laisser ensuite la femme couchée sans être délivrée jusqu'à l'arrivée de l'accoucheur.

Si l'enfant était dans un état de mort apparente, le tenir suspendu en l'air par les aisselles en lui imprimant des secousses pour faire entrer l'air dans les poumons.

Acné. — V. *Peau* (Maladie de la).

Alcool. (Empoisonnement par).—V. *Alcoolisme aigu.*

Alcoolisme. — Nous ne nous occuperons pas de l'état *chronique* qui exige un traitement spécial, cette maladie étant une forme de l'aliénation mentale.

Dans le cas d'*alcoolisme aigu* provoqué par une ingestion exagérée de spiritueux, provoquer les vomissements s'ils n'ont pas lieu naturellement, puis stimuler l'organisme et prévenir les congestions par l'emploi du café, de l'acétate d'ammoniaque, des sangsues, de la glace, des sinapismes.

On ne saurait trop veiller lorsqu'un cas semblable se présente ; cet état, en se prolongeant, peut entraîner la mort.

Adénite. — Inflammation des glandes et ganglions lymphatiques (V. *Abcès*).

Albuminurie (*Néphrite albumineuse*).—Cette maladie est provoquée par une altération des reins qui diminuent et s'atrophient. La maladie est caractérisée par la présence dans l'urine d'une quantité notable d'albumine et par l'hydropisie, soit de la face, soit des membres. On peut reconnaître la présence de l'albumine dans l'urine en en faisant bouillir une petite quantité ; l'albumine forme un précipité qui tombe au fond du récipient sous un aspect floconneux. Les principales causes de cette affection sont : le refroidissement, la scarlatine, les fièvres paludéennes, l'abus des boissons alcooliques.

Traitement. — Ne pas s'exposer au froid ni à l'humidité ; faire un grand usage du lait comme boisson, régime alimentaire substantiel.

Allaitement. — V. aux *Principes d'hygiène*.
Spécialités. — *Sirop et sel Jolivet.* (V. p. 202.)

Aliénation (*Folie*). — Dérangement des facultés intellectuelles. Il revêt une grande variété de formes. Sans vouloir nous occuper du traitement de cette maladie qui exige la science d'hommes compétents, traitement qui varie suivant les tempéraments, les causes, la forme de l'affection, nous n'allons que passer en revue les différents états qu'elle prend.

1° *Monomanie*, délire partiel, exclusif à une idée fixe. En dehors l'esprit paraît sain.

2° La *manie*, qui consiste dans un état d'exaltation. Le malade est dans une agitation continuelle, accompagnée d'excitation et de fureur. Par moment il a quelques éclairs de raison.

3° *Démence*. Affaiblissement et suppression plus ou moins prononcée des facultés intellectuelles.

4° *Idiotie*. Arrêt des fonctions intellectuelles plus ou moins prononcé.

Alopécie. — Chute des cheveux et des poils; elle diffère de la *calvitie* qui consiste dans la perte des cheveux, soit par l'âge, soit pour toute autre cause.

L'alopécie survient généralement à la suite d'affections dartreuses ou d'un état maladif : fièvre, syphilis, travaux intellectuels exagérés, emploi d'ingrédients irritants.

Traitement. — Tenir la tête dans le plus grand état de propreté, employer des lotions émollientes et toniques pour rendre la vitalité à la racine des cheveux.

Amaigrissement. — Provient d'une altération des fonctions digestives ou respiratoires, soit par suite d'affections constitutionnelles telles que: *gastrite, phtisie, cancer, syphilis constitutionnelle, etc.*, ou bien encore d'une alimentation insuffisante, d'un excès de travail, de chagrin, d'alcoolisme, etc., en un mot par suite de tout ce qui peut favoriser les pertes de l'économie.

Il faut toutefois tenir compte de la maigreur naturelle tenant au tempérament de l'individu.

Comme dans beaucoup d'affections du même genre, il faut d'abord agir contre la cause, puis suivre un régime fortifiant : viandes rôties, bière, beurre, vins généreux, etc.

Amaurose ou *Goutte sereine*. — Affaiblissement ou perte totale de la vue, survenant sans altération des milieux de l'organe. Elle est partielle ou générale. C'est un symptôme d'affections variées : lésions de la rétine, compression ou paralysie des fibres du nerf optique, paralysie du nerf optique par hémorrhagie, abcès, gommes au cerveau, paralysie générale, méningite. L'albuminurie et le diabète entraînent aussi quelquefois l'amaurose.

Aménorrhée *(absence des règles)*. — Présente trois cas : lorsque le flux menstruel n'a jamais paru, lorsqu'il coule à peine, lorsqu'il est supprimé accidentellement.

Le premier cas provient souvent d'une maladie organique, de la chlorose ou d'une santé débile.

Le deuxième cas tient aussi aux causes précédentes, surtout à la chloro-anémie. Il est accompagné de malaise, de coliques, maux de cœur.

Quant au troisième cas, la suppression subite, il a pour cause l'immersion des extrémités dans l'eau froide ou une forte émotion.

Il présente quelquefois du danger.

Dans les deux premiers cas, le traitement doit s'adresser à la cause qui amène l'affection.

On emploie le plus généralement les fortifiants, ferrugineux, huile de foie de morue, iodure de fer, les exercices modérés en plein air sont aussi recommandés.

Si la femme est chlorotique, on traite la chlorose, si elle est pléthorique, faire prendre des bains de siège tièdes.

Quand il y a suppression subite des règles, les ramener à l'aide de bains de siège chauds et par l'emploi d'emménagogues (safran, armoise, absinthe, etc.).

Amygdalite. — (V. *Angine tonsillaire*).

Anémie. — État morbide caractérisé par la diminution des globules du sang et l'augmentation de la partie aqueuse ou sérum ; elle est analogue à la chlorose.

L'anémie peut provenir d'une alimentation insuffisante du séjour dans les grandes villes, de séquestration ou bien d'hémorrhagies, d'affections aiguës ou chroniques.

Les symptômes les plus frappants sont : la décoloration de la peau et des lèvres, l'affaiblissement général, les névralgies, l'essouflement, les palpitations de cœur.

On traite cette maladie par les ferrugineux, les amers, le quinquina, le coca.

Le séjour à la campagne ou aux bords de la mer est recommandé.

Spécialités. — *Vin Fievet*. (V. p. 179.) — *Vin Rousseau*. (V. p. 336.) — *Elixir ferrugineux de Cathala*. (V. p. 218.) — *Vin toni-nutritif-amer de Porthé*. (V. p. 211.) — *Elixir du docteur Pelletan*. (V. p. 215.)

Angine.—Inflammation du pharynx, le symptôme le plus frappant provient de la difficulté que l'on éprouve à avaler. Il faut distinguer l'angine de la *laryngite*, inflammation de la muqueuse des premières voies respiratoires.

On distingue différentes sortes d'angines.

1° ANGINE SIMPLE. — Caractérisée par la gêne ou une sensation douloureuse que l'on éprouve en avalant. Cet état provient de l'inflammation de la muqueuse de l'arrière-bouche, elle est causée par l'humidité, le froid humide, aux pieds surtout.

On la traite en gardant la chambre, par l'usage de gargarismes émollients ou astringents (miel rosat, ratanhia), purgations légères.

Si l'angine a le caractère chronique, user d'eaux minérales spéciales, en boisson ou en pulvérisation.

2° ANGINE TONSILLAIRE OU AMYGDALITE ou encore vulgairement *esquinancie*, caractérisée par le gonflement et l'inflammation des amygdales. Elle a les mêmes causes que l'angine simple, mais elle entraîne en outre de la fièvre, de la suffocation.

Cette inflammation disparaît le plus souvent par résolution, pourtant elle se termine quelquefois par un abcès.

Dès le commencement de la maladie, on peut chercher à l'enrayer par des gargarismes aluminés, chloratés ou du miel liquide.

Si la maladie suit son évolution, il y a formation d'abcès.

Lorsque les amygdales sont indurées, on a recours à l'excision.

3° ANGINE COUENNEUSE. — La caractéristique de cette angine est, outre les symptômes que l'on rencontre dans les autres cas, la formation d'une fausse membrane, se présentant par plaques irrégulières, ayant l'aspect de couennes, d'un blanc jaunâtre, quelquefois noires, se détachant par petits morceaux.

Ces symptômes sont accompagnés de fièvre, du gonflement des ganglions sous-maxillaires; l'haleine devient infecte, la figure est pâle et boursouflée, la voix altérée.

Si les fausses membranes gagnent le larynx et la trachée-artère, c'est alors le *croup*.

La gravité de cette maladie consiste principalement dans la gangrène et la résorption purulente produite par les fausses membranes.

Traitement. — La première précaution à prendre consiste dans la destruction des couennes au fur et à mesure de leur formation, soit avec l'acide chlorhydrique, soit avec le nitrate d'argent; cette opération doit se répéter plusieurs fois par jour. On se sert d'un petit bâton garni d'une boule de coton ou de charpie solidement fixée. Administrer un vomitif au début.

Soutenir l'état général et user de gargarismes émollients.

Lorsque l'angine présente un caractère gangréneux, on la reconnaît aux ulcérations livides, à la fétidité de l'haleine, à l'altération profonde de la face; toucher les parties atteintes avec un pinceau enduit d'un antiseptique.

Dans ce cas, du reste, la présence d'un médecin est plus qu'indispensable.

4° ANGINE DE POITRINE. — Douleur violente derrière le sternum et dans la région du cœur avec accompagnement de suffocation, d'angoisse. Cette maladie est surtout provoquée par la marche sur un plan incliné.

Traitement anti-nerveux. — Ne pas tarder à consulter le médecin.

Ankylose. — Suppression plus ou moins absolue des mouvements d'une articulation.

Elle affecte principalement le genou et le coude.

L'*ankylose* est *complète* ou *incomplète* :

Dans le premier cas, les surfaces articulaires étant soudées, la maladie est incurable.

Dans le deuxième cas, on peut la guérir par l'usage des douches de vapeur, le massage, par des mouvements gradués imprimés au membre atteint et par l'usage de certaines eaux thermales.

Anthrax. — Tumeur inflammatoire affectant le tissu sous-cutané et le derme, se terminant par la production de bourbillons et provoquant l'apparition de symptômes généraux assez graves. Il surgit le plus souvent au cou, dans le dos, sur les épaules. Le distinguer du furoncle avec lequel il offre certains rapports.

L'anthrax se présente sous la forme d'une tumeur inflammatoire, circonscrite, très dure, très douloureuse, d'un rouge foncé, avec chaleur brûlante, qui acquiert souvent plusieurs centimètres de diamètre et amène de la fièvre chez le malade.

Abandonné à lui-même, la peau se perfore en plusieurs points et laisse couler un pus sanguinolent.

Traitement. — Lorsque la suppuration est formée, on procède par une incision en croix pour expulser les bourbillons. Cataplasmes émollients et antiseptiques, puis charpie enduite d'onguent digestif.

ANTRAX MALIN, dit *Charbon* — (V. *Pustule Maligne*).

Antiphlogistiques. — Moyens employés pour combattre l'inflammation.

Antiseptiques. — Médicament combattant la décomposition des tissus organiques (*eau phéniquée, permanganate de potasse, chlorure de zinc, etc.*)

Antispasmodiques.— Employés pour combattre les spasmes, désordres nerveux, etc. (*chloral, éther, oranger, bromure de potassium, etc.*)

Aphonie. — Privation de la voix, en ce sens que le malade ne peut articuler aucun son. Si l'aphonie résulte de la compression ou de la destruction des nerfs laryngés, elle est incurable ; lorsqu'elle provient d'un accident quelconque, émotion violente, hystérie, employer les antispasmodiques, les révulsifs cutanés.

Employer pour les inhalations, l'inhalateur-pipe Jolivet. (V. p. 202.)

Aphtes. — Petites ulcérations blanchâtres qui se développent sur la muqueuse de la bouche et du pharynx.

On les traite par des boissons adoucissantes (décoctions de guimauve, laitue avec du lait). Si les ulcérations sont douloureuses, les toucher avec de l'alcool ou de l'eau de Cologne ; usage de gargarismes au chlorate de potasse. Remplacer les boissons émollientes par des astringents et des boissons acidulées.

Aphtes des nouveaux-nés (V. *Muguet*).

Apoplexie. (*Coup de sang*). — Épanchement de sang au cerveau, produisant la suspension subite et plus ou moins complète de l'action cérébrale.

Les phénomènes de l'apoplexie sont toujours subits. Ils peuvent se manifester sous les trois formes suivantes : 1° Le malade tombe privé de sentiment et de mouvement, la face est injectée, le pouls est plein ; la stupeur cesse au bout de quelques instants et, ou le malade se rétablit sans conserver aucune trace notable de son attaque, ou le coma laisse après lui une hémiplégie, l'embarras ou la perte de la parole d'une façon persistante ou passagère.

2° Le malade éprouve un mal de tête violent, il tombe dans un état voisin de la syncope, la face est pâle, le pouls faible, le corps froid, puis le coma survient. L'hémiplégie est plus rare dans ce cas.

3° Le malade se trouve subitement paralysé d'un côté du corps et perd la parole, ou du moins la langue est fortement embarrassée. Cet état persiste pendant un temps plus ou moins long.

Traitement. — Lorsque l'accident survient, desserrer les habits du malade, l'exposer à l'air frais, appliquer des sinapismes aux membres inférieurs et des compresses froides sur le front.

Emploi de bains de pieds à la moutarde, purgatifs et lavements au sel.

Les personnes sujettes à ces accidents, doivent suivre un régime doux, avoir toujours le ventre libre. Si l'on prévoit une congestion, prendre un bain de pieds à la moutarde, ou appliquer des sangsues aux chevilles des pieds.

Arthrite. — Inflammation aiguë ou chronique d'une articulation.

Il faut la distinguer des rhumatismes ou de la goutte qui se portent à la fois ou successivement sur plusieurs articulations. Elle résulte la plupart du temps, soit du froid, soit d'un traumatisme ; à la suite d'une maladie infectieuse des voies urinaires.

Elle se manifeste par de la rougeur, de la douleur, une tuméfaction de la jointure. Il se produit souvent, dans la suite, un épanchement séreux.

On combat cette affection par des cataplasmes émollients et par l'immobilité du membre ; ensuite employer les frictions avec un onguent fondant.

Asphyxie. — Mort apparente par suite de l'arrêt des fonctions respiratoires ou d'un empoisonnement par les voies de la respiration.

Il existe différents cas d'asphyxie :

1° OBSTACLE A L'INTRODUCTION DE L'AIR DANS LES POUMONS.— (*Asphyxie par la chaleur, corps étranger dans les canaux respiratoires, baillon, etc.*)

Exposer le malade au grand air après avoir supprimé l'obstacle, le déshabiller ou tout au moins desserrer ses vêtements, puis rétablir la respiration en insufflant directement de l'air dans les poumons ou en faisant jouer les bras de haut en bas, de la tête à la poitrine et en comprimant un peu cette dernière dans le but de faciliter l'expulsion de l'air. Frictions sèches excitantes sur la peau. Ne pas se décourager si les résultats se font attendre, certains asphyxiés sont revenus à la vie après une heure ou deux de mort apparente.

Lorsque le malade a repris ses sens, lui faire prendre un cordial, du vin ou du café.

2° ASPHYXIE PAR LES GAZ DÉLÉTÈRES. — (*Gaz d'éclairage, charbon, air vicié des caves, puits. fosses d'aisance, égout.*)

Exposition au grand air la tête élevée, frictions sèches sur le corps, aux pieds, aspersion d'eau ; frapper la paume des mains avec force ; lavements froids au vinaigre ou au sel, faire respirer avec précaution de l'ammoniaque ou des sels d'Angleterre, insuffler de l'air dans les poumons. *Ne rien faire boire avant que la respiration ne soit rétablie.* Persister toujours et quand même dans le traitement.

Lorsque le malade est revenu à lui-même, s'il a des nausées, lui administrer un vomitif et un lavement purgatif.

3° NOYÉS. — Placer le malade sur le côté droit de façon à lui faire rendre l'eau qu'il a pu ingérer, débarrasser la bouche et le nez des mucosités ; chatouiller les narines, faire respirer de l'ammoniaque ou des sels d'Angleterre ou du vinaigre, frictions ; briques chaudes aux pieds, lavements au sel marin ou au vinaigre.

Rétablir la respiration par les moyens indiqués dans les cas précédents. Une fois qu'elle est rétablie, administrer une boisson réconfortante, puis une potion éthérée ou alcoolisée.

Éviter les lavements et fumigations de tabac, la suspension par les pieds, les secousses violentes, les boissons avant le rétablissement de la respiration.

4° PENDUS. — Couper le nœud de la corde et *ne pas attendre l'arrivée d'un magistrat ;* même traitement que pour les noyés, frictions soutenues. S'il y a congestion, pratiquer une saignée aux pieds quand on est à même de le faire.

5° ASPHYXIE PAR LE FROID. — Ne pas placer de suite le malade dans un milieu chaud. Ramener la chaleur lentement par des frictions avec de la neige, puis à l'eau glacée, puis dégourdie, puis tiède ; aspersion d'eau, insufflation d'air dans les poumons. Faire respirer de l'ammoniaque ensuite, frictions sèches, lavements irritants. Administrer au malade une infusion de thé, en dernier lieu lui faire boire un liquide reconstituant (vin généreux).

Asthme. — Affection nerveuse se manifestant par une respiration difficile, de l'essoufflement, de l'oppression. Elle est ordinairement périodique et se manifeste le plus souvent le soir et la nuit. En dehors des accès la santé n'est nullement altérée.

Si l'asthme provient d'une affection de l'organisme (maladie du cœur ou des poumons), traiter tout d'abord la maladie qui en est cause.

Puis, lors des accès, même lorsque l'asthme provient uniquement d'une affection nerveuse, donner de l'air dans la pièce où l'on séjourne, garder le repos et le silence, fumer des cigarettes arsénicales, ou moitié tabac. moitié feuilles de belladone. Respirer la fumée de papier nitré.

Les personnes sujettes à l'asthme doivent éviter les refroidissements, l'humidité, renouveler souvent l'air dans les appartements et être sobres.

Astringents. — Ont la propriété de resserrer les tissus *(alun, tannin, perchlorure de fer, etc.)*

Spécialité. — *Produits Philippe.* (V. p. 217.)

Attaques de nerfs. — Crises violentes, survenant quelquefois sans motif apparent, mais ordinairement provoquées par des chagrins, la colère, les émotions.

Desserrer les vêtements, faire respirer du vinaigre, de l'éther, des sels. Le mieux est encore de jeter quelques gouttes d'eau sur la figure et d'éloigner les importuns.

Avortement *(fausse couche)*. — Expulsion du fœtus avant qu'il ne soit viable, il diffère en ce sens de l'accouchement prématuré.

Il provient ou d'un état maladif de la mère, ou de causes accidentelles (émotion violente, chute, blessure, etc.). Les symptômes sont : une grande lassitude, de la pesanteur dans le ventre, des douleurs et un écoulement de sang.

Dans le but d'empêcher l'avortement, la femme doit se mettre au lit, user de potions calmantes. Prendre des lavements froids laudanisés.

Lorsque l'avortement se produit, après l'expulsion du fœtus, s'il y a hémorrhagie, appliquer des linges mouillés froids sur le bas ventre, cataplasme de glace pilée ; dans le cas contraire, il n'y a pas lieu d'intervenir immédiatement.

Battements de cœur. PALPITATIONS. — (V. *cœur*, maladies du).

Bégaiement. — Difficulté dans la parole, consistant dans la répétition saccadée des syllabes en particulier et l'empêchement de l'articulation des syllabes. Le bégaiement provient d'un trouble nerveux, on le traite principalement en faisant lire lentement et à haute voix le sujet.

Blessures. — (V. *plaies*).

Boulimie (*faim exagérée*). — Elle est quelquefois nerveuse, on la combat alors par des opiacés. Généralement, elle est un indice de dyspepsie, de la présence du tœnia.

Blépharite. — Inflammation des paupières, caractérisée à l'état aigu par une tuméfaction plus ou moins considérable des téguments des paupières, avec tension, chaleur et douleur. Il se produit en même temps une sécrétion de larmes abondante. On la combat avec des topiques émollients, des boissons délayantes et une diète sévère. Une fois l'inflammation terminée, remplacer les lotions émollientes par des résolutifs.

Bourdonnements d'oreilles. — Sorte de sensation subjective de l'ouïe qui se présente sous forme de tintement ou de sifflement. Cette affection ne provient pas toujours d'une lésion matérielle des organes auditifs, elle semble alors dépendre des bruits artériels. Mais le plus souvent la cause dépend d'une affection de l'ouïe. Le traitement des bourdonnements varie suivant les causes qui les engendrent.

Boutons [V. *Peau* (maladie de la)].

Spécialité. — *Eau Parisienne.* (V. p. 245).

Bronchite. — Inflammation de la membrane muqueuse des bronches. L'impression du froid en est la cause la plus ordinaire. La bronchite légère, vulgairement appelée *rhume*, se traite avec des tisanes ou des pâtes adoucissantes et en évitant le contact du froid ou de l'humidité.

LA BRONCHITE AIGUE se manifeste par une vive chaleur à la poitrine, une toux sèche, par l'expectoration. La peau est sèche, le pouls dur.

La durée de la bronchite est d'environ de huit à dix jours, elle passe quelquefois à l'état *chronique*.

Traitement. — Garder le lit, vésicatoires volants sur la poitrine, boissons pectorales, infusions aromatiques.

BRONCHITE CAPILLAIRE. — C'est une des formes graves de la bronchite à cause des profondeurs où elle parvient. Elle se distingue par une toux fréquente, l'expectoration de mucosités filantes ou jaunâtres. Ce genre de bronchite se présente le plus souvent chez les enfants et les vieillards. Il est nécessaire d'agir vivement dans ce cas.

BRONCHITE CHRONIQUE (*catarrhe*). — Elle est la conséquence d'une bronchite aiguë ou d'une affection cardiaque, goutteuse, etc. Elle est caractérisée par une toux habituelle, une expectoration muqueuse. Dans ce cas, la tuberculose survient quelquefois.

Traitement. — Porter de la flanelle, user des expectorants ; administrer souvent des vomitifs pour dégager les bronches, fumigations de benjoin, de genièvre ; enfin recourir aux eaux minérales sulfureuses.

Spécialité. — *Sirop et pâte Lebeault.* (V. p. 173).

Brûlures. — Le traitement varie suivant la gravité des brûlures.

Lorsqu'il n'y a que l'épiderme d'atteint (brûlures du premier et du deuxième degré), la guérison est rapide. Compresses d'eau froide, puis pansement au cérat ou avec de l'huile mélangée à du blanc d'Espagne ou de la craie.

Si la brûlure ne provoque pas d'ampoules, étendre une couche de collodion sur la surface atteinte.

Lorsque les muscles et les os sont atteints, que la peau et les chairs sont carbonisées, d'un aspect jaunâtre ou noir; déshabiller le malade. Même traitement immédiat que pour les autres cas ; éviter aux parties atteintes le contact de l'air.

Lorsque la suppuration s'établit, pansement antiseptique.

Spécialité. — *Pommade Vallet.* (V. p. 211).

Calculs. — Concrétions pierreuses qui se forment dans certaines parties du corps.

Ils s'observent particulièrement dans la vessie, *calculs vésicaux* ; dans les *reins* (V. gravelle); dans le vésicule du foie, calculs *biliaires* [V. foie (maladies du)]; dans les articulations (V. goutte).

Calvitie. — Chute des cheveux d'une manière permanente, soit par les progrès de l'âge, soit par hérédité.

La distinguer de l'*alopécie.*

Cancer. — Tumeur provenant d'un état morbide général, s'assimilant les tissus où elle se développe. Le cancer offre plusieurs variétés dites *squirrheuses, encéphaloïdes.*

Le cancer, lorsqu'il est ulcéré provoque des hémorrhagies.

Il affecte de préférence, chez la femme, les seins et l'utérus; chez l'homme, le scrotum et le rectum; et, chez les deux sexes, l'intestin et l'estomac.

Les débuts de la maladie sont à peine perceptibles, mais lorsque les progrès du mal sont plus avancés, la peau prend une teinte jaune paille, les douleurs deviennent fréquentes, les ganglions voisins de la tumeur s'engorgent, il se produit une série de troubles dans l'organisme et de symptômes amenés par la *cachexie cancéreuse.*

Le cancer varie dans ses symptômes, suivant le siège qu'il occupe.

Son diagnostic est des plus difficiles.

CANCER ÉPITHÉLIAL (*Ulcère chancreux, cancer des ramoneurs*). Variété qui a son siège principalement à la lèvre inférieure, à la langue, au scrotum. C'est une petite tumeur qui se transforme en une espèce de poireau, puis l'ulcération se produit, entraînant une douleur lancinante.

Ne rien faire lorsque la tumeur reste à l'état de verrue. Si les progrès du mal s'accentuent, cautériser fortement.

Carie dentaire.— (V. *Dents*).

Carreau. — Affection des ganglions mésentériques, avec tuméfaction et dureté du ventre, amaigrissement et trouble des fonctions nutritives. Elle est ordinairement consécutive à la présence de tubercules dans l'intestin et est liée généralement à la phtisie.

Cette maladie assez rare est particulière aux enfants.

On suit le traitement de la phtisie et des scrofules. Au point de vue hygiénique, faire prendre des bains salés, aliments fortifiants et d'une digestion facile; reconstituants.

Catalepsie. — Cessation momentanée de la motricité. Elle est le symptôme de différentes névroses ou d'un état hystérique.

L'explosion de l'attaque est subite; on peut la provoquer souvent. Le corps reste dans la position où il se trouvait. On peut mettre le corps, les membres dans telle position que l'on veut, comme si la volonté du cataleptique y présidait. La contracture des muscles dans ce cas est bien supérieure à celle qu'elle a dans l'état normal. Les manifestations intellectuelles et la sensibilité sont supprimées, soit qu'il y ait abolition de la sensation et de l'entendement, soit qu'il y ait absence de la faculté d'expression. Le système musculaire est seul atteint; la circulation, la respiration sont indemnes (V. *Hypnotisme*).

Cataplasmes. — Délayer la substance destinée à former le cataplasme, en versant par parties de l'eau bouillante en

quantité suffisante. Une partie de substance donne généralement trois parties de cataplasme. Il doit être léger et peu
épais.

Cataracte. — Opacité formant voile entre la pupille et le
corps vitré de l'œil, de manière à empêcher les rayons lumi-
neux de parvenir à la rétine.

Elle peut être le résultat d'une violence extérieure; l'hérédité a une grande influence sur son développement. Cette
affection ne se produit guère qu'après l'âge de quarante ans.

Le début de la maladie est lent; le malade a la vue faible,
il voit des brouillards, des mouches volantes, il éprouve des
douleurs dans les yeux et des maux de tête. La cécité arrive
à être complète lorsque les deux yeux sont atteints, mais la
lumière se distingue toujours des ténèbres.

Le seul remède à apporter à la cataracte complète est
l'opération consistant dans l'abaissement, l'extraction ou le
broyement du cristallin.

Catarrhe pulmonaire. — V. *Bronchite.*
CATARRHE VÉSICAL. — V. *Vessie.*

Caustiques. — Agents désorganisateurs des tissus employés pour établir des exutoires, arrêter la gangrène, détruire
les virus, percer les abcès (*potasse caustique, ammoniaque,
chlorure de zinc, nitrate d'argent, etc.)*

Cautère. — Agent dont on se sert pour désorganiser une
portion des tissus organiques et la convertir en *escarre.*

Cauchemar. — Sentiment d'oppression sur la région
épigastrique pendant le sommeil. Cet état finit par un réveil
en sursaut, après une anxiété extrême.

Il provient souvent d'une digestion difficile ou d'une fausse
position du corps; d'autres fois à la suite d'affections morales
ou d'une surexcitation cérébrale.

Le traitement consiste à prévenir le retour des causes qui
provoque cet état. Recourir aux calmants lorsqu'il y a
surexcitation du système nerveux, distractions.

Céphalalgie (*Mal de tête*). — Elle dépend souvent de l'état
maladif d'un autre organe ou est le symptôme d'une maladie.
Elle disparaît dans ce cas avec la cause qui l'a produite. Elle
est aussi provoquée par la chlorose, l'anémie, l'excès de travaux intellectuels. Elle est aussi nerveuse; on la dénomme
dans ce cas *Migraine.*

On traite la cause du mal de tête, s'il provient soit de la fièvre, de la suppression des règles, d'un rhumatisme, de la congestion. Si le mal de tête est périodique, il est causé par des *névralgies* (voyez ce mot).

Champignons (Empoisonnement par les). —V. *Empoisonnement*).

Charbon (Asphyxie par le). —V. *Asphyxie.*

Chaleur (Asphyxie par la). — V. *Asphyxie.*

Chlorose. — Maladie qui affecte spécialement les jeunes filles à l'époque de la puberté ; caractérisée par la pâleur excessive, une teinte jaunâtre de la peau, la blancheur de la conjonctive, la dyspepsie, des nausées, des palpitations, de la lassitude, de la tristesse.

C'est une sorte d'anémie qui ne diffère de la chlorose que par ses causes.

Cette maladie cède facilement à un traitement judicieux.

Régime tonique, exercices du corps, emploi des amers et des ferrugineux, huile de foie de morue chez les sujets lymphatiques. Usage de certaines eaux minérales. L'hydrothérapie est recommandée.

Spécialités. — *Vin Moulin* (v. p. 169). — *Elixir du D*r *Pelletan* (v. p. 215). — *Mixture ferrugineuse, tonique, d'Emery* (v. p. 206).—*Elixir de Cathala* (v. p. 218).

Choléra morbus.—Maladie aiguë épidémique, originaire d'Asie, rapide dans sa marche, très grave et dont les symptômes les plus apparents consistent en des vomissements fréquents d'aspect bilieux, puis blanchâtres ; des selles répétées, aqueuses et des crampes douloureuses dans les muscles des membres. Les orbites sont entourés d'un cercle violacé et brunâtre, la peau prend une teinte livide.

Choléra sporadique. —Il diffère du choléra asiatique en ce qu'il est beaucoup moins grave ; il se manifeste surtout pendant les chaleurs de l'été.

Traitement. — Dans la première période, dite de refroidissement, réagir par des frictions répétées, des sinapismes, des briques et couvertures chaudes. Emploi à forte dose de boissons stimulantes (menthe, chartreuse, élixir de préférence, vins généreux, etc.).

Ne pas cesser les soins avant que la chaleur ne soit revenue.

Dans la période de réaction, lavements laudanisés, potions calmantes.

Choléraine. — Forme légère du choléra sporadique, caractérisée par un malaise subit, des selles fréquentes. On calme cette maladie par des lavements adoucissants, le repos et la diète.

Spécialité comme désinfectant. — *Phénol Bobœuf* (v. p. 173).

Chorée. — Maladie caractérisée par des mouvements continuels, irréguliers et involontaires des muscles du système locomoteur. Elle est surtout particulière aux jeunes filles. Une émotion vive, la frayeur, la chlorose, l'anémie, les mauvaises habitudes, la présence des vers y prédisposent.

Pour la traiter, supprimer d'abord les causes. Hydrothérapie, exercice en plein air, emploi du bromure d'or, bromure de potassium.

Clignotement (*des yeux*) — Mouvement répété et involontaire par lequel on rapproche les paupières l'une de l'autre avec rapidité.

On traite cette affection, fréquente chez les enfants, par un régime tonique et une gymnastique oculaire consistant à fixer un objet pendant longtemps.

Cœur (*Maladies du*). — Les principales maladies qui affectent cet organe sont : 1° l'*hypertrophie*, augmentation de poids du cœur avec épaississement de ses cavités dont la capacité est ou n'est pas accrue ; 2° les *palpitations*, provenant soit de l'anémie, d'une affection nerveuse, de l'abus du café, du tabac, ou d'une lésion du cœur ; 3° *pericardite*, inflammation du péricarde ou membrane externe du cœur ; 4° *Altérations des orifices et des valvules*, affection propre aux personnes d'un certain âge.

Hypertrophie. — Dans cette affection, le pouls est plein, il y a tendance aux congestions de l'organe, aux maux de tête, aux palpitations qui diffèrent des palpitations nerveuses par leur intermittence. Elle est causée souvent par l'abus du café, du tabac, par des exercices physiques exagérés. On la traite d'abord en supprimant les causes qui peuvent l'avoir engendrée, en évitant les stimulants, les alcools. Préparation de digitale de temps à autre.

Palpitations. — Elles n'ont pas de gravité quand elles ne proviennent pas d'une lésion du cœur ; sur le moment elles se calment en respirant un peu d'éther; quand elles persistent, employer le bromure de potassium ou la digitale sous toutes ses formes.

Péricardite. — Elle est causée la plupart du temps, soit par un coup dans la région du cœur, un rhumatisme aigu articulaire, une fièvre éruptive. Les symptômes de la péricardite sont une douleur vive au-dessus du sein s'accentuant par la pression, la toux; les battements du cœur sont plus forts, plus fréquents et désordonnés. Le malade éprouve de la gêne en respirant et est souvent sous l'influence de la fièvre. C'est une maladie grave. Il appartient à un médecin seul, d'en indiquer le traitement.

Altérations des orifices et des valvules. — Elles se produisent, soit par suite d'épaississements et d'adhérences, soit par des incrustations qui s'opposent à leurs mouvements ordinaires. La goutte, les rhumatismes articulaires, l'alcoolisme, la vieillesse, déterminent la plupart du temps cette affection.

Dans la première phase de cette maladie, qui accompagne souvent l'hypertrophie, le malade est sujet à de l'oppression, à de la suffocation; les pommettes et les lèvres sont violacées. Dans la deuxième phase, il se produit une sorte d'hydropisie du ventre et des membres inférieurs. Cette maladie est des plus graves, surtout dans la deuxième phase. Dans la première, il faut suivre un régime physique et moral qui évite toute action directe sur le cœur. Eviter les refroidissements, l'usage des alcools, user du lait comme boisson.

Coliques. — Douleurs siégeant dans l'abdomen et résultant la plupart du temps de tensions et de contractions de l'intestin.

Elles sont dues à plusieurs causes et par suite, forment plusieurs variétés :

1° Colique d'estomac provenant d'une gastralgie (*V. ce mot*).

2° Colique hépatique, conséquence de calculs dans le foie. (*V. Foie*, maladies du).

3° Colique néphrétique, conséquence de calculs dans les reins. (*V. Gravelle*).

4° Colique des peintres, colique de plomb, qui caractérise l'empoisonnement par ce métal. (*V. Empoisonnement*).

5° Colique menstruelle qui précède ou accompagne l'évacuation menstruelle ou qui est due à la suppression de cette évacuation.

6° COLIQUE NERVEUSE OU ENTÉRALGIQUE. Ce cas, un des plus fréquents est souvent causé par l'impression du froid, de la constipation. Les personnes qui habitent les pays chauds en sont souvent affectées. On traite cette colique par des calmants, lavements laudanisés, infusions aromatiques, quelques gouttes de laudanum dans un verre d'eau sucrée.

7° COLIQUE VENTEUSE produite par les gaz renfermés en trop grande quantité dans l'intestin. Même traitement que pour la colique nerveuse, y ajouter cependant des infusions d'anis, de mélisse.

8° COLIQUE DE MADRID ou *végétale* provoquée par l'ingestion en très grande quantité de fruits crus ou l'usage de boissons glacées ou par la mauvaise qualité des vins ou des eaux.
L'opium associé aux purgatifs est employé avec succès.

9° COLIQUE DE MISERERE, *occlusion intestinale*, provenant soit de l'accumulation des matières fécales dans l'intestin, soit d'un étranglement ou d'une torsion de la partie de l'intestin appelée colon. Ce cas est souvent grave et lorsque les symptômes sont inquiétants, ballonnement du ventre, anxiété, hoquet, vomissements bilieux, que la face s'altère, que le pouls devient petit, il faut appeler le médecin au plus vite.
En attendant, purgatifs actifs, lavements à l'eau de seltz, bains prolongés tièdes.

Collyres. — Médicaments employés pour les maladies des yeux.

Congélation (*V. Asphyxie par le froid*). — Lorsque la congélation n'atteint que certaines parties du corps, les extrémités sont le plus généralement atteintes. Procéder par des frictions avec de la neige, puis de l'eau froide ; éloigner les malades du feu.

Congestion cérébrale. — (*V. Apoplexie*).

CONGESTION PULMONAIRE. Accumulation de sang dans les vaisseaux bronchiques ou pulmonaires. Elle est souvent déterminée, soit par un obstacle circulatoire, soit par la présence de tubercules ou un état goutteux. Les symptômes sont à peu près les mêmes que ceux de la pneumonie ; la congestion est pourtant caractérisée par la marche de la fièvre qui persiste et tombe le 3° ou 4° jour. Les crachats ne sont pas visqueux.

Qand elle se fait rapidement, chez les personnes en bonne santé, que la congestion est dite *active*, se hâter de poser des sangsues, d'appliquer des ventouses et des sinapismes.

Dans le cas *passif* qui se présente généralement chez les vieillards, emploi de vésicatoires, d'expectorants.

Conjonctivite. — Inflammation de la conjonctive caractérisée par la rougeur de la membrane et un gonflement en rapport avec l'intensité de l'inflammation. Sa durée est variable, depuis quelques jours jusqu'à quelques semaines. Elle est occasionnée par la présence d'un corps étranger, une vive lumière, des émanations irritantes, le froid et l'humidité. Certaines personnes y sont prédisposées. On combat cette affection par des applications tièdes et émollientes, des collyres liquides. Dans la forme chronique, toucher avec le crayon au sulfate de cuivre.

Constipation. — Difficulté d'aller à la selle. Causes : nourriture échauffante, écarts de régime, négligence à se présenter à la garde-robe. — Effets : elle exerce une influence très fâcheuse sur l'état général, occasionne des maux de tête, de ventre, des troubles de la digestion, de la mélancolie, des hémorrhoïdes, des affections du foie, des intestins.

Médication : au lieu de lavements amollissant les tuniques intestinales et de purgatifs dont l'emploi répété cause une inflammation permanente de la muqueuse intestinale ; employer les **Grains Dumont** composés de plantes laxatives et rafraîchissantes dont l'action est à la fois douce et certaine. (V. page 256).

Contusions. — (V. *Plaies contuses.*)

Convalescence. — Période de transition entre la maladie qui n'existe plus et le retour complet de la santé et des forces.

Le convalescent doit toujours se trouver dans des conditions hygiéniques favorables. C'est principalement sur la nutrition qu'il doit apporter le plus de soin. Commencer par des aliments légers et digestifs, puis au fur et à mesure on passe aux aliments solides. Ajouter à ce régime des vins généreux, fortifiants et reconstituants.

Convulsions. — Contraction involontaire et instantanée des muscles.

Le traitement varie suivant les causes.

CONVULSIONS DES ENFANTS. — (V. *Eclampsie des enfants, Méningite.*)

Voir pour les autres cas : *Eclampsie, Chorée, Hystérie, Épilepsie,* etc.

Coqueluche. — Maladie caractérisée par une toux violente et convulsive revenant par quintes à des intervalles plus ou moins longs. Elle s'attaque surtout aux enfants; elle est épidémique et contagieuse.

C'est une maladie qui suit son cours; le traitement n'a pour but que de favoriser son évolution.

Employer les antispasmodiques, changer d'air s'il est possible. Lorsque les quintes sont pénibles et douloureuses, respirer de l'éther. Administrer fréquemment de légers vomitifs.

Précautions contre la contagion. — *Phénol Bobeuf.* (V. p. 173).

Cor. — Induration épidermique, dure et circonscrite qui se forme au-dessus des articulations des phalanges du pied. Il est ordinairement causé par les chaussures trop étroites et à semelles minces. Les cors deviennent plus douloureux par les temps humides, par suite de leur gonflement.

Pour éviter la douleur en supprimant la compression qui l'occasionne, on enlève de temps à autre l'épiderme durcie ou on applique dessus un anneau fenêtré en caoutchouc ou toute autre substance.

L'excision faite avec habileté, l'extirpation avec l'ongle ou un instrument ad hoc, sont les meilleurs moyens curatifs. La cautérisation présente toujours quelque danger.

Il est toujours préférable d'avoir recours aux gens spéciaux pour éviter les accidents.

Spécialités. — *Anti-cor Roqueblave* (v. p. 245). — *Pommade Vallet* (v. p. 234).

Corps étrangers (Introduction dans les tissus de). — Lorsqu'un objet quelconque a pénétré dans les tissus et n'offre pas de prise pour le retirer, inciser jusqu'à l'objet et le retirer avec de petites pinces. Insensibiliser la partie à opérer en la tenant pendant quelques minutes sous une compresse d'éther.

Si l'objet a pénétré trop profondément, appliquer sur la piqûre de l'onguent de la mère. La suppuration qui s'établit expulse le corps étranger.

Coup de sang. — (V. *Apoplexie.*)

Coup de soleil. — (V. *Insolation.*)

Coupure. — (V. *Plaies.*)

Coryza (*rhume de cerveau*). — Inflammation de la muqueuse du nez. Il est causé le plus communément par l'impression du froid. Cette affection se guérit ordinairement elle-même en ayant soin de se préserver du froid et de l'humidité. Les corps gras, les émollients sont de bons palliatifs.

Coryza chronique. Inflammation chronique de la muqueuse; dans cette forme il y a presque toujours épaississement de la membrane et souvent ulcération. Cette affection est généralement due à un état général morbide (scrofule, syphilis, herpétisme). Le médecin modifie alors le traitement suivant le tempérament.

Courbature. — Sensation de fatigue des membres, à laquelle se joignent l'abattement des forces et une grande lassitude. Si elle vient à la suite de travaux corporels pénibles ou d'exercices violents, le repos et les bains la dissipent. Si elle survient sans cause apparente, elle est le symptôme de quelque affection qui tend à se déclarer.

Crachement de sang ou *Hémoptysie* (V. ce mot).

Crampe. — Contraction douloureuse involontaire et spasmodique de certains muscles des membres. Elle résulte souvent d'une fausse position, elle survient assez fréquemment chez les nageurs, surtout lorsque l'eau est froide. Elle se passe la plupart du temps seule; si la crampe se prolonge, le massage du membre la fait disparaître.

Crampes d'estomac. — (V. *Gastralgie.*)

Crevasses. — (V. *Gerçures.*)

Spécialité. — *Pommade Vallet* (v. p. 234).

Croup. — Laryngite aigüe caractérisée par la formation de fausses membranes à la surface de la muqueuse du larynx. Il est contagieux et épidémique et se développe principalement chez les enfants.

Le croup se déclare quelquefois brusquement, mais la plupart du temps il se manifeste par un peu de fièvre, de la courbature, la perte de l'appétit, l'engorgement des ganglions sous-maxillaires, un gonflement et la rougeur des amygdales et du pharynx qui présentent des points blanchâtres.

Dans la deuxième période, la fausse membrane gagne le larynx en même temps que la fièvre augmente, la voix s'éteint, la toux est rauque et la suffocation apparaît ; le larynx est le siège d'une vive douleur. La respiration est bruyante et produit un sifflement caractéristique en même temps que la toux et la voix s'affaiblissent.

Aussitôt que l'on soupçonne la maladie, appeler un médecin. Vomitifs répétés pour faciliter l'expulsion des fausses membranes, cautérisation des plaques couenneuses dans le pharynx.

En dernier lieu on a recours à la trachéotomie.

Employer le Phénol Bobœuf. (V. p. 173.)

Cystite. — (V. *Vessie*, maladie de la).

Dartre. — Terme générique par lequel on a désigné beaucoup de maladies de la peau. Le mot dartre ne s'applique spécialement à aucune affection. (Voir *Peau*, maladies de la).

Décoction. — Consiste à faire bouillir dans l'eau les substances dont on veut tirer les principes solubles.

Défaillance. — (Voir *Syncope*).

Délire. — Désordre des facultés intellectuelles avec ou sans altération des facultés morales.

Il accompagne presque constamment les maladies inflammatoires du cerveau, les grandes fièvres. Il est encore provoqué par une névrose cérébrale, par l'inanition, l'anémie, par l'intoxication de l'alcool.

Le traitement du délire est celui de la maladie qui l'a provoqué. Dans les accès, il faut éviter de surexciter le malade et le surveiller avec soin ; lui promener des sinapismes sur les jambes.

Délirium trémens (*délire des alcooliques*). — Les symptômes sont un tremblement des membres et des lèvres, des hallucinations. L'alcoolique ne peut dormir, il est souvent dangereux. On combat le délire par le chloral, l'opium, le chlorhydrate de morphine en injection sous-cutanée.

Démangeaisons. — (Voir *Peau*, maladies de la).

Dents (maladies des).

Carie. — Altération la plus commune des dents. Les molaires sont le plus souvent atteintes. Elle paraît être engendrée, soit par l'accumulation du tartre sur les dents, l'impression du chaud et du froid, les acides.

Les constitutions scrofuleuses y prédisposent.

On arrête la carie lorsque la dent n'est pas trop avariée par le plombage ou l'aurification.

Lorsqu'une dent cariée provoque de la douleur, introduire dans la cavité une boulette de coton imbibée soit de laudanum, ou de tout autre calmant.

MAL DE DENTS OU ODONTALGIE. — Symptôme d'un grand nombre d'affections dentaires.

1° *Névralgie dentaire.* — Cette affection est intermittente, on la traite principalement par les sels de quinine.

2° *Odontalgie sanguine.* — Avec phénomènes inflammatoires accompagnés souvent de fluxion.

Employer un calmant sur les dents cariées, prendre des précautions hygiéniques, se tenir au chaud, bains de pieds dérivatifs.

3° *Odontalgie rhumatismale.*—Attaque aussi bien les dents saines que les dents cariées. Fréquentes dans les temps froids et humides.

Employer les calmants sur les dents cariées; précautions hygiéniques, granules d'aconitine.

4° *Odontalgie.* — Résultant d'une *gingivite* (voir ce mot).

5° *Odontalgie* causée par la periostéite alvéolo-dentaire.

Employer l'Eau de Mors. (V. p. 217.)

Dentition. — Ensemble des phénomènes de l'accroissement et de la sortie des dents.

On distingue deux dentitions, la dentition de lait qui est de vingt dents, et la dentition permanente qui est de trente-deux.

La première dentition commence vers le quatrième mois.

Lorsque la dentition est en retard, administrer du phosphate de chaux soluble. La deuxième dentition commence de 5 à 6 ans pour se terminer vers 15 ans. La dernière molaire ou dent de sagesse ne paraît guère avant 20 ans.

Troubles de la dentition. — Pendant l'évolution de la première dentition, les enfants sont sujets aux convulsions. aux insomnies, à la diarrhée, etc. Pour éviter ou pallier à ces accidents, favoriser l'éruption des dents en donnant à mâcher aux enfants une racine de guimauve, frictions sur les gencives avec des opiacés, bains tièdes.

Dans la première dentition, les seuls accidents qui soient réquents et graves proviennent du percement de la dent de sagesse inférieure. Lorsqu'il se produit des phénomènes inflammatoires de ce côté, accompagnés de névralgies, de bourdonnements, de troubles dans la vue, avoir recours au médecin.

Dépuratifs. — Médicaments dont la propriété est d'enlever au sang les principes qui altèrent sa pureté (*iodure de potassium, préparations sulfureuses, salsepareille, composés de mercure, etc*).

Dérivatifs. — Moyens consistant à attirer l'irritation dans un lieu différent de celui où elle est fixée (*sinapismes, vésicatoires, purgatifs, etc.*

Désinfectants (*acide phénique, chlorure de zinc, chlorure de chaux, etc.*)

Descente (voir *Hernie*).

DESCENTE DE MATRICE. — Abaissement de cet organe. Cette affection atteint la plupart des femmes qui se lèvent trop tôt après leurs couches.

Elle se manifeste par des douleurs aux reins, aux aines, de la pesanteur au périnée, des envies fréquentes d'urines, l'affaiblissement.

Lorsque l'abaissement est léger, douches sur les aines, bains froids, injections froides astringentes. Lorsque la descente est prononcée, l'utérus se refoule à l'aide d'un pessaire.

En cas de grossesse, éviter la marche et la fatigue pendant les premiers mois, et garder le lit assez longtemps après l'accouchement.

Diabète. — Maladie caractérisée par une excrétion abondante d'urine contenant en quantité plus ou moins notable de la *glycose* (sucre).

L'appétit augmente accompagné d'une soif incessante et d'amaigrissement. Au début, la maladie ne se révèle que par la sécheresse de la bouche, une soif vive, des envies d'uriner continuelles; la marche est lente. Lorsque ces symptômes se produisent, l'analyse des urines fixe entièrement sur le caractère de la maladie.

Le diabète affecte surtout les gens prenant peu d'exercice, obèses, grands mangeurs ou buveurs, goutteux. Il ne paraît guère avant 40 ans.

Traitement. — Dès le début, proscrire les aliments féculents ou sucrés (farineux, mie de pain, pommes de terre, haricots, etc.).

Se nourrir de préférence de pain de gluten, d'œufs, de viandes rôties, de légumes frais. En un mot suivre un régime tonique et réconfortant : emploi des alcalins, bicarbonate de soude, eau de Vichy, électricité, etc.

Diarrhée. — Evacuations liquides plus fréquentes qu'à l'ordinaire. Elle est causée souvent, soit par des aliments mal digérés, soit par les produits de la sécrétion du foie ou de l'intestin, soit par le changement de climat, de régime.

Elle est encore le symptôme d'affections inflammatoires ou organiques de l'appareil intestinal.

Faire disparaître d'abord la cause qui a provoqué la diarrhée, suivre un régime sévère, lavements froids laudanisés, astringents, *sous-nitrate de bismuth.*

Diarrhée des enfants. — (V. *Entérite*).

Employer les *Pastilles de bismuth opiacé d'Emery* (V. p. 207).

Diphtérie. — Maladie qui a pour caractère la formation de *fausses membranes* principalement sur les muqueuses des voies aériennes. La diphtérie est une maladie épidémique et que l'on considère comme contagieuse, elle s'attaque principalement aux enfants. Le grand danger consiste surtout dans la résorption des produits morbides.

Cette maladie exige la présence du médecin.

Diphtérie laryngée. — (V. *Croup*).

Diphtérie pharyngienne. — (V. *Angine couenneuse*).

Diurétiques. — Médicaments activant la sécrétion des urines. (*Chiendent, asperge, vin blanc, nitrate de potasse,* etc.)

Dyssenterie. — Inflammation intestinale caractérisée par de fréquentes évacuations de matières muqueuses, glaireuses, devenant avec les progrès de la maladie, séreuses, mêlées de lambeaux de membranes muqueuses et mélangées de sang.

Cette maladie est endémique dans les pays chauds, pendant les saisons humides dans les pays marécageux, dans les camps par suite de l'encombrement et de la mauvaise nourriture.

Dans la forme grave ou *maligne*, employer le calomel, le charbon pulvérisé ; dans les pays chauds, l'ipécacuanha donne d'excellents résultats.

Dans la forme *chronique*, suivre un régime sévère, même traitement, moins énergique pourtant ; usage des eaux de Vals et de Vichy. Bains de vapeur. Avoir soin de porter de la flanelle sur le ventre.

Dyspepsie. — Etat morbide caractérisé par un ensemble de troubles permanents dans les fonctions de la digestion ; elle tient tant à l'altération du tissu de l'estomac que de l'intestin. L'appétit est faible; après les repas, le malade éprouve un sentiment de pesanteur à l'estomac, la bouche est empâtée, il est sujet à des renvois acides et à la morosité.

Le traitement varie suivant les causes et le tempérament du malade. En général les amers, l'eau de Vichy, les eaux gazeuses, le charbon végétal en poudre, donnent de bons résultats. Proscrire les aliments indigestes.

Dyspepsie nerveuse ou *crampoïde* caractérisée par des crampes d'estomac. Elle est peu grave. Administrer des calmants. — (Voir *Estomac* maladie de l').

Spécialités. — *Vin tonique Rousseau* (V. p. 336). *Juglandine Ferouillat* (V. p. 205).

Eclampsie. — Affection convulsive qui s'observe dans le bas âge et chez les femmes en couche.

Eclampsie puerpérale (femmes en couche). — Elle apparaît surtout pendant les deux derniers mois de la grossesse, ou dans les accouchements laborieux.

L'accès est constitué par des convulsions, la perte de connaissance, l'insensibilité. Il dure de 1 à 5 minutes et se prolonge exceptionnellement plus longtemps.

Au moment des accès, saignée, purgatifs, puis chloral, bromure de potassium ; la présence du médecin est indispensable.

Eclampsie des enfants. — *(Convulsion des enfants.)* Elle survient lors de la première dentition, causée par une maladie du cerveau.

L'enfant se raidit, la tête renversée en arrière, le regard fixe, la face est violacée, la respiration bruyante, les doigts crispés.

Bains prolongés, compresses froides sur le front, cataplasmes à la moutarde, aux membres inférieurs, administrer un antispasmodique.

Echauffement. — (V. *Constipation.*)

Employer les pilules parisiennes de Porthé. (V. p. 247.)

Eczéma. — Affection superficielle de la peau ou des muqueuses dont les principaux symptômes sont : de la rougeur, une sécrétion séreuse et une exfoliation de l'épiderme (voir *Peau, maladies de la*).

Effort. — Douleur survenue dans le corps d'un muscle par suite d'une violente contraction de ses fibres. La région lombaire en est le plus souvent affectée.

Embarras gastrique (*catarrhe de l'estomac.*) — Trouble de la digestion qu'on observe à la suite de variations du temps, d'écarts de régime. Il est surtout le symptôme de la gastrite.

Les symptômes consistent dans un mal de tête plus ou moins violent, la perte de l'appétit, l'amertume de la bouche, la blancheur de la langue, des nausées, la constipation.

Le malade a quelquefois un peu de fièvre.

On combat cette affection par des purgatifs et des vomitifs.

Embolie. — Obstruction produite dans le système circulatoire (veines et artères) par un caillot sanguin, entraîné jusqu'à une artère trop petite pour le laisser passer.

L'embolie provoque la gangrène, la mortification dans les membres et l'apoplexie ou le ramollissement cérébral.

Emménagogues. — Médicaments rappelant l'écoulement menstruel *(safran, aloès, armoise, etc.)*

Emollients. — (*Guimauve, mauve, lin, quatre-fleurs, etc.*)

Emphysème du poumon. — Variété de l'asthme. — Dilatation des petits canaux pulmonaires produite par l'air atmosphérique. Elle est souvent la conséquence d'une bronchite chronique, en général de toutes les affections entraînant des quintes de toux.

Cette affection plus incommode que grave se traite à peu près comme l'asthme.

Empoisonnement. — Les secours à porter à la personne victime d'un empoisonnement peuvent se diviser en trois catégories.

1º Provoquer l'évacuation du poison aussitôt qu'il est reconnu, administrer 5 centigrammes d'émétique dissous dans 1/2 verre d'eau, répéter cette dose trois ou quatre fois à quelques minutes d'intervalle; faire boire de l'eau tiède en grande quantité. Favoriser les vomissements en chatouillant le fond de la gorge avec une barbe de plume ou tout autre objet. On recommande dans les empoisonnements par les végétaux, d'administrer des solutions de sel marin : 50 gr. par litre.

Si le poison est insoluble, faire dissoudre 20 cent. de tartre stibié et 60 gr. de magnésie dans un litre d'eau et administrer la solution par verrées.

2° Administrer au plus vite le contre-poison, substance formant un composé insoluble et inoffensif avec le poison ingéré. (Voir la liste des poisons et contre-poisons ci-après.)

En général, administrer le contre-poison en quantité bien supérieure à celle nécessaire pour opérer chimiquement la neutralité du poison.

En tous cas, après l'ingestion du contre-poison, continuer les évacuants.

3° Ranimer la circulation à l'aide de frictions, de couvertures chaudes. Faciliter la respiration.

Le médecin, du reste, prescrit alors un traitement approprié au genre de poison, à l'état du malade, etc,.

NOMENCLATURE DES POISONS

et de leurs contre-poisons

On peut les classer en trois catégories :

POISONS IRRITANTS

Poisons	*Contre-poisons*
Iode	Décoction d'amidon
Brome	Idem
Phosphore	Essence de térébenthine, magnésie calcinée en quantité.
Chlore, Eau de javelle	Blancs d'œufs délayés dans l'eau (une douzaine environ.) Magnésie.
Potasse	Eau vinaigrée, jus de citron délayé dans l'eau, puis huile, eau chaude albumineuse.
Acides concentrés (vitriol, sel d'oseille, eau de cuivre, etc).	Magnésie, bicarbonate de soude, eau de savon, blanc d'Espagne.

Arsenic et com-posés	Hydrate de peroxyde de fer en gelée en grande quantité, magnésie
Mercuriaux	Eau albumineuse, persulfure de fer hydraté
Vert-de-gris	Idem
Antimoniaux	Décoction de noix de galle, de tannin, d'écorce de chêne.
Nitrate d'argent	Eau salée en grande quantité.
Cantharides	Bains, potion camphrée, absorption d'eau de lin en quantité.
Sulfate de zinc	Lait en quantité.
Sels de plomb	Sulfate de soude.

POISONS NARCOTIQUES

Acide prussique	Faire respirer 1/4 de chlore dans de l'eau (proportion).
Sulfate de quinine	Eau froide sur la colonne vertébrale, vin, café.
Opium et composés	Décoction de noix de galle, puis infusion de café.
Laudanum, etc,	Sinapismes, flagellations.
Chloroforme	Air frais, respiration artificielle, eau froide sur la figure et sur la poitrine.

POISONS NARCOTICO-ACRES

Belladone, cigüe, digitale, stramoine	Provoquer les vomissements et absorption de café, vin, mixture d'huile de ricin et de fleurs d'oranger.
Strychnine	Insuffler l'air dans les poumons pour éviter l'asphyxie, absorption de quinquina.

Champignons. — Employer un vomitif, ipéca, émétique, à défaut provoquer les vomissements en chatouillant l'arrière-gorge à l'aide d'une barbe de plume ; administrer ensuite de l'eau vinaigrée. On emploie avec succès une mixture faite avec de l'huile de ricin et du sirop de fleurs de pêcher.

Après les évacuations, combattre les douleurs et l'irritation par des adoucissants : eau de riz gommée, eau de menthe simple et sirop, potions huileuses aromatisées.

S'il y a tension douloureuse du ventre, appliquer des cataplasmes émollients, bains.

Moules, viandes gâtées, etc. — Prendre des vomitifs et des purgatifs, puis administrer une potion éthérée ou laudanisée; à défaut d'éther, eau de mélisse, eau de Cologne, eau vinaigrée, etc.

Verre pilé, etc. — Gorger le malade de panade ou d'autres aliments enveloppants de façon à faciliter le passage de la matière ingérée dans les voies digestives sans les léser. Provoquer ensuite les vomissements.

Engelures. — Gonflement inflammatoire des extrémités des membres, occasionné par un arrêt de la circulation provoqué par le froid. Cette affection est commune chez les enfants et les femmes.

Quand on est sujet aux engelures, les prévenir par des frictions à l'alcool camphré ou toute autre substance aromatique.

Lorsque les engelures ne sont pas ulcérées, étendre dessus une couche de collodion, éviter les transitions du chaud au froid et réciproquement.

On panse celles qui sont ulcérées avec du cérat, du vin aromatique. Emploi de bandelettes de diachylon.

Spécialité : _Pommade Vallet._ (V. p. 234.)

Enrouement. — Altération de la voix par suite du gonflement des cordes vocales (voir _Laryngite_).

Entérite. — Inflammation de la membrane muqueuse du canal intestinal. Elle est causée, soit par des violences externes, soit par l'action de substances vénéneuses, ou bien par l'abus de purgatifs, des boissons alcooliques, etc.

Elle survient encore à la suite des fièvres éruptives.

Les symptômes se présentent sous forme de coliques, de diarrhée, dans la forme aiguë, de la fièvre, dans la forme chronique, de l'amaigrissement.

Traitement de la _forme aiguë._ — Repos, diète, eau de riz, eau albumineuse en lavements, cataplasmes sur le ventre.

Dans la forme _chronique._ Emploi des toniques, amers, lavements astringents.

ENTÉRITE CHOLÉRIFORME. — Particulière aux enfants en bas âge. Elle se manifeste par la diarrhée, suivie de vomissements incessants ; les traits sont altérés.

Dans la forme légère, calomel, sous-nitrate de bismuth. Dans la forme grave, cataplasmes sinapisés sur le ventre et aux extrémités, phosphate de chaux, eau albumineuse, soutenir les forces par du vin pur, des aliments légers.

Entorse. — Distension douloureuse des parties molles qui entourent une articulation.

Après l'accident, faire baigner pendant 2 heures environ l'articulation dans l'eau froide additionnée d'acétate de plomb pour arrêter l'inflammation, l'eau doit être renouvelée à mesure que sa température s'élève, puis compresses d'arnica. Le massage réussit très bien lorsqu'il n'y a pas de complication.

Spécialité. — *Lotion astringente à l'arnica d'Emery* (v. p. 208).

Ephélides (*taches de rousseur*). — Elles s'observent surtout chez les individus à cheveux roux. Elles ne proviennent pas de l'action des rayons solaires.

Ephélides hépatiques. — Taches irrégulières d'un jaune brun, elles tiennent assez souvent à une affection du foie.

Ephélides ignéales — Taches qui se développent aux jambes et aux cuisses des femmes se servant de chaufferettes trop chaudes.

Spécialité. — *Savon hygiénique de Férouillat* (v. p. 205).

Epilepsie (*Haut-mal*). — Maladie nerveuse dont les accès sont caractérisés par la perte subite de connaissance, des convulsions, le coma, l'écume à la bouche.

Causes. — La maladie est quelquefois héréditaire ; elle est provoquée par les excès de toutes sortes, les excitations des centres nerveux, l'alcoolisme.

Les attaques surviennent brusquement. Le malade tombe sans connaissance, comme foudroyé, en poussant un seul cri, très caractéristique. Pendant un instant assez court, la respiration est suspendue, la face est d'abord pâle, puis elle se congestionne, les yeux sont retournés. Au bout de quelques minutes la détente s'opère, la respiration reprend son cours, le malade ne se ressent plus que d'une grande lassitude. Il tombe généralement ensuite dans un profond sommeil. Il ne se souvient de rien.

Au moment de l'attaque, veiller à ce que le malade ne se fasse pas de mal, lui passer de l'eau froide sur la figure, lui faire respirer de l'éther ; quant au traitement curatif, il convient d'abord de rechercher la cause de la maladie. Dans tous les cas, emploi du bromure de potassium. Le traitement est long. Etre sobre et continent.

Epistaxis (*saignement de nez.*) — Hémorrhagie nasale provenant, soit d'un coup, soit par une congestion, soit par une altération du sang.

Lorsqu'elle provient d'un état de congestion, il est bon de laisser cette évacuation s'opérer.

Pour l'arrêter, compresses d'eau froide sur le front, si elle persiste, faire priser de la poudre d'alun ou plutôt injections nasales au perchlorure de fer (dans la proportion de un à quatre). En dernier lieu on obstrue les fosses nasales.

Erysipèle. — Maladie fébrile aiguë et contagieuse, caractérisée par une inflammation de la peau et des muqueuses. Elle est causée soit par une plaie ou une blessure à la suite d'une opération chirurgicale, soit par l'humidité, le froid.

La maladie débute brusquement par un malaise général, des maux de tête, des vomissements ; la langue est très chargée.

Vingt-quatre heures environ après ces symptômes on voit apparaître une rougeur autour de la plaie ou au niveau de l'orifice externe des fosses nasales ou bien encore des points lacrymaux dans le cas d'*érysipèle de la face*. A la limite de la rougeur existe un bourrelet sensible à la vue et au doigt. La rougeur continue ensuite à s'étendre. La fièvre est continue.

Lorsque la langue est sèche et brune, qu'il y a diarrhée, délire, tremblements, c'est que le mal prend un caractère typhoïque.

C'est au médecin à indiquer le traitement suivant le cas. En général, isoler le malade, le garantir du froid, suivre une médication tonique, excitante et antiseptique.

Estomac (maladies de l'). — Les maladies les plus fréquentes sont :

La DYSPEPSIE (voir ce mot). — Digestion difficile.

L'HÉMATÉMÈSE. — Vomissement de sang (voir ce mot).

La GASTRITE. — Inflammation de la muqueuse de l'estomac. Les causes les plus communes de cette maladie sont l'usage d'aliments de mauvaise qualité, âcres ou épicés, l'abus des boissons spiritueuses, les coups sur l'épigastre. Certaines affections fébriles ou certaines diathèses amènent aussi la gastrite.

Elle débute par de la chaleur, une soif continuelle, de la fièvre, de l'insomnie. Une douleur vive augmentant par la pression se fait sentir à l'épigastre. La bouche devient brûlante, la langue jaunâtre est rouge à la pointe et sur les bords.

C'est la forme *aiguë* qui provoque en outre des vomissements et certains troubles dans la respiration, la circulation.

On la traite par la diète, des boissons gazeuses fraîches, l'eau albumineuse, la tisane de graines de lin.

Régime maigre, lait coupé, potage à la fécule, au riz.

La GASTRITE CHRONIQUE succède parfois à la gastrite aiguë ou elle débute lentement. Elle présente les mêmes symptômes que dans la gastrite aiguë, mais moins intenses. Le malade maigrit insensiblement.

Régime léger dans ce cas, emploi des alcalins, des amers, hydrothérapie, opiacés dans les cas de vomissements. Faciliter la digestion par la *pepsine*.

GASTRALGIE. — Névrose douloureuse de l'estomac caractérisée par une souffrance vague à l'épigastre ou bien une douleur vive, lancinante au creux de l'estomac. La douleur revient par accès. Le malade présente des alternatives de diarrhée ou de constipation.

Les causes peuvent être attribuées à des excès de table, l'abus de l'alcool, du café, de certains médicaments irritants. Elle accompagne souvent l'anémie, l'hystérie, la grossesse.

Laudanum dans un verre d'eau sucrée, morphine en injection hypodermique, belladone, bromure de potassium pour calmer l'accès. Pour en prévenir le retour, traiter la cause qui provoque la maladie.

CANCER DE L'ESTOMAC. — Maladie de l'estomac dont le caractère anatomique est la présence à la surface ou dans les parois de l'estomac d'une tumeur.

Cette maladie ne paraît que dans l'âge mûr. Elle s'annonce par des vomissements de matières filantes, puis d'aliments. Dans la plupart des cas, il se produit des vomissements de sang noirâtre. La douleur éprouvée par le malade est continue, lancinante, parfois sourde.

Pour calmer la douleur, faire usage de narcotiques, de glace, de boissons astringentes pour arrêter les vomissements : Alcalins, pepsine pour faciliter la digestion, alimentation lactée.

Spécialités. — *Pandigestine Emery* (V. p. 207). *Elixir Grez* (V. p. 230).

Etourdissement. — Etat de trouble dans lequel tous les objets semblent tourner autour de vous (voir *Vertiges*).

Evanouissement. — Perte de connaissance avec cessation du mouvement et du sentiment (voir *Syncope.*)

Extinction de voix. — (Voir *Aphonie, Laryngite*).

Fièvre. — Etat morbide caractérisé par une élévation de la chaleur du corps, l'accélération du mouvement circulatoire, un trouble des fonctions.

Le danger d'une fièvre est indiqué par l'élévation de la température.

On divise les fièvres en 4 classes : 1° les fièvres continues, 2° les fièvres intermittentes, 3° les fièvres remittentes, 4° les fièvres éruptives.

FIÈVRES CONTINUES.—Comme le nom l'indique, elles suivent leur cours sans interruption, jusqu'à terminaison. Elles comprennent : la fièvre *rhumo-catarrhale*. la *fièvre typhoïde*, le *typhus*, la *fièvre jaune*, etc.,

FIÈVRE RHUMO-CATHARRALE (*grippe maligne*) fréquente chez les enfants ; elle débute par un frisson suivi de courbature, de mal de tête. Le haut du ventre est tendu et douloureux. On attribue cette fièvre au froid humide.

Lorsque la fièvre n'est pas forte, repos, infusion de bourrache. Dans le cas contraire, employer la digitaline, l'aconitine, le sulfate de quinine.

S'il y a transport au cerveau, appliquer des vésicatoires entre les épaules. Cette fièvre est accompagnée généralement d'un rhume de cerveau.

FIÈVRE TYPHOÏDE. — Elle débute par des frissons, du mal de tête, de la courbature, de la soif.

Le ventre se ballonne, les selles deviennent fétides ; la face est empreinte de stupeur.

Le délire se produit ; le pouls compte de 100 à 120 pulsations à la minute, la température varie de 39 à 41°. Du sixième au dixième jour apparaissent sur le ventre et la poitrine des petites taches. C'est la première évolution ou 1re période de la maladie.

Deuxième période. — Les symptômes s'aggravent, la prostration est profonde ; les mains se meuvent comme si elles voulaient saisir quelque chose, la langue est sèche et fendillée, les muqueuses de la bouche sont couvertes d'un enduit grisâtre. Le pouls faiblit, les selles sont souvent involontaires, toujours fétides, les taches sur le ventre sont en nombre considérable.

Troisième période. — Cet état ne se présente que pour les malades qui ne peuvent guérir. Il est caractérisé par la stupeur, la faiblesse du pouls, et un état comateux précurseur de la mort.

Cette fièvre est contagieuse et épidémique, sa durée est de vingt à quarante jours ; la convalescence est longue.

Traitement. — Placer le malade dans une pièce aérée, lotions fraîches à la face. Diète les huit premiers jours; puis après la disparition des maux de tête, donner du bouillon de poulet, des potages légers. Changer souvent les draps et le linge de corps, nettoyer les gencives et les dents avec du miel rosat ou de l'eau alcoolisée. Limonade fraîche ou gazeuse comme boisson.

Tous les deux jours administrer un léger purgatif, si le pouls est fort, sulfate de quinine. S'il se produit une hémorrhagie intestinale, faire avaler de la glace, ou employer des astringents.

Du reste ce ne sont que des indications générales, il est bon de tenir compte de tous les symptômes et de s'en rapporter au médecin.

TYPHUS. — Cette maladie se développe généralement dans les hôpitaux, les camps, dans les rassemblements d'hommes subissant l'influence de la misère et de la fatigue. Elle a beaucoup d'analogie avec la fièvre typhoïde, le traitement est à peu près le même.

FIÈVRE JAUNE (*vomito-negro*). — Epidémique et contagieuse, elle ne règne guère que dans certains pays chauds, elle est originaire des côtes qui bordent le golfe du Mexique.

Elle débute par des frissons, des maux de tête, des douleurs dans les membres et les reins, mais ce qui la distingue et la fait reconnaître, c'est la coloration jaune de la face et du corps, des vomissements incessants de matières bilieuses puis noirâtres, des douleurs violentes à l'épigastre.

Lorsque l'état s'aggrave, il survient des hémorrhagies, puis la mort.

On la combat ordinairement par de violents purgatifs (huile de ricin à haute dose).

FIÈVRE PUERPÉRALE (voir *Métrite puerpérale*).

FIÈVRE CÉRÉBRALE (voir *Méningite*).

FIÈVRES INTERMITTENTES.—Ces fièvres comme leur nom l'indique ont des accès qui se reproduisent à des intervalles plus ou moins éloignés.

L'intoxication paludéenne, certaines influences dues aux climats chauds en sont la cause.

On les divise en *fièvre intermittente simple, fièvre intermittente pernicieuse, fièvre intermittente larvée*.

FIÈVRE INTERMITTENTE SIMPLE.—L'accès se caractérise par trois états successifs : l'état de froid, l'état de chaud, l'état de transpiration.

La *fièvre quotidienne* est celle qui revient tous les jours, la *fièvre tierce*, tous les deux jours, la *fièvre quarte*, tous les trois jours.

Pendant l'accès, maintenir la chaleur du corps, infusions stimulantes (café, thé) ; pendant la période de réaction ou de sueur, donner des boissons rafraîchissantes.

Après l'accès administrer du sulfate de quinine, les doses peuvent varier de 25 à 50 centigrammes dans un climat froid ou tempéré, de 50 centigrammes à un gramme dans les climats chauds.

L'hydrothérapie donne d'excellents résultats (douches de 30 secondes).

FIÈVRE PERNICIEUSE. — C'est une forme grave de la fièvre intermittente, elle occasionne souvent la mort en quelques heures. Dès que les symptômes deviennent graves (état comateux, vertiges, délire, congestions au foie, aux poumons) administrer le sulfate de quinine à haute dose.

FIÈVRES INTERMITTENTES LARVÉES. — Elles se reconnaissent à leur périodicité et entraînent avec elles certaines affections comme : le mal de dents, d'oreilles, d'yeux, de tête ; elles ne provoquent ni frisson, ni transpiration.

Elles se traitent comme les autres fièvres intermittentes et cèdent facilement au sulfate de quinine.

FIÈVRE REMITTENTE. — Elle tient des deux autres genres de fièvres, continues et intermittentes ; elle est souvent causée, et en tous cas, accompagnée par des complications bilieuses.

Employer les vomitifs et le sulfate de quinine.

FIÈVRES ÉRUPTIVES. — *Rougeole, scarlatine, variole* (voir ces mots).

Spécialités. — *Phénol Bobeuf.* (V. p. 173.) — *Quina fluide de Fievet.* (V. p. 178.)

Fissures *à l'anus.* — Ulcération étroite, allongée et superficielle qui se développe à la marge de l'anus. Elles donnent lieu à des douleurs très vives lors de la défécation.

Eviter la constipation par l'emploi de laxatifs ; cautérisation, mèches enduites d'onguent de la mère. Celles qui proviennent des hémorrhoïdes disparaissent avec la cause.

Fistules *à l'anus.* — Conduit anormal étendu de la peau à la paroi rectale donnant issue à du pus, à des matières intestinales, liquides ou gazeuses.

La guérison de cette affection rentre dans le domaine de la chirurgie.

Flueurs blanches. — (Voir *Leucorrhée*).

Fluxion de poitrine. — (Voir *Pneumonie*).

Foie (maladies du). — Les principales affections du foie
sont :

1° La *congestion* ; 2° l'*hépatite* ; 3° l'*hypertrophie* ; 4° l'*ictère*
ou *jaunisse* ; 5° la *cirrhose* ; 6° les *calculs biliaires*.

1° Congestion du foie. — Produite par les excès de table,
l'abus des boissons alcooliques, les miasmes paludéens.

Elle se manifeste par une augmentation du volume du
foie, des troubles digestifs et intestinaux.

Traitement. — Régime léger, eau de Vichy, purgatifs
salins ; lorsqu'elle provient des miasmes paludéens, sulfate
de quinine.

2° Hépatite. — La forme aiguë ne se rencontre guère que
dans les pays chauds ; elle est caractérisée par une douleur
au côté droit, des vomissements ; le foie atteint un volume
qui le fait déborder des fausses côtes ; un abcès ne tarde pas
à se produire.

Le traitement de l'hépatite aiguë varie suivant la cause ;
il appartient au médecin de l'indiquer. Dans la forme chronique qui présente à peu près les mêmes symptômes, mais
moins violents, sans abcès, emploi de la teinture d'iode, des
purgatifs, des eaux de Vichy, de Vals, régime maigre, hydrothérapie.

3° Hypertrophie du foie. — Augmentation du volume du
foie sans inflammation, maladie commune dans les pays
chauds.

Traitement. — Régime maigre, calomel, eaux alcalines,
douches froides.

4° Ictère (*jaunisse*). — Maladie provenant d'un trouble
dans la sécrétion de la bile et caractérisée par la coloration
jaunâtre de la peau et du blanc de l'œil. Cette coloration
est due à la présence de la bile dans le sang.

Éviter le froid avec soin, boissons acidulées, bains tièdes,
purgatifs, eaux de Vichy, de Vals.

5° Cirrhose (ratatinement du foie). — Elle provient toujours
d'excès alcooliques et a pour symptômes l'hydropisie du
ventre, l'amaigrissement.

On peut guérir cette maladie quand elle est prise au début
par des purgatifs, l'eau de Vichy, des cautères.

Si elle est prise trop tard elle devient incurable.

6° CALCULS BILIAIRES.— Eaux minérales alcalines, purgatifs. Ne pas hésiter à consulter le médecin.

Fondants. — Médicaments ayant la propriété de résoudre les engorgements (*iodure de plomb, iodure de potassium, teinture d'iode, onguent mercuriel, etc.*).

Fracture. — Elle est *simple* lorsque l'os est brisé seulement en deux tronçons, *composée* lorsque ce dernier est brisé en plusieurs endroits, *compliquée* lorsqu'il y a des esquilles et que les tissus sont lésés.

Lorsque l'accident se produit, quelle que soit la nature de la fracture, éviter de relever la personne, surtout si on craint une fracture aux jambes, les fragments pouvant perforer les tissus. Soutenir le bras si on craint la fracture de ce côté.

En général, après un accident qui peut entraîner ce genre de lésion, garder un moment l'immobilité et s'assurer s'il n'y a pas de fracture.

Traitement. — En attendant la présence du médecin, tirer avec précaution sur le membre fracturé pour le mettre dans sa position naturelle, l'arroser continuellement avec de l'eau froide.

La guérison s'opère généralement dans les 35 jours pour le bras et 60 pour la jambe.

Spécialité. — *Fauteuils d'Eliaers* (v. p. 174).

Furoncle (*clou*). — Cataplasmes émollients ; lorsque le clou est mûr, appliquer de l'onguent de la mère ou des cataplasmes de savon rapé.

En même temps prendre des bains et administrer des purgatifs.

Spécialité. — *Pommade Bossu* (V. p. 217).

Gale. — Maladie de la peau causée par la présence de parasites (*acariens*). Elle affecte principalement les mains, les pieds, les aisselles, les fesses, les jointures en général. Elle ne se propage jamais à la face. Elle provoque des démangeaisons, des éruptions de papules ; il se produit un suintement, puis la formation de croûtes. Elle est contagieuse.

On guérit la gale rapidement en soumettant la personne atteinte : 1° à une friction au savon noir pour nettoyer la peau ; 2° à un bain tiède pour dilater et ramollir l'épiderme, enfin en frictionnant toute la surface du corps à l'aide d'une pommade à base de soufre. Le sulfure de potasse, le pétrole ont aussi une grande efficacité. Les vêtements doivent être lavés et passés au soufre. La gale ne laisse pas de trace.

Ganglions (*engorgement des*). — Cette affection se porte généralement sur les ganglions du cou.

Les tempéraments lymphatiques et affaiblis en sont principalement affectés.

On combat l'engorgement par un régime tonique, des préparations iodurées. Emploi extérieur des onguents iodurés.

Il survient quelquefois des engorgements aux ganglions de l'aine : ils sont causés presque toujours par une plaie ou blessure des membres inférieurs. Dans ce cas, repos et cataplasmes émollients.

Gangrène. — Extinction de toute action organique dans les tissus ; c'est une sorte de mort de la partie atteinte. Tantôt les tissus engendrent des liquides, la gangrène est dite alors *humide*, tantôt ils se dessèchent, la gangrène alors est dite *sèche*.

Dans la *gangrène humide*, les chairs deviennent pâles, livides, quelquefois brunes ou noirâtres.

Comme traitement général, avoir recours aux agents toniques ; localement, à la cautérisation, aux antiseptiques.

Gastralgie (voir *Estomac*, maladie de l').

Spécialités. — *Vin Rousseau* (V. p. 336. — *Elixir Grez* (V. p. 230).
Liqueur la St-Cyrienne (V. p. 247).

Gastrite (voir *Estomac*, maladie de l').

Spécialité. — *Elixir de Cathala* (V. p. 281).

Gencives (*affections des*). — La maladie la plus fréquente est la *gingivite* ayant pour cause, soit un traumatisme, une cause irritante, la *carie*, l'*osteo-periostéite*, soit un mauvais état général. Les gencives sont fongueuses, ulcérées. L'affection s'étend à une partie ou à la totalité des gencives.

On combat la gingivite par un régime tonique, des teintures astringentes sur les parties atteintes, des gargarismes antiseptiques (permanganate de potasse) ; dans les cas chroniques, avoir recours à l'acide chromique.

Gerçures (*crevasses*). — Excoriation de l'épiderme ou de certaines muqueuses.

GERÇURES DES LÈVRES. — Cérat, glycérine, préparations adoucissantes.

Gerçures du mamelon (*seins*). — Lotions astringentes au vin, au tannin.

Gerçures des mains. — Cérat, collodion liquide, glycérine. Ne pas employer l'eau chaude pour la toilette.

Glossite. — Inflammation de la langue. Elle est causée soit par la gingivite ou une stomatite, elle est peu grave dans ce cas et cède assez facilement à des gargarismes émollients ou à quelques sangsues, à la base de la mâchoire; ou bien cette inflammation a le caractère phlegmoneux, sa marche alors est rapide et peut provoquer la suffocation. Une plaie, une brûlure, la présence d'un corps étranger peut la provoquer.

Le traitement doit être énergique et immédiat. Le médecin dans ce cas se conforme aux causes de la maladie.

En général, on applique des sangsues au cou, au menton. Boissons laxatives.

Goître. — Tuméfaction de la partie antérieure du cou provenant d'une hypertrophie de la glande tyréoïde. Cette affection est endémique et héréditaire dans les contrées froides et humides, elle est souvent accompagnée de *crétinisme*. On l'attribue à la constitution des eaux potables privées d'oxygène et d'iode.

On traite cette maladie par la teinture d'iode en frictions et l'iodure de potassium à l'intérieur.

Gourmes. — (Voir *Maladies de la peau*).

Goutte. — Maladie ayant beaucoup de rapport avec les rhumatismes, en ce sens que ses manifestations ont lieu aux mêmes endroits (*articulations*) quoique ayant des causes différentes. Elle provient d'un excès d'urate de soude dans le sang et du dépôt de ce sel dans les jointures. Elle est très souvent héréditaire, fréquente chez les hommes. Elle apparaît entre 40 et 50 ans; dans le cas d'hérédité, elle survient souvent bien plus tôt. La bonne chère, les vins généreux en sont une des causes prédominantes.

La maladie dans sa première manifestation aiguë débute presque toujours brusquement pendant la nuit par une douleur lancinante dans un des gros orteils, accompagnée de rougeur et de tuméfaction. Pendant l'attaque, le malade éprouve un peu de fièvre.

La maladie devient presque toujours chronique, les accès ont lieu à des intervalles plus ou moins éloignés. Il arrive alors que les articulations successivement atteintes présentent une déformation (*nodus*) provenant de dépôts d'urate de soude.

Traitement. — Exercice, régime léger, eaux alcalines. Lors des accès, frictionner les parties malades avec un pinceau imbibé d'un liniment calmant (préparation de belladone, chloroforme), cataplasmes émollients.

Gravelle. — Concrétions pierreuses très petites développées dans les organes urinaires. Lorsque ces concrétions acquièrent un volume sensible, elles prennent le nom de calculs. Cette affection détermine des symptômes inflammatoires et douloureux, surtout au moment de l'expulsion. Elle provoque des coliques.

On les combat à l'aide de bains tièdes. Emploi des eaux de Vittel, de Contrexéville, etc.

Grippe. — Maladie ayant beaucoup de rapport avec le rhume de cerveau, présentant en outre des symptômes semblables à ceux de la bronchite simple.

Les signes caractéristiques de la grippe sont : l'affaiblissement en général, des crampes musculaires, les maux de tête, la fièvre. La durée de la maladie n'excède pas 10 jours.

Traitement. — Repos, diète, sudorifiques fébrifuges, laxatifs.

Grossesse. — Les symptômes sont : la suppression des règles, le gonflement du cou et des seins, coloration brune de l'auréole, besoins fréquents d'uriner, vomissements. Tous ces symptômes ne font pressentir une grossesse qu'en tant qu'ils sont réunis.

Les mouvements du fœtus ne se perçoivent guère avant le quatrième mois.

Pendant la grossesse, la femme doit se livrer à un exercice modéré, prendre une nourriture confortable, éviter tout ce qui peut lui faire subir une émotion vive.

Il faut avoir pour elle certains égards.

Lorsqu'il y a dégoût des aliments, administrer un léger purgatif, employer du sirop d'écorces d'orange amère, de l'eau gazeuse.

Pour les vomissements, employer la glace, la limonade gazeuse. Dans le cas de constipation, de légers purgatifs sont indiqués.

Haleine fétide. — Elle peut être provoquée par la carie

des dents, l'inflammation des gencives, un mauvais état général.

Quand la mauvaise haleine tient à des causes locales, dents cariées, affection des muqueuses de la bouche, employer les gargarismes désinfectants ; permanganate de potasse, chlorate de potasse ; soigner les causes de cet inconvénient.

Hallucinations. — Sensations perçues sans cause extérieure capable de la provoquer.

L'hallucination affecte l'ouïe, la vue, le goût, l'odorat, le toucher. Elle provient d'un état morbide ou d'une surexcitation cérébrale. Certaines substances, le haschish, l'opium, la belladone ont la propriété de faire naître les hallucinations.

Haut-mal. — (Voir *Épilepsie*).

Hématémèse. — Vomissement de sang provenant d'une hémorrhagie de l'estomac, provoquée par la suppression brusque des règles, un ulcère ou un cancer de l'estomac, etc.

On combat ces vomissements par la diète, un repos absolu, des boissons froides et acidulées ; glace à l'intérieur.

Hématurie. — Ecoulement de sang par les voies urinaires. Elle peut être d'origine traumatique, provenir d'une affection inflammatoire ou de calculs.

Le traitement doit être approprié aux causes.

Hémiplégie. — Paralysie qui affecte une moitié du corps. (Voir *Paralysie*.)

Hémoptysie. — Crachement de sang provenant de la muqueuse pulmonaire. Cette maladie provient d'un effort, d'un refroidissement, de la raréfaction de l'air (les aéronautes y sont sujet), mais le plus souvent elle est l'indice d'une tuberculose avancée. Le sang expectoré est vermeil et écumeux. Le malade tousse légèrement.

On la combat par le repos, le silence absolu, des révulsifs aux extrémités inférieures. Boissons acidulées, froides ou glacées, astringents, perchlorure de fer.

Hémorrhagie. — Effusion de sang. Nous ne parlerons

ici que de l'hémorrhagie provenant d'un traumatisme (coup ou blessure) ou de celle de l'utérus, assez fréquente.

HÉMORRHAGIE TRAUMATIQUE. — Si le sang est noir ou rouge foncé, l'hémorrhagie vient d'une veine et offre peu de gravité. Si le sang au contraire est rouge, vermeil et s'échappe par intermittence, c'est qu'une artère est lésée. La gravité est proportionnée à la grosseur de l'artère.

Lorsque l'hémorrhagie a peu de gravité, l'eau froide, de légers astringents suffisent pour l'arrêter. Dans les cas de lésion d'une grosse veine ou d'une artère, employer la glace, le perchlorure de fer ; si ces moyens sont impuissants, comprimer le membre au-dessus de la plaie à l'aide de bandes, d'une serviette, etc., en attendant que l'on puisse faire une ligature.

HÉMORRHAGIE UTÉRINE (*perte de sang*). — Ecoulement sanguin exagéré de l'utérus pendant ou en dehors des règles.

Cet écoulement provient, soit d'une fausse couche, d'un cancer, souvent d'une inflammation des organes voisins.

Traitement. — Repos absolu, tamponnement de charpie imbibée de perchlorure de fer, irrigations froides.

Hémorrhoïdes. — Tumeurs formées par les veines du rectum dilatées, pouvant provoquer un écoulement de sang par l'anus.

On distingue les hémorrhoïdes en *externes*, occupant le pourtour de l'anus, en *internes*, produisant des saillies sur la membrane de la muqueuse de l'extrémité inférieure du rectum.

Ces tumeurs sont violacées, d'un volume varié, elles sont accompagnées de pesanteur au rectum, de douleur au moment de la défécation. Les rhumatismes, la goutte, l'habitude du cheval, la constipation, la grossesse, l'abus de certains purgatifs, l'aloès entr'autres, en sont généralement la cause.

Lorsque les hémorrhoïdes sont *externes*, repos, lavements, bains de siège froids, cataplasmes si elles s'enflamment. On emploie quelquefois la cautérisation et l'excision.

Lorsque les hémorrhoïdes sont *internes*, le traitement chirurgical est indiqué.

Spécialités. — *Pilules Ferouillat.* (V. p. 205.) — *Onguent anti-hémorroïdal d'Emery.* (V. p. 208.)

Hépatite. — (Voir *Foie* maladies du).

Hernie. — Tumeur produite par le déplacement ou la

sortie d'un viscère ou d'une anse intestinale hors de l'abdomen.

Les hernies portent différents noms suivant l'ouverture par laquelle elles se produisent.

Hernie inguinale. — Le long du cordon testiculaire (fréquente chez l'homme).

Hernie crurale. — (Fréquente chez la femme).

Hernie ombilicale. — Qui siège à l'ombilic.

Une hernie non soignée occasionne des nausées, des vomissements, des coliques, elle peut même s'étrangler, c'est-à-dire que l'ouverture peut se resserrer.

Un effort violent, la grossesse, peuvent amener une hernie. On traite la hernie en la réduisant et la maintenant par un bandage.

Herpès. — Affection cutanée inflammatoire aiguë se manifestant par de petites vésicules, du prurit. Ces vésicules sont susceptibles de s'ulcérer, la cicatrisation produit alors une croûte jaune et blanche. L'éruption est toujours accompagnée d'un mouvement fébrile et d'embarras gastrique.

Traitement. — Calomel, lotions fréquentes au sulfate de zinc, à l'extrait de Saturne, usage des eaux d'Uriage, de la Bourboule, de Luchon.

Homeopathie. — Méthode thérapeutique qui consiste à traiter les maladies à l'aide d'agents qu'on suppose capables de produire sur l'homme sain des symptômes semblables à ceux qu'on veut combattre.

Hoquet. — Contraction spasmodique et subite du diaphragme qui, en s'abaissant, détermine une secousse brusque des cavités thoracique et abdominale, accompagnée d'un bruit particulier dû au resserrement subit de la glotte. Le hoquet cesse ordinairement lorsque le rhythme respiratoire est modifié par la suspension momentanée de la respiration. Boire rapidement quelques gorgées d'eau froide. Quelques gouttes d'éther sur un morceau de sucre.

Humeurs froides. — (Voir *Scrofule*).

Hydarthrose. — Hydropisie articulaire ; c'est une affection chronique caractérisée par une tuméfaction fluctuante sans rougeur, ni chaleur, la marche est très lente et chez certains sujets peut dégénérer en tumeur blanche.

Cette affection, suivant le cas et le tempérament du malade exige un traitement sur lequel le médecin peut seul se prononcer.

Hydrocèle. — Tumeur formée par un amas de sérosité dans la tunique vaginale du scrotum. Elle est généralement causée par un coup, l'équitation.

Traitement. — Ponction avec une lancette ou un trocart ; puis injections avec du vin ou de l'eau alcoolisée qu'on évacue au bout de quelques instants.

Hydrophobie. — (Voir *Rage.*)

Hydropisie. — Épanchement de sérosité dans une cavité quelconque du corps ou dans le tissu lamineux. Les hydropisies dites *passives* sont le résultat d'un obstacle au cours du sang veineux. Elles sont souvent la conséquence de lésions au cœur ou au foie.

On distingue principalement l'hydropisie du ventre et l'hydropisie de poitrine (*Hydrothorax*).

Le traitement de cette maladie consiste généralement dans les moyens propres à activer, les sécrétions ; mais comme elles ont pour cause presque toujours une lésion primitive, il est nécessaire de faire coordonner le traitement à la maladie principale.

Hydrothérapie. — Mode de traitement par l'emploi externe de l'eau froide.

Hygroma. — Inflammation aiguë ou chronique des bourses muqueuses sous-cutanées. La forme *aiguë* est généralement accompagnée d'un épanchement séreux ou purulent. Le genou en est souvent le siège, une chute, rester longtemps et souvent à genoux en est la plupart du temps la cause.

Dès le début, réduire la tumeur par des résolutifs et des astringents (iodure de potassium, teinture d'iode) ; s'il y a menace de phlegmon ou si l'affection est ancienne, on a recours aux émissions sanguines, à la ponction.

Hypnotisme. — Sommeil somnambulique provoqué. Les phénomènes principaux, outre le sommeil, sont : des troubles de la motilité, de la sensibilité et des facultés intellectuelles. La catalepsie est un des phénomènes les plus remarquables.

Hypocondrie. — Affection nerveuse caractérisée par de la tristesse, des inquiétudes perpétuelles.

Les troubles gastralgiques, certaines maladies prédisposent à l'hypocondrie, que l'on combat par des distractions et un régime tonique.

Hystérie. — Cette affection qui se manifeste par accès chez la femme, est le résultat d'un tempérament nerveux ou d'un état d'excitation ; elle est caractérisée par la sensation d'une boule qui semble partir de la matrice, remonter vers l'estomac et se porter à la poitrine et au cœur en provoquant une sorte d'étouffement.

La plupart du temps, ces phénomènes sont suivis de perte de connaissance, et de mouvements convulsifs

Lors d'un accès, faire respirer de l'éther, lotions fraîches à la face, veiller sur la malade de sorte qu'elle ne puisse se faire de mal, ne pas chercher à la maintenir. Comme traitement, bromure de potassium, hydrothérapie, toniques.

Ictère. — (Voir *Foie* maladies du).

Incontinence d'urine. — Absence ou perte de la faculté de retenir l'urine. Chez l'adulte et les vieillards, l'incontinence est continue et provient de lésions, d'un état morbide.

Dans ce cas, le traitement est subordonné à l'affection, si on ne peut remédier aux causes, comme chez les vieillards, employer des réservoirs *ad hoc*.

Chez les enfants, l'incontinence est *intermittente*, ou bien se produit seulement la nuit ; elle tient la plupart du temps à l'atonie du col vésical.

Spécialité. — *Dragées Grimaud* (V. p. 215).

Indigestion. — Trouble passager et subit des fonctions digestives, manifesté par de la pesanteur à l'estomac, des renvois, si l'indigestion est peu grave ; par des vomissements, du mal de tête, des coliques, si elle est grave.

Infusions de thé, de camomille, de tilleul, vomitif, lavements adoucissants.

Infection purulente. — Maladie fébrile causée par l'introduction dans les voies circulatoires d'un principe morbide du pus. La maladie est marquée par des frissons, des accès fébriles ; il se forme des abcès dans les poumons, au foie, des épanchements purulents dans les plèvres, dans les articulations.

On peut prévenir cette maladie la plupart du temps, par la méthode antiseptique.

Infection putride. — Empoisonnement par certains produits de la putréfaction. On peut guérir l'infection putride en faisant cesser l'altération du pus.

Sulfate de quinine à haute dose, injections alcoolisées, pansements antiseptiques.

Spécialité. — *Phénol Bobeuf* (V. p. 179).

Inflammation. — Etat morbide caractérisé par de la tuméfaction, de la rougeur, de la chaleur, de la douleur.

Elle survient la plupart du temps, à la suite [de plaies, coups, blessures, corps étrangers dans les tissus.

On combat l'inflammation par la diète, les boissons aqueuses, les calmants, les cataplasmes.

Injection hypodermique. — Consiste à introduire sous la peau des principes médicamenteux, à l'aide d'une seringue spéciale.

Insolation (coup de soleil). — Lorsqu'elle porte sur les membres ou sur le tronc, elle provoque une sorte d'érysipèle sans gravité ; quand elle frappe la tête le cas est plus grave, il en résulte souvent une affection cérébrale plus ou moins intense, caractérisée par l'insensibilité, l'accélération des battements du cœur.

Avoir recours aux saignées, aux lotions froides.

Insomnie. — Privation de sommeil ; on combat cet état nerveux avec de l'eau de fleur d'oranger, le bromure de potassium, le chloral, si la personne n'est pas atteinte d'une affection au cœur. Repas léger le soir.

Ivresse. — Faire vomir si l'ingestion des liquides est récente, sinon administrer une dizaine de gouttes d'ammoniaque dans un verre d'eau sucrée.

Jaunisse. — (Voir *Foie*, maladies du).

Kyste. — Tumeur formée par un sac sans ouverture dont la paroi est ordinairement membraneuse. On les divise en kystes séreux, muqueux et sanguins.

Ils affectent principalement la surface du corps, ils sont presque toujours indolents et bénins ; on les guérit en les ouvrant et en cautérisant ensuite le sac une fois vidé.

On donne le nom de *loupe* à ceux qui affectent le cuir chevelu.

Laryngite.— Inflammation du larynx, spécialement de la membrane muqueuse du larynx.

La LARYNGITE AIGUE simple résulte de l'impression du froid ou de la respiration de vapeurs ou de poussières irritantes. La muqueuse du larynx est rouge, tuméfiée, la voix devient enrouée, se supprime même complètement ; dans certains cas il y a malaise général, un peu de fièvre, une toux sèche, la déglutition est douloureuse.

On traite la laryngite simple à l'aide de gargarismes, potions, pastilles émollientes.

La LARYNGITE PHLEGMONEUSE est plus grave ; elle est presque toujours dûe à l'ingestion d'un liquide bouillant ; il se forme de petits foyers purulents.

Il y a lieu d'intervenir promptement ; vomitifs, ventouses scarifiées au-devant du cou, fumigations émollientes et narcotiques.

LARYNGITE CHRONIQUE. — Elle succède assez souvent à une *laryngite aiguë*. Elle provoque une altération de la voix. Les personnes qui parlent et boivent beaucoup en sont particulièrement atteintes.

On la traite par les balsamiques, les préparations sulfureuses, des attouchements au nitrate d'argent. Ne pas faire usage de boissons alcooliques, peu parler.

Laryngite striduleuse, propre aux enfants. Le visage se congestionne, il survient des accès de suffocation avec toux rauque. Elle débute généralement la nuit.

Entretenir la chaleur au cou, cataplasmes au même endroit.

Spécialité. — *Sirop laryngophile Coquil* (v. p. 170) se gargariser, dans le cas d'extinction de voix et d'enrouement, avec ce sirop et l'avaler lentement. Utile aux artistes dramatiques et lyriques, avocats, conférenciers et professeurs.

Lavement. — Faire coucher le malade sur le côté droit et *jamais sur le ventre*. Le malade doit en outre avoir les cuisses à demi fléchies et retenir son haleine, afin de ne pas introduire d'air dans le corps. Avoir soin, avant d'administrer le lavement, de faire arriver le liquide jusqu'à l'extrémité de la canule. Il n'est pas inutile, afin de donner plus d'énergie à l'action d'un lavement, lorsque celui-ci contient un principe actif, d'en donner un préparatoire à l'eau tiède, afin de débarrasser l'intestin des matières fécales, et de lui donner plus de facilité pour l'absorption du principe actif.

Lèpre. — Maladie endémique de certains pays, caractérisée par l'apparition sur la peau et les muqueuses de taches, de nodosités, de vésicules, se transformant en ulcères.

Léthargie. — Sommeil profond et continu qui dans certains cas simule la mort.

Leucorrhée (*flueurs blanches*). — Ecoulement, chez la femme de sérosités généralement blanchâtres.

La chloro-anémie, la grossesse, un tempérament lymphatique en sont le plus souvent les causes.

On la traite par des injections au tannin et de la feuille de noyer. Emploi local du tannin, de l'iodoforme ; médication tonique, antiseptique, anti-scrofuleuse.

Il y a toujours lieu de tenir compte des causes qui ont pu engendrer l'affection.

Spécialité. — *Injection astringente de Ferrouillat* (p. 205).

Ligature. — Lien destiné à resserrer une portion de nos tissus, un organe, une veine, une artère ; on donne le même nom à l'opération.

Lipome. — Tumeur ou loupe engendrée par l'hypertrophie locale du tissu adipeux. Il s'observe de préférence à l'épaule, au cou, dans la région lombaire ; c'est une tumeur molle, pâteuse. La croissance est lente, la douleur est nulle. Lorsque le lipome acquiert un volume gênant, on a recours à l'incision ou à l'ablation.

Looch. — Préparation à base oléagineuse.

Loupe. — (Voir *Kyste*.)

Luxation. — Déplacement de deux ou plusieurs pièces osseuses, dont les surfaces articulaires contiguës ont perdu tout ou partie de leurs rapports, soit par suite d'une violence extérieure, soit par une altération de parties concourant à l'articulation.

Elle a pour suite la déformation du membre, l'impossibilité d'exécuter des mouvements normaux.

Dans les luxations accidentelles, on opère la réduction des os déplacés, opération qui comprend l'extension, la contre-extension, puis la coaptation. Après l'opération, immobilité du membre pendant plusieurs jours.

Lymphatisme (*tempérament lymphatique*). — Tempérament propre aux individus dont le tissu cellulaire s'infiltre facilement de sérosité et dont les glandes lymphatiques s'engorgent facilement. Les chairs des personnes lymphatiques sont blanches et molles.

Emploi des fortifiants, huile de foie de morue, quinquina, sirop antiscorbutique, iodure de fer.

Macération. — On fait macérer une substance en la laissant en contact à froid avec le véhicule approprié, pendant un certain laps de temps.

Mal de cœur. — Expression commune synonyme de *nausées* ; ce n'est pas le cœur qui est malade, mais l'estomac qui, sous une influence quelconque, se soulève et se contracte.

Pour guérir cette indisposition, en rechercher la cause et la traiter.

Mal de mer. — Nausées, vomissements et malaise général dont sont atteints généralement ceux qui n'ont pas l'habitude de naviguer. Pourtant bien des marins en subissent les atteintes chaque fois qu'ils reprennent la mer.

Ce malaise est dû au tangage du navire (mouvement d'ascension et de descente).

Se tenir sur le pont autant qu'il est possible, ingestion de spiritueux (cognac, rhum, chartreuse, vin chaud épicé) s'efforcer de manger malgré le manque d'appétit.

Mamelles (affections des).

Névralgie de la mamelle. — Douleurs plus ou moins vives qui s'irradient en tous sens sans que la glande soit le siège d'aucune tumeur, coïncidant quelquefois avec de petites tumeurs siégeant du côté de l'aisselle.

Traiter avec le sulfate de quinine, l'hydrothérapie.

Gerçures du mamelon. — Elles sont souvent le signe précurseur d'une inflammation du sein. Employer la pommade de concombre, le cold-cream. Soupoudrer avec un mélange de poudre de lycopode et de tannin.

Eczéma du mamelon. — Croûtes autour du mamelon provoquant un suintement.

Éviter les frottements, cataplasmes pour faire tomber les croûtes, puis pansement au vin aromatique.

Contusions au sein. — Dans les cas de contusions, si l'on craint une inflammation par suite de la violence du coup, appliquer des sangsues et frictionner avec de l'onguent napolitain.

Abcès ou phlegmon du sein. — Se déclare à la suite d'une violence extérieure, d'une brûlure, de gerçures ou crevasses, d'arrêt brusque de l'allaitement.

Au début employer les résolutifs (sangsues, cataplasmes, onguents mercuriels). Si l'abcès suit son évolution, donner issue au pus.

Cancer du sein. — Le cancer peut prendre son point de

départ dans les parties profondes ou envahir la peau qui s'épaissit et se rétracte.

On prescrit l'extirpation de la tumeur lorsque l'on peut enlever les dernières racines du mal et que l'état général n'est pas sensiblement altéré. On la proscrit quand la tumeur est adhérente aux parties profondes et que le m al tient à un état morbide général très prononcé.

Tumeur fibreuse. — Elle est sans adhérence à la peau, ne s'accompagne pas de douleur, sauf aux époques menstruelles, ne provoque pas d'engorgements aux glandes des aisselles.

On la traite avec des fondants : emplâtre de Vigo, emploi de l'iodure de potassium.

Spécialité. — *Baume des nourrices et poudre antiseptique d'Emery* (V. p. 208).

Matrice (Descente de). — (Voir *Descente*).

Méningite. — *Méningite aiguë* (fièvre cérébrale). Inflammation aiguë des méninges du cerveau. La première période, dite *d'excitation*, de cette maladie est caractérisée par la fièvre, un mal de tête violent, l'insomnie, la rougeur des conjonctives, des tintements d'oreilles, des frissons suivis de chaleur, de délire, des vomissements, de la constipation, un strabisme convergeant.

Dans la deuxième période, dite de *dépression*, on observe de la somnolence, l'anesthésie, la paralysie des yeux et de certains muscles, un calme profond. La mort est généralement la terminaison de cette période.

Traitement. — Sangsues derrière l'oreille, eau froide et glace sur la tête, révulsifs puissants à la nuque et aux extrémités. Calomel, purgatifs à l'intérieur.

Menstruation (*règles*). — Pendant la période de l'écoulement sanguin, éviter les refroidissements, l'usage des boissons glacées, les immersions froides aux extrémités.

Métrite. — Inflammation de la matrice.

Cette inflammation présente différents états.

Métrite aigue. — Elle est provoquée par la suppression des règles, l'avortement, les refroidissements. Elle est caractérisée par un malaise, des frissons, douleurs au bas ventre et aux aines. On la traite au moyen de ventouses, de cataplasmes sur l'abdomen ; injections émollientes tièdes, lavements laudanisés.

Métrite chronique. — Elle se reconnaît à l'existence d'une légère douleur ou d'une sensation de pesanteur à l'hypogastre ou au périnée et au bas ventre. La douleur s'exagère pendant la marche, le voyage en voiture, au moment des règles.

Traitement. — Bains de siège, cataplasmes sur le ventre, lavements laudanisés ; si la métrite est ulcéreuse et qu'il se produise un écoulement et des hémorrhagies, faire des cautérisations.

Métrite puerpérale (*fièvre puerpérale*). —Survient souvent à la suite de cancer, elle se complique quelquefois de péritonite. Les symptômes sont un frisson violent ; douleur et ballonnement au bas ventre, prostration, soif ardente, vomissements verdâtres.

Agir rapidement lorsque la maladie se déclare, une infection purulente pouvant se produire.

Sangsues au bas ventre, cataplasmes émollients, vésicatoires. Injections antiseptiques (eau phéniquée), sulfate de quinine.

Migraine. — Douleur vive, occupant particulièrement l'une des régions temporales ou orbitaires, revenant périodiquement.

Elle est déterminée par différentes causes : travail intellectuel, veilles, action de la lumière.

On la combat avec le café, des bains de pieds chauds, applications locales de chloroforme, sulfate de quinine, bromure de potassium. L'hydrothérapie donne d'excellents résultats.

Muguet. — Végétal parasite d'aspect blanchâtre qui se développe principalement dans la bouche des enfants faibles ou atteints de gastro-entérite.

Traitement. — Les alcalins et surtout le borax en collutoires. *Proscrire le jus de citron et les acides.*

Myelite. — Inflammation aiguë ou chronique de la moelle épinière. A l'état aigu, la partie du corps située au-dessous du point atteint est paralysée. Dans l'état chronique, les mouvements ont un défaut de coordination, il existe des désordres de la vue.

On traite cette maladie par les cautères et les moxas.

Nausée. — Premières atteintes du besoin de vomir et efforts qui l'accompagnent sans causer encore de vomissements.

Nécrose. — Mortification d'un os ou d'une portion d'os. La nécrose est aux os ce que la gangrène est aux tissus.

Néphrite. — Inflammation du tissu des reins.

NÉPHRITE AIGUE. — Elle débute en général, par une douleur aiguë, de la chaleur, de la pesanteur au niveau des reins, se propageant à la vessie, à l'aine, au testicule, à la cuisse. L'urine renferme une grande quantité d'albumine. L'œdème commence par la face. La néphrite peut avoir pour cause l'impression du froid humide, l'abus des boissons alcooliques.

On la traite par des bains, un régime de lait.

Quelquefois il se produit un abcès (*néphrite suppurée*) Recourir alors à un traitement antiphlogistique.

NÉPHRITE ALBUMINEUSE (*albuminurie*, voir ce mot). Altération grave des reins qui se durcissent.

Nerfs (crise de). — (Voir *Hystérie*.)

Nervosisme. — Etat morbide caractérisé par des troubles locaux ou généraux mal déterminés du système nerveux.

Cet état provoque une sensibilité exagérée, de l'exaltation.

Régime tonique, hydrothérapique; cet état est souvent dû à un tempérament chlorotique et anémique.

Névralgies. — Douleurs vives continues ou intermittentes dans le trajet d'une branche nerveuse, n'offrant aucune lésion matérielle appréciable. Elles peuvent affecter tous les organes.

Si la névralgie est simple, employer les calmants, compresses locales au chloroforme.

Dans les névralgies intermittentes, employer le sulfate de quinine.

Souvent les névralgies sont la conséquence d'une affection de l'organisme (rhumatisme, syphilis, etc.), traiter alors la maladie qui en est cause.

Spécialité. — *Thé purgatif de Lacourie*. (V. p. 176.)

Nostalgie (mal du pays). — Occuper et distraire l'esprit du malade.

Obésité. — Embonpoint exagéré. Elle est quelquefois héréditaire, elle provient aussi de l'usage de féculents, du manque d'exercice.

Exercices physiques, bains de vapeur, hydrothérapie, Supprimer les liqueurs alcoolisées. Alimentation de viandes rôties, thé, café.

Ongle incarné (ongle rentré dans les chairs). — Cette affection exige une opération qui ne doit être faite que par un chirurgien.

Opiacés. — Ont la propriété des narcotiques (*opium, laudanum, morphine, etc.*)

Ophtalmie (voir maladie des *yeux*).

Spécialité. — Eau parisienne de Roquéblave. (V. p. 245.)

Orchite. — Inflammation du testicule. Elle vient à la suite d'une contusion, d'une blennorrhagie. Le malade commence par ressentir de la pesanteur, de la douleur dans les aines, la peau devient rouge, tendue. Le malade éprouve un peu de fièvre.

Sangsues sur le trajet du cordon, cataplasmes émollients bains tièdes, boissons laxatives. La période aiguë terminée, appliquer un emplâtre de Vigo.

Oreille (maladies de l').

OTITE. — Inflammation du conduit auditif. Injections émollientes, puis astringentes; sangsues derrière l'oreille, s'il y a écoulement de pus.

OTALGIE. — Douleurs névralgiques. Coton imbibé d'huile de morphine.

SURDITÉ. — Si elle provient d'un obstacle, en débarrasser l'oreille ; par paralysie de nerf acoustique, vésicatoires, douches.

Oreillons. — Gonflement de la glande située au-dessous de l'oreille. Eviter le froid, pommades iodées.

Palpitation. — (Voir maladies du *cœur*.)

Panaris. — Inflammation phlegmoneuse des doigts. Le panaris est *superficiel* quand il a son siège entre l'épiderme et la peau. Il est causé la plupart du temps par une piqûre, une contusion.

Sangsues, cataplasmes laudanisés ; si le mal persiste, inciser puis faire un pansement opiacé, cataplasmes émollients.

Le panaris est dit *profond* quand il a son siège dans le tissu cellulaire sous-cutané. Il y a douleur, fièvre, malaise général. Inciser, cataplasmes émollients, onguent mercuriel.

Paralysie. — Diminution ou abolition du mouvement. Cette maladie étant causée par une affection de l'organisme, traiter la cause. Il appartient au médecin seul de la déterminer.

Peau (*maladies de la*).

ERYTÈME. — Eruption de taches rouges provoquant des démangeaisons. Bains de son, lotions d'eau d'amidon.

Urticaire. — Eruption de plaques proéminentes rouges ou blanches accompagnées de démangeaisons.

Certains poissons, les moules, etc., provoquent chez certains tempéraments cette indisposition.

Eczéma. — Eruption de petites vésicules agglomérées, provoquant des excoriations de la peau et un léger suintement. Lotions à l'amidon, cataplasmes de fécule, lycopode ; dépuratifs, eaux sulfureuses.

Acné (*couperose*). — Inflammation des follicules de la peau, caractérisée par de petites pustules. Lotions au borate de soude, au sulfate de zinc.

Impétigo (*gourme*). — Petites pustules dont l'humeur en séchant forme des croûtes. Huile de foie de morue, sirop d'iodure de fer. Pour la gourme du cuir chevelu, faire en outre des lotions au quinine, à l'eau de Cologne.

Teigne. — Incrustations jaunâtres sur le cuir chevelu. Couper les cheveux, cataplasmes émollients, lotions à l'huile de cade.

Spécialité. — *Eau parisienne* (V. p. 245).

Péricardite (voir *cœur*).

Péritonite. — Inflammation du péritoine, membrane qui recouvre les intestins.

Péritonite aigue. — Elle est provoquée par la propagation de l'inflammation d'un organe voisin, par un coup, la perforation de la membrane séreuse, un accouchement laborieux. La maladie est caractérisée par des douleurs abdominales, des vomissements bilieux et verdâtres. Il y a fièvre, constipation, ballonnement du ventre. Cette maladie est très grave et demande les soins éclairés du médecin. Le traitement est subordonné à la cause de la péritonite.

Péritonite chronique. — L'inflammation est chronique et a souvent une origine tuberculeuse ou cancéreuse. Le malade éprouve des coliques sourdes, une alternative de diarrhée et de constipation. Il se produit de l'amaigrissement, la tuméfaction du ventre, des troubles digestifs, de l'œdème aux extrémités des membres inférieurs. Si la face est jaune pâle, c'est que la péritonite a un caractère cancéreux.

Péritonite puerpérale. — Elle survient chez les femmes récemment accouchées. Traitement de la *péritonite aiguë* et de la *métrite puerpérale*.

Perte (de sang, voir *Hémorrhagie utérine*).

Phlegmon. — Inflammation du tissu lamineux situé dans l'intervalle des organes ; on applique surtout ce nom à l'inflammation du tissu lamineux sous-cutané.

Le phlegmon est *simple* lorsqu'il a simplement le caractère inflammatoire. Il est causé le plus souvent par un coup, une plaie, la présence d'un corps étranger, etc. Il se manifeste d'abord par une douleur plus ou moins vive, une tuméfaction dure, circonscrite et rouge. Si le mal suit son cours la tumeur s'amollit, et s'ouvre donnant issue à du pus. Le traitement varie suivant la cause : en général, cataplasmes émollients et calmants, frictions à l'onguent napolitain.

PHLEGMON DIFFUS. — L'inflammation gagne les tissus voisins. Ce cas est généralement grave, il entraîne de la fièvre, des maux de tête. un malaise général. Incisions, drainage du pus, pansement antiseptique. Emploi des toniques, purgatifs légers.

Phtisie (maladie de poitrine). — Maladie produite par la présence, dans les poumons, de granulations spéciales appelées *tubercules* ou par une inflammation chronique amenant un dépôt blanchâtre, *caséeux* entraînant des *ulcérations caverneuses*. Elle est causée par le froid humide, une alimentation insuffisante, souvent elle est héréditaire.

L'hygiène tient une place très importante dans le traitement de cette maladie, en outre du traitement spécial qui peut varier. En général, habiter des climats où l'air est chaud pur, sec ; usage de l'huile de foie de morue, des eaux ferrugineuses, du phosphate de potasse, frictions alcooliques.

Pierre. — (V. *Calculs.*)

Piqûres (abeilles, guêpes, mouches, etc.). — Laver avec de l'eau vinaigrée, alcoolisée. Si l'on a de l'alcali, en mettre une goutte sur la piqûre.

Plaies. — Solution de continuité des tissus extérieurs.

PLAIE PAR INSTRUMENT TRANCHANT. — Laver la plaie à grande eau ou mieux à l'aide d'un liquide antiseptique. Réunir les bords et les maintenir avec un bandage ou du taffetas d'Angleterre. Pansement antiseptique. Si la plaie est profonde et étendue, surveiller l'écoulement du sang et s'assurer qu'il n'y a ni grosses veines ni artères lésées ; dans ce cas avoir recours à la compression au-dessus de la plaie en attendant que la ligature soit faite ; arrêter l'hémorrhagie lorsqu'elle est persistante avec le perchlorure de fer. N'effectuer le pansement que ces précautions prises.

PLAIES PAR ARMES A FEU.— Extraction immédiate des corps
étrangers, parties de vêtements, etc., lorsqu'ils ne sont pas
entrés profondément. Laisser au chirurgien le soin d'extraire la balle, les esquilles, etc. Laver doucement la plaie ;
arrêter l'hémorrhagie et remédier aux lésions des vaisseaux
par les mêmes procédés que ceux indiqués. Administrer des
cordiaux, frictions stimulantes.

PLAIES PAR INSTRUMENTS PIQUANTS. — Ces blessures, lorsqu'elles sont profondes, sont graves. Extraire l'instrument
s'il est resté dans la plaie, et s'il y a possibilité de le faire.
Laver la plaie, arrêter l'hémorrhagie, effectuer le pansement,
comme il a été dit plus haut, en attendant le chirurgien.

PLAIES CONTUSES.— Produite par un coup, par une chute.
Sangsues, cataplasmes, résolutifs froids, irrigation prolongée,
frictions stimulantes.

PLAIES ENVENIMÉES (*morsures d'animaux enragés ou veni-
meux, piqûres anatomiques, armes empoisonnées*). — Laver
la plaie à grande eau, la sucer, faire une ligature au-dessus de
la partie atteinte, cautériser. Compresses imbibées d'un
liquide antiseptique. Il y a lieu souvent d'élargir la plaie
pour mieux la laver et la cautériser. Provoquer la sueur et
administrer des cordiaux.

En général, les plaies quelles qu'elles soient doivent être
surveillées, l'on doit toujours avoir recours aux pansements
antiseptiques ; s'il y a commencement de suppuration, on
place des drains pour faciliter l'écoulement du pus.

Pleurésie (*inflammation de la plèvre.*). — La maladie
débute par des frissons, puis survient de la fièvre, le pouls
est dur et accéléré. Il existe une douleur dans le côté. La
toux est sèche, la respiration difficile. Le malade crache
peu. Ventouses, vésicatoires volants, badigeonnage de teinture d'iode, purgatifs. Le malade peut être menacé de suffocation par suite d'un épanchement. Il y a lieu de recourir à
une opération qui consiste à évacuer la sérosité.

Spécialité. — *Phénol Bobeuf* (v. p. 173). — *Pommade Vallet* (v. p. 230).

PLEURÉSIE CHRONIQUE. — Caractérisée par des douleurs
vagues dans la poitrine, une petite toux sèche, de l'oppression, des mouvements fébriles irréguliers. Vésicatoires, cautères. Usage de la digitale, du tannin.

Pneumonie (*fluxion de poitrine*).— Inflammation du tissu
pulmonaire, causée la plupart du temps par un refroidissement brusque.

La maladie se déclare brusquement par un frisson long et violent suivi de fièvre, une douleur au côté, du mal de tête et une toux quinteuse. Les matières expectorées sont rouillées et visqueuses. Si la période de guérison survient, la fièvre cesse et les symptômes généraux diminuent d'intensité. La durée de la maladie est d'environ 8 à 11 jours suivant l'âge : elle est grave chez les jeunes enfants et chez les vieillards. Vésicatoires, diète, tisanes tièdes calmantes et adoucissantes, température douce et uniforme.

Polypes. — Excroissances charnues qui se développent sur les muqueuses. On en obtient la guérison par l'excision, la ligature et la cautérisation.

Prostatite. — Inflammation de la prostate (glande propre au sexe masculin placée à la partie inférieure du col de la vessie. Elle se manifeste par l'envie fréquente d'uriner, une douleur au périnée. Il se forme souvent un abcès. Traitement antiphlogistique; si l'abcès se produit on a recours à une incision.

Dans la *prostatite chronique*, on emploie les résolutifs cutanés, les narcotiques en lavements, les douches froides au périnée, l'iodure de potassium à l'intérieur.

Purgatifs. — *(Magnésie, huile de ricin, calomel, rhubarbe, crème de tortue soluble, etc.)*

Pustule maligne *(charbon des animaux).* — Affection virulente à tendance gangréneuse provenant de l'inoculation d'un virus spécial appelé *charbon.* Ce virus est généralement transmis par la piqûre de mouches ou d'insectes qui se sont nourris de dépouilles d'animaux en putréfaction. La piqûre a l'apparence d'une morsure de puce tout d'abord; puis apparaît une papule reposant sur un noyau induré, elle est entourée d'une auréole rougeâtre ou brune autour de laquelle commence une inflammation œdémateuse. La douleur augmente. La vésicule se rompt ensuite et laisse voir une tache bleuâtre, livide. Jusque-là le mal est localisé, cette période varie de quatre à six jours. Vient ensuite la période d'intoxication, caractérisée par l'extension de la gangrène et des symptômes morbides qui entraînent rapidement la mort.

Inciser la pustule en croix; déposer sur la plaie un ou deux grammes de sublimé corrosif; à défaut, cautériser au fer rouge. Administrer des toniques et des excitants.

Rachitisme. — Maladie consistant dans le ramollissement et la déformation des os. Les jambes et les bras se nouent, l'épine dorsale dévie. Comme traitement local, on essaie de redresser les os à l'aide d'appareils; comme traitement général, huile de foie de morue, air pur, bords de la mer, régime fortifiant.

Rage (morsure de chiens enragés). — Traitement immédiat (voir *plaies*), puis avoir recours ensuite à l'inoculation du virus rabique, remède découvert par M. Pasteur.

Symptômes de la rage chez le chien. — L'animal est triste, inquiet, il ne peut rester en place. Au début de la maladie il obéit encore et ne cherche pas à mordre. Il mange et *boit*. Puis il commence à baver; lorsque la maladie est confirmée, le signe le plus caractéristique est une espèce d'aboiement ou plutôt de hurlement saccadé ayant quelque rapport avec le chant du coq.

Ramollissement cérébral. — Lésions du cerveau provenant de l'oblitération des artères de cet organe. Il est déterminé par une hémorrhagie cérébrale, l'âge ou les excès. Suivant le cas, le ramollissement débute brusquement ou se développe lentement.

Rétention d'urine. — Accumulation de l'urine dans la vessie, par suite de paralysie de cet organe, ou d'un obstacle au cours de l'urine. Le malade éprouve de la pesanteur et de la douleur dans la région de la vessie, parfois de la fièvre avec transpiration ayant une odeur urinaire.

Uriner à l'aide de la sonde, soigner la cause de l'affection. Si la sonde ne peut pénétrer, il faut au plus vite faire une opération.

Reconstituants. — (*Huile de foie de morue, ferrugineux, quinquina, coca, bains de mer*, etc.).

Révulsifs. — Moyens employés pour détourner le principe d'une maladie. (*Cautère, vésicatoires, sétons, sinapismes*).

Rhume. — V. *Bronchite.*
Spécialité. — *Sirop et pâte Lébeault* (V. p. 178).

Rhumatisme. — Inflammation du système fibro-séreux, causée la plupart du temps par le froid et l'humidité.
RHUMATISME ARTICULAIRE AIGU. — Il est précédé de malaises

et de fièvre, l'urine laisse un dépôt rouge brique. Un jour ou deux après, plusieurs articulations se tuméfient et deviennent douloureuses. On le traite avec le sulfate de quinine et le salicylate de soude. Il y a toujours lieu de craindre une *endocardite* ou une *péricardite*.

RHUMATISME CHRONIQUE. — Est assez fréquent, succède souvent au rhumatisme aigu, les douleurs sont assez variables et s'accentuent aux changements de température. Bains de vapeur, boissons sudorifiques, purgatifs.

RHUMATISME MUSCULAIRE. — Consiste dans une douleur siégeant dans les muscles. Elle se porte dans les muscles du cou, de la poitrine, aux muscles lombaires (*lombago*).

Thapsia, lotions sédatives, bains de vapeur, vésicatoires, ventouses dans les cas graves.

Spécialité. — *Pommade à l'acide salicylique d'Emery.* (V. p. 206).

Rougeole. — Maladie générale, fébrile et contagieuse provoquant une éruption cutanée accompagnée de coryza, d'angine, de toux. Elle affecte principalement les enfants. C'est du troisième au quatrième jour qu'apparaissent des taches rouges semblables à des morsures de puces.

Dans les cas bénins, diètes, boissons pectorales; dans les cas graves, sinapismes, sirop diacode et d'aconit.

Salivation. — Sécrétion abondante de la salive. Elle provient de la grossesse, d'affections des muqueuses de la bouche, plus souvent de l'usage de préparations mercurielles; dans ce prenier cas, faire usage du chlorate de potasse.

Sangsues. — Pour appliquer les sangsues, les placer dans un verre que l'on renverse sur la partie du corps indiquée, de manière que l'ouverture se trouve appliquée sur la peau. On stimulera la paresse des sangsues en rinçant d'abord le verre avec du vin et en le laissant égoutter.

Eviter d'amorcer les sangsues avec du lait, du sucre ou toute autre substance douce. On obtient un meilleur résultat en frottant légèrement la peau avec du saindoux, ou mieux, avec de la viande fraîche et encore pourvue de ses sucs.

Les sangsues tombent généralement d'elles-mêmes lorsqu'elles sont gorgées. En cas de résistance, les asperger d'eau salée ou les saupoudrer de sel, de tabac, etc. *Eviter absolument d'arracher* les sangsues, cette manœuvre ayant pour résultat d'occasionner des petits phlegmons excessivement douloureux.

Après la chute des sangsues, favoriser l'écoulement du sang par des lotions d'eau chaude, des cataplasmes, des bains, etc.

Pour arrêter l'hémorrhagie, employer la compression, l'amadou seul ou saupoudré de colophane ou d'alun.

Sarcocèle. — Tumeur du testicule d'origine cancéreuse, tuberculeuse ou syphilitique. Le sarcocèle est généralement indolent au début, puis surviennent des douleurs vives, le volume de la tumeur augmente rapidement.

Iodure de potassium, fondants, en dernier lieu on procède à l'ablation.

Scarlatine. — Maladie générale fébrile et contagieuse, caractérisée par une éruption cutanée et un mal de gorge ; elle affecte principalement les enfants. La maladie débute par une fièvre intense, de la constipation ; le troisième jour a lieu l'éruption consistant en petits points rouges qui se transforment en larges plaques rouges qui s'étendent. Le neuvième jour de la maladie la peau se pèle.

Tenir le malade dans une température douce, boissons tempérantes. La scarlatine est quelquefois suivie d'hydropisie lorsque le malade a été exposé au froid.

Spécialité. — *Phénol Bobœuf.* (V. p. 173.)

Scorbut. — Etat morbide dont les caractères principaux sont : l'affaiblissement des forces et des hémorrhagies multiples. Cette maladie est causée par une nourriture exclusivement composée de viandes de conserve et la privation de végétaux, l'humidité. Elle attaque principalement les marins dans les longues traversées, les soldats et habitants des villes assiégées.

Les malades ont le teint jaunâtre, les gencives molles, livides et saignantes ; les dents se déchaussent, l'haleine est fétide, la peau se couvre d'ecchymoses, puis surviennent des hémorrhagies des muqueuses, l'enflure des jambes.

Lorsqu'on peut le faire, employer les toniques, les amers, les fruits acides, la gentiane, le quinquina. A la mer, user du jus de citron, de la pomme de terre crue que l'on a généralement sous la main. Aussitôt débarqués, les hommes recouvrent généralement la santé.

Scrofule. — Maladie constitutionnelle, souvent héréditaire, caractérisée par des tendances ulcéreuses ayant pour siège la peau, les muqueuses, les glandes, les os. Elle provoque la formation de tumeurs aux ganglions du cou, des aisselles. Ces tumeurs finissent par se ramollir et percer. Les cicatrices sont indélébiles (*humeurs froides*). La scrofule se complique souvent de la *tuberculose*.

Le traitement est surtout hygiénique. Air pur, chaux et sec; régime fortifiant, bains de mer, bains sulfureux. Emploi de préparations iodées, huile de foie de morue, hydrothérapie, eau de la Bourboule.

Spécialité. — *Vin Jolivet.* (V. p. 202.)

Spermatorrhée. (Pertes séminales).— Se produit généralement la nuit d'une façon involontaire. Elle entraîne de l'affaiblissement, la perte de la mémoire, etc. Elle est provoquée par les excès, l'irritation des organes.

On combat cette affection par l'exercice, des bains de siège chauds, l'emploi de la digitale, du bromure de potassium s'il y a ébranlement nerveux. Bains froids, hydrothérapie dans le cas d'atonie des organes.

Stimulants (*alcooliques, café, thé, mélisse, menthe, etc.*).

Sudorifiques (*bourrache, fleurs de sureau, boissons aromatiques chaudes*).

Sueur fétide. —Bains salés, eau phéniquée. Pour les pieds, bains aromatiques, poudre d'iris dans les chaussures, changer de linge tous les jours.

Syncope. — Cessation subite et momentanée de l'action du cœur, du mouvement, de la respiration et des sensations. Excitants extérieurs sur la peau, eau froide, vinaigre en aspersions, faire respirer de l'éther.

Taie (voir maladies des *yeux*).

Tétanos. — Maladie caractérisée par la rigidité des muscles, sorte de crampe qui, gagnant les muscles moteurs de l'appareil respiratoire, amène souvent la mort. Il est causé quelquefois par un refroidissement subit (*tétanos spontané* spécial aux pays chauds) le plus souvent il se déclare à la suite de blessures ou de plaies (*tétanos traumatique*). C'est généralement à la suite de plaies des extrémités et des articulations que le tétanos se déclare. La maladie débute environ 8 jours après l'accident et se manifeste tout d'abord par le *trismus* (contraction des muscles de la mâchoire). On peut prévenir le tétanos en sectionnant les nerfs lésés ; lorsqu'il est développé, employer l'hydrate de chloral à haute dose, les injections hypodermiques, du chlorhydrate de morphine.

Tumeur blanche. — Gonflement et dégénérescence de certaines articulations.

La maladie survient chez les tempéraments lymphatiques et provoque l'atrophie du membre et des infiltrations. C'est une affection grave. Emploi de l'iodure de fer, de l'huile de foie de morue, provoquer l'ankylose de l'articulation. On est quelquefois amené à faire l'amputation du membre.

Ulcère. — Solution de continuité des parties molles, accompagnée d'écoulement de pus. La cause tient à une affection locale ou à un mauvais état général.

Ulcère simple. — Il a son siège le plus souvent aux membres inférieurs. Repos, émollients, bandelettes au lycopode, pansements au vin aromatique. Antiseptiques en cas de gangrène, cautérisation des bourgeons.

Ulcère variqueux. — Provient des varices, pansements au vin aromatique.

Ulcère calleux. — La plaie est régulière, les bords sont durs et taillés à pic.

Cet ulcère, peu douloureux, répand une odeur infecte. On le traite par la compression, eau chlorurée.

Il existe encore une catégorie d'ulcères provenant d'affections générales, dont le traitement varie suivant les causes (*ulcères cancéreux, scorbutiques, syphilitiques, scrofuleux*).

Spécialité. — *Phénol Bobeuf* (v. p. 178).

Vaccine. — Maladie pustuleuse particulière aux vaches et que l'on inocule pour préserver de la variole. Tous les 8 ou 10 ans, il est bon de recourir de nouveau à la vaccination.

Pour vacciner, on prend sur la pointe d'une lancette du virus d'un bouton arrivé au septième ou huitième jour, et on l'introduit sous l'épiderme du bras en plusieurs places.

Varices. — Dilatation d'une veine par l'accumulation du sang. Elle présente une sorte de nodosité noirâtre ou bleuâtres. Les jambes en sont le plus souvent le siège. User de jambières élastiques qui les compriment.

Variole. — Maladie générale, fébrile, contagieuse, dont le caractère le plus remarquable est une éruption pustuleuse sur la peau. La maladie débute par un frisson violent, du mal de tête, de la fièvre, des vomissements bilieux et des douleurs dans les reins. Du troisième au cinquième jour on voit apparaître de petits boutons rouges semblables à des piqûres de puces, envahissant d'abord la face, puis les bras, la poitrine, etc. Les symptômes fébriles cessent, les pustules durcissent et la sérosité qu'elles contiennent s'épaissit et jaunit. Ces pustules sont déprimées et un peu concaves à leur centre. Du quatrième au sixième jour la fièvre se déclare de nouveau et les boutons commencent à suppurer. Vers le dixième jour, les pustules sèchent, laissant de petites taches brunes ou des cicatrices.

Dans la *variole noire*, les points au lieu d'être rouges sont noirs, violacés. C'est une forme très grave de la maladie.

Au début, cataplasmes de farine de lin aux extrémités inférieures, abstinence complète pendant la période éruptive, boissons sudorifiques tièdes. Dans la période de dessiccation, alimentation légère, laver les yeux, la bouche, les oreilles, les narines, avec une décoction émolliente.

Spécialité. — *Phénol Bobeuf* (V. p. 173).

Vénériennes (maladies). — Elles se classent en maladies *non virulentes* (n'infectant pas l'économie), telles que la *blennorrhagie, les chancres mous*, et en maladies *virulentes*, d'origine syphilitique.

Blennorrhagie. — Inflammation de la muqueuse du canal urinaire accompagnée de douleur et d'écoulement de pus. On la combat à l'aide de boissons émollientes pendant la période aiguë.

Balsamiques (copahu, cubèbe, etc.), injections au tannin, Eviter la fatigue et porter un suspensoir. Chez la femme, injections émollientes, usage local de la poudre d'alun, même traitement général que pour la leucorrhée.

Chancre mou. — Son aspect est irrégulier, blanchâtre ou grisâtre. Il guérit rapidement. Pansement au vin aromatique, poudre de calomel. S'il survient des bubons aux aines, repos, cataplasmes, frictions iodurées. Si la réduction ne s'opère pas, ouvrir à l'aide de la pâte de Canquoin.

On traite les *végétations* avec des astringents. On cautérise avec l'iodoforme.

Syphilis. — La syphilis est une maladie constitutionnelle contagieuse qui débute par un *chancre induré*, presque toujours solitaire. Les bords sont réguliers et durs, il sécrète à peine. Ce chancre est suivi d'*accidents* dits *secondaires* et *tertiaires*.

Accidents secondaires. — L'infection générale se manifeste par des plaques muqueuses, des syphilides, des éruptions d'un rouge cuivré de la peau. On touche les plaques muqueuses avec le nitrate d'argent ou la teinture d'iode. Au début de la maladie, employer le proto-iodure de mercure en ayant soin de soutenir l'organisme à l'aide de toniques, puis ensuite avoir recours à l'iodure de potassium.

Accidents tertiaires. — Tous les organes, les os, peuvent être attaqués. Les accidents les plus fréquents sont des petites tumeurs appelées gommes. Iodure de potassium, eaux sulfureuses, dépuratifs. Soutenir à l'aide de toniques, de reconstituants.

Spécialité. — Solution dépurative alcaline d'Emery (V. p. 206).

Ventouses. — Cloches de verres, que l'on applique sur la peau, après y avoir fait le vide, dans le but d'attirer le sang.

Verrue. — Petite excroissance sur la peau, généralement implantée dans l'épaisseur du derme. Pour les enlever on a recours soit à l'excision, soit à la ligature ou bien encore on opère des cautérisations au nitrate d'argent, à l'acide azotique.

Vers intestinaux. — Se développent le plus souvent chez les enfants faibles ou scrofuleux. Les principales espèces sont :

Les *ascarides lombricoïdes* assez semblables aux vers de terre.

Les *ascarides vermiculaires*, petits vers blancs siégeant autour de l'anus.

On fait disparaître les *lombrics* avec le semen-contra pris dans du lait, ou avec la santonine, et les *vermiculaires* avec des lavements de semen-contra en infusion.

Le *tœnia* (ver solitaire), plat, annelé, long de plusieurs mètres, se tue avec l'écorce fraîche de grenadier, l'aloès, les graines de citrouilles dépouillées de leur enveloppe blanche dont on fait une pâte. On aide ensuite à l'évacuation à l'aide d'huile de ricin.

Vertiges. — Dans cet état, il semble que tous les objets tournent et que l'on tourne soi-même. S'ils proviennent d'une congestion cérébrale, avoir recours aux ventouses et aux sinapismes ; lorsqu'ils sont d'origine rhumatismale, employer les dérivatifs intestinaux, la teinture de colchique, le salicylate de soude, l'iodure de potassium.

Vessie (maladies de la). — Les plus communes sont :

CYSTITE AIGUE. — Inflammation de la muqueuse causée par un corps étranger, des calculs, les excès alcooliques, un refroidissement, la blennorrhagie. Les symptômes sont de la douleur au bas ventre, des envies continuelles d'uriner. L'urine, chargée de mucosité s'écoule par petite quantité avec une sensation de cuisson. Il y a soif continue et constipation. Sangsues au périnée, bains de siège, lavements émollients, potions calmantes.

CYSTITE CHRONIQUE (*catarrhe de la vessie*). — Consiste dans des dépôts muqueux et purulents dont l'urine est chargée. Elle est causée par le froid, les excès, l'inflammation de la prostate, la blennorrhagie, les rhumatismes. Le malade éprouve des douleurs intermittentes au bas ventre, des envies d'uriner, l'émission d'urine est douloureuse. Employer les balsamiques (goudron, térébenthine, copahu).

NÉVRALGIES DE LA VESSIE. — Caractérisées par des douleurs intermittentes au col de la vessie et à l'anus. — Bains de vapeur calmants. La *rétention, l'incontinence, les calculs* sont traités précédemment.

Vomissements. — Avoir recours à l'eau gazeuse froide, à la glace, au sirop de chloral, appliquer des sinapismes au creux de l'estomac.

Yeux (*maladies des*). — **Les principales** maladies des yeux sont :

L'OPHTALMIE ou inflammation du globe de l'œil avec rougeur de la conjonctive. Elle est généralement causée par la poussière, la réverbération du soleil, de la neige, les contusions. Placer un bandeau sur l'œil atteint ou sur les deux yeux. Bains locaux dans une solution de borax si l'inflammation est aiguë ; dans les cas graves, sangsues à la tempe, sinapismes aux mollets, administrer du calomel.

Ophtalmie chronique. — Les symptômes sont moins prononcés, mais la durée de la maladie est plus longue que dans la forme aiguë. Vésicatoires derrière les oreilles, purgatifs, collyres astringents.

Ophtalmie purulente. — Caractérisée par la rougeur de la conjonctive et un écoulement purulent. Elle comprend *l'ophtalmie des nouveaux-nés* et *l'ophtalmie blennorrhagique*. Le traitement est à peu près le même que pour l'ophtalmie chronique.

Kératite. — La cornée d'abord dépolie, verdâtre, devient jaunâtre et granulée. Le malade éprouve une sensation douloureuse et ne peut souffrir la lumière. Compresses d'eau chaude sur les paupières, vésicatoires à la nuque, collyres au sulfate de zinc.

Dans les cas de *taies*, employer les collyres astringents.

Iritis. — Déformation de la pupille, douleurs dans l'orbite de l'œil, photophobie. Révulsifs intestinaux, collyres astringents, traitement antiphlogistique.

Amaurose (voir ce mot).

CONSEILS D'HYGIÈNE

En insérant dans cette nouvelle édition un petit manuel d'hygiène à l'usage des familles, nous croyons remplir un but des plus utiles.

Les règles élémentaires de cette science ne sont pas encore suffisamment répandues, et pourtant son rôle est des plus importants dans l'humanité, tant au point de vue général qu'au point de vue particulier.

Le cadre étroit dans lequel nous sommes tenus de nous renfermer, ne nous permet pas un développement complet de cette étude. Nous devons donc nous borner à une analyse succincte, aussi complète que possible, et donnant en peu de pages les indications les plus indispensables et les plus utiles aux familles.

L'HYGIÈNE DANS LA FAMILLE

PRINCIPES GÉNÉRAUX D'HYGIÈNE

L'*Hygiène*, qui a pour but la conservation et l'amélioration du système organique chez l'homme, a plusieurs fins : soit de perfectionner les organes de la vie et d'améliorer le fond de la vitalité humaine; soit de préserver l'organisme des nombreuses affections et maladies qui peuvent l'atteindre.

Les règles d'hygiène ne sont évidemment pas les mêmes pour les personnes de différents âges, de différents tempéraments, c'est pourquoi nos conseils seront l'objet de chapitres spéciaux; mais il est des règles qui peuvent s'appliquer à la généralité des individus, tant pour le choix des habitations, l'alimentation en général, les vêtements, les travaux corporels et intellectuels, etc.

Nous commencerons donc par l'étude de ces *principes généraux*.

Habitations. — La nature du sol exerce une influence notable sur l'homme. Il faut éviter d'habiter les lieux bas et humides; les maisons doivent être élevées sur caves, les pièces hautes, les fenêtres larges, donnant tout à la fois largement accès à l'air et à la lumière, prohiber les alcôves. Les maisons nouvellement construites sont malsaines, leur séjour est des plus dangereux, la moindre des affections qui puisse y être contractée sont les rhumatismes.

Il est plus sain de vivre à la campagne qu'à la ville ; les arbres et les plantes y purifient l'air. Il faut éviter pourtant leur trop grande proximité qui entraîne de l'humidité dans les habitations.

Les bords de la mer conviennent aux personnes débilitées, fatiguées ; on ne saurait les recommander à ceux qui sont atteints de maladies de poitrine, les variations brusques de la température offrant de grands dangers.

Pour les personnes de complexion délicate, auxquelles le séjour de la mer est indispensable, choisir, quand il s'agit des bords de l'océan, un endroit abrité des vents du nord.

En général il faut se couvrir chaudement, le soleil aussitôt couché.

Vêtements. — Comme pour les habitations, l'hygiène est loin d'avoir guidé l'homme dans le choix de ses vêtements, aussi ne doit-on s'appliquer, en désespoir de cause, qu'à éviter les nombreux inconvénients inhérents à nos modes.

Les vêtements étant destinés à protéger le corps humain contre les variations de température, il est de toute nécessité que ces derniers la maintiennent à peu près dans le même état. La laine rentre dans les meilleures conditions, puis vient la soie. La toile, le lin exposent le corps à des refroidissements, par suite de leur grande conductibilité ; à cet égard, il est préférable d'employer le coton, le calicot, pour le linge de corps. Quant à la couleur, elle a peu d'importance, excepté dans les pays chauds et en été, où l'on emploie le blanc, à cause de son peu de pouvoir absorbant.

Les vêtements ne doivent pas être étriqués, surtout à la ceinture, au cou, aux aisselles ; dans ce cas, ils gênent la circulation du sang, et provoquent une foule de malaises. Chez les enfants, ils sont souvent cause d'un arrêt de développement.

Aliments. — Chaque âge exige une nourriture qui lui soit appropriée. Ainsi, chez l'enfant dont l'estomac est encore faible et délicat, le lait et les aliments similaires, qui n'imposent à l'estomac qu'un léger travail, sont tout indiqués. Lors de l'adolescence, la réparation doit être en raison de la dépense et de l'accroissement du corps. Chez l'adulte, le besoin de réparer les pertes est moins sensible ; il ne s'agit plus que de maintenir l'équilibre.

L'alimentation doit se régler suivant le tempérament, la constitution, le genre de travaux. Une nourriture légère pour les gens forts et ne dépensant pas ; une alimentation tonique et reconstituante pour ceux qui fatiguent.

Chez le vieillard, les organes de la digestion sont fatigués et demandent de grands ménagements par suite d'une dentition très souvent incomplète. La mastication s'opère mal, aussi les aliments doivent-ils être choisis parmi les plus faciles à diviser et à digérer. La régularité des repas, surtout chez le vieillard, est d'une grande importance. Le repas principal doit être fait au milieu du jour, il faut en outre combattre les envies de dormir qui le suivent.

L'*eau* joue un rôle des plus importants dans l'hygiène publique et privée. Elle doit être fraîche, limpide, incolore, d'une saveur agréable ; elle doit être aérée, bien cuire les légumes et dissoudre le savon ; elle ne doit pas tenir en suspension de matières organiques.

Les eaux potables exigent pour leur conservation des soins qui varient suivant la quantité et le temps qu'on désire la conserver.

L'eau employée provient, dans les grandes villes, soit des rivières, des sources ou des puits.

Les *eaux de source* sont préférables à tous les points de vue, tant par leur fraîcheur et leur limpidité que par l'absence de matières organiques.

Les *eaux de rivières* sout douces, aérées, faciles à digérer, mais en revanche, elles contiennent en suspension du limon, des impuretés et des matières organiques, elles ont besoin d'être filtrées et purifiées avec soin.

L'eau de puits est dure, très calcaire, par suite de la présence de nombreux composés de chaux, elle a une odeur et une saveur désagréables.

Dans les grandes villes, il faut éviter de se servir de cette eau qui contient en grande quantité des matières organiques.

Quant à l'eau de pluie qui n'est guère employée que dans les campagnes, elle a besoin d'être aérée, elle se rapproche beaucoup de l'eau distillée.

Moyens à prendre pour corriger les altérations de l'eau.

On purifie l'eau des limons et matières qu'elle tient en suspension à l'aide de filtres formés soit de pierres très poreuses, soit de sable ou de charbon.

Les filtres à charbon ont l'avantage de désinfecter l'eau ; mais il faut renouveler le charbon souvent.

On détruit la crudité de l'eau en y faisant dissoudre du carbonate de soude dans la proportion d'une cuillerée à café de carbonate de soude par 10 litres d'eau.

Si l'eau pure est le breuvage qui convient le plus à l'homme bien portant, il ne s'en suit pas que l'on doive en abuser, l'ingestion d'une trop grande quantité d'eau débilite l'organisme, arrête la digestion et entraîne la diarrhée, la dyssenterie.

Elle provoque en outre la transpiration.

Aussi si l'eau suffit à bien des tempéraments, il n'en est pas de même pour beaucoup d'autres, surtout parmi les habitants des villes, ou parmi ceux qui dépensent une certaine force musculaire.

Les tendances à l'anémie parmi les habitants des villes, font que ces derniers doivent avoir recours à une boisson plus tonique et surtout stimulante.

Les *boissons fermentées* les plus en usage sont le *vin*, le *cidre*, la *bière*.

Le *vin*, lorsqu'il est naturel, exerce une action générale tonique et fortifiante. Son usage dans les pays de vignobles semble modérer la passion pour les liqueurs fortes. On peut dire que le vin est un aliment de nutrition par suite de sa composition. Il aide puissamment à la digestion.

Néanmoins il influe sur le système nerveux ; aussi est-il bon de le couper aux repas avec de l'eau.

Le *cidre* est produit par la fermentation du jus de la pomme. Cette boisson bien préparée, est agréable, rafraîchissante et saine ; elle est pourtant d'une digestion assez difficile pour les estomacs faibles, aussi doit-elle être prescrite pour les personnes dont le système digestif est sensible.

La *bière* provient de la fermentation de l'orge et d'une infusion de houblon. Elle est agréable et rafraîchissante, lorsqu'elle est de bonne qualité et a un léger pouvoir nutritif. Il faut en éviter l'abus, car cette boisson, prise en excès, détruit l'appétit; la nutrition s'altère, elle engendre un grand nombre d'affections goutteuses ou bilieuses.

Ces trois boissons doivent en partie leur qualité stimulante à l'alcool qu'elles contiennent.

En les distillant on obtient les *liqueurs spiritueuses*, eau-de-vie, etc.

L'usage modéré de ces trois liqueurs (lorsqu'elles sont de bonne qualité, l'eau-de-vie de raisin principalement, la seule recommandée par suite de l'absence de principes toxiques) excite la sécrétion du suc gastrique et favorise la digestion. Leur abus durcit et racornit la membrane interne de l'estomac, entraîné non-seulement des désastres dans les fonctions de la nutrition, mais encore des troubles cérébraux, **des dégénérescences graisseuses au foie**, aux reins, au cœur, **en un mot, une** perturbation générale de l'organisme.

Les *boissons aromatiques* les plus employées sont le **café** et le **thé**.

Le *café* possède des propriétés multiples. A la fin **du** repas, il stimule la digestion, mais en outre de cet effet, il détermine une augmentation d'activité dans tout l'organisme, surtout dans le cerveau. Sous son influence, si l'on n'en abuse pas, les facultés **du cerveau** se développent, aussi cette boisson est-elle **surtout** employée par ceux qui se livrent aux travaux intellectuels.

Les effets du café varient pourtant suivant les tempéraments et le genre de vie.

Les gens lymphatiques trouvent dans le café un stimulant physique et moral ; **les gens nerveux, bilieux**, doivent en user avec ménagement.

En général, l'usage immodéré de cette boisson donne des palpitations, détermine des tremblements des membres et provoque quelquefois les **névralgies.**

Il ne faut jamais donner de café aux enfants, sauf l'avis du médecin.

L'hygiène trouve dans cette boisson un élément des plus bienfaisants, tant dans les pays froids humides, où elle rétablit l'activité de la peau, que dans les pays chauds où elle donne du ton aux organes de la digestion.

Le café coupé d'eau est une boisson des plus recommandées, tant comme rafraîchissement que comme tonique.

Le *thé*, à doses modérées, produit des effets similaires à ceux du café; son usage est des plus efficaces pour combattre l'humidité, les variations de la température et les miasmes des pays marécageux. Son action porte principalement sur le système nerveux, aussi son abus, lorsqu'on emploie du thé vert, provoque-t-il l'insomnie, une légère fièvre, l'irritabilité.

Il ne convient donc pas aux tempéraments nerveux et aux jeunes gens.

Exercice. — L'exercice est nécessaire à la santé; il provoque le jeu des muscles, active la circulation, facilite la digestion, excite l'appétit et prédispose à un sommeil réparateur.

La marche est le meilleur exercice, pourtant il est utile, surtout aux jeunes gens, dans le but d'exercer les membres supérieurs, de faire de la *gymnastique*.

Hydrothérapie, Bains. — La peau joue un rôle considérable dans l'économie, aussi la propreté est-elle une des principales conditions de l'état de santé. L'action des bains varie suivant leur affection et leur température.

Le *bain froid* et la *douche* sont toniques et calmants pour les personnes bien portantes, de même le *bain de rivière*. Le *bain de mer* est un fortifiant très actif. Le *bain chaud* ne dépassant pas 32° doit être surtout employé au point de vue de la propreté et de l'hygiène. Il délasse, assouplit la peau, la rend propre à exercer ses fonctions. On ne doit pas en abuser.

Travail. — En dehors de l'obligation où l'on est de travailler, le travail est une grande ressource morale. Il faut pourtant en user avec modération, surtout lorsqu'il s'agit de travaux intellectuels. Eviter de surmener les enfants, entre les heures de travail, leur donner de longues récréations.

Hygiène de la bouche. — La bouche doit être l'objet de soins attentifs. Se rincer tous les jours la bouche et frotter les dents avec une brosse douce. Il est bon de mettre dans l'eau quelques gouttes d'un alcool quelconque. Si une dent vient à se carier, la faire saigner immédiatement, ne se servir que de cure-dents en plumes.

Enfants en bas âge. — La question la plus importante est l'*allaitement*. Autant que possible la mère doit allaiter elle-même son enfant. Si l'on est forcé d'avoir recours à une nourrice, chercher une femme dont l'accouchement ait eu lieu peu de temps avant la naissance de l'enfant. La santé doit être bonne; avoir soin de la faire examiner par un médecin et de s'informer sur ses antécédents dans le but de s'assurer si elle n'a aucun germe de maladie qui puisse nuire à la santé du nourrisson. Elle doit être âgée de 25 à 35 ans.

Lorsque l'on a recours au biberon, couper le lait avec de l'eau les six premières semaines. Le biberon ne doit contenir que la quantité de lait nécessaire à un repas. Les repas doivent être réguliers.

L'enfant doit être complètement lavé tous les jours avec de l'eau légèrement tiède. Les pièces des vêtements et de la couchette doivent être changées chaque fois qu'elles sont souillées.

Au bout de deux mois supprimer le maillot et donner de la liberté aux mouvements. On y substitue des vêtements longs. Ne pas employer les bourrelets, les brassières, les chariots, etc.

Sevrage. — A cinq ou six mois, on commence à donner à l'enfant des soupes légères à base de lait, de riz, de semoule. L'allaitement doit se prolonger concurremment avec ce régime jusque vers 15 mois. A cette époque on tente le sevrage complet.

Spécialité.— *Poudre Lovis pour les enfants en bas âge* (Voir page 243)

Le Petit Médecin des Familles

27, RUE CONDORCET, 27, PARIS

Journal hebdomadaire illustré de Médecine et d'Hygiène

RÉDACTION

Dr DEGOIX

OFFICIER D'ACADÉMIE

RÉDACTEUR EN CHEF

24 bis, rue Rochechouart,

PARIS

ABONNEMENTS

On s'abonne sans frais dans tous les Bureaux de Poste.

PARIS ET DÉPARTEMENTS

Un An .... 6 fr.

ÉTRANGER

Un An .... 8 fr.

ADMINISTRATION

G. ENGAMMARE

DIRECTEUR

27, rue Condorcet, Paris

Les manuscrits non insérés ne sont pas rendus.

Le montant des abonnements est reçu en mandat ou timbres-poste. Les abonnements partent du 1er et du 15 de chaque mois.

A la ville comme à la campagne, on n'a pas toujours le médecin près de soi; surtout en présence d'un accident, on est troublé, effrayé, on ne sait que faire, ou bien l'empressement et l'émotion suggérant des soins inutiles et même nuisibles, on aggrave encore la situation des malades.

Le plus souvent, avec quelques connaissances médicales, on pourrait donner les premiers soins en attendant le médecin, et l'on n'aurait pas, un peu plus tard, la douleur d'entendre celui-ci faire l'aveu de son impuissance devant le progrès du mal.

Malheureusement, *les préceptes généraux sur l'art de soigner les malades,* qui devraient, avec l'étude de l'hygiène, être le complément de toute éducation, font complètement défaut chez nous, comme si de nos jours encore, la médecine était restée *ce sanctuaire ridicule d'où ne pouvaient approcher les profanes.*

C'est pour combler cette lacune que nous avons créé ce journal. L'accueil sympathique qui lui a été accordé par le public, aussi bien que les encouragements du corps médical, sont pour nous la meilleure preuve de l'utilité du but que nous poursuivons.

Le **Petit Médecin** publie chaque semaine : La *biographie* d'une sommité médicale, une *étude sur les maladies régnantes,* leurs symptômes, leur traitement;

Des conseils aux jeunes mères sur la manière d'élever leurs enfants, d'éviter et de soigner les affections si fréquentes dans le bas âge.

Des variétés sur l'hygiène, le pansement des plaies, les premiers soins à donner en cas d'accident ou d'empoisonnement, la préparation et l'emploi des médicaments de première nécessité.

Le **Petit Médecin** s'impose donc à toutes les mères de familles, à tous ceux que leur profession appelle plus souvent à donner des conseils, et à toutes les personnes que leur fortune ou leur dévouement semble désigner plus particulièrement pour secourir les infortunés.

TRÉSOR DE LA SANTÉ
PAR LES VINS
TONIQUES & APÉRITIFS
DE
ROUSSEAUX
16, Boulevard St Denis, 16
PARIS

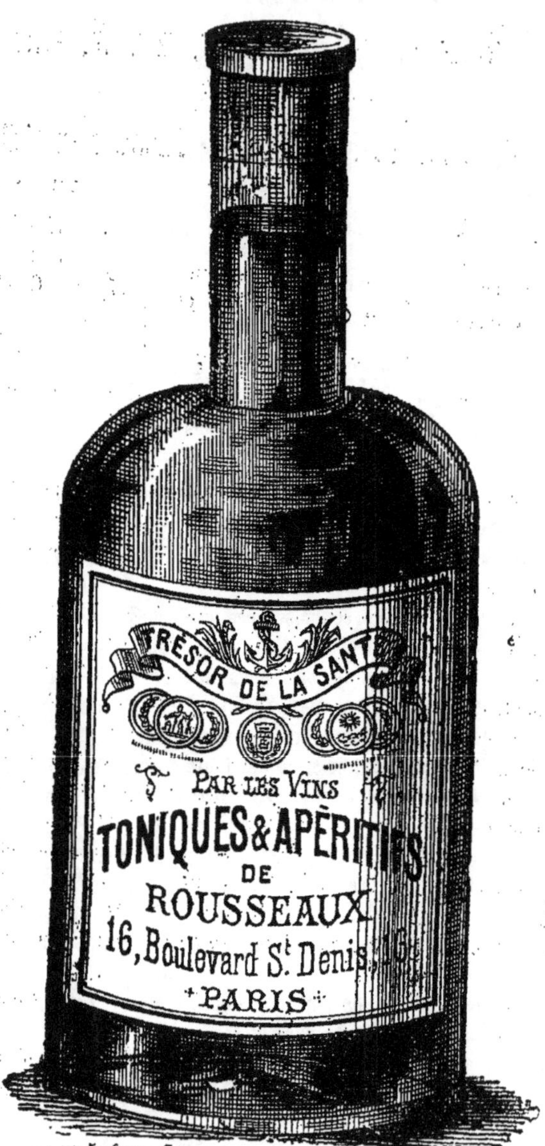

Liefman Sc.

TRÉSOR DE LA SANTÉ

PAR LES

VINS

TONIQUES & APÉRITIFS

DE

ROUSSEAU

Récompenses obtenues à toutes les Expositions

Les Vins toniques et apéritifs de ROUSSEAU, lesquels ont obtenu les plus BRILLANTES RÉCOMPENSES aux EXPOSITIONS UNIVERSELLES DE PARIS ET DE VIENNE, doivent leurs qualités inappréciables au mode spécial employé pour leur clarification, traités sans collage ni filtrage, ce qui leur conserve complètement leurs éléments toniques dont une grande partie est enlevée par les procédés ordinaires Aussi ces Vins sont-ils depuis longtemps considérés, en raison des résultats produits, comme un **reconstituant des plus puissants** qui existe. Leur succès, qui s'accroît de jour en jour, en est l'évident témoignage ; ils **réconfortent rapidement les tempéraments les plus affaiblis** par quelque cause que ce soit.

En un mot, ils représentent un élément d'hygiène de premier ordre et constituent le **véritable trésor de la santé**.

PRIX COURANT

En fûts de 16, 32, 64 et 128 litres................. **2 fr. 50** le litre.
Au détail, la grande bouteille........................ **3 fr. 50** —

VENTE

Chez M. ROUSSEAU

GRAND CAFÉ-BRASSERIE DE LA NOUVELLE POSTE

33, Rue Montmartre, 33

et 36, Rue Étienne-Marcel, 36

PARIS

THÉ DES VOSGES

Purgatif exclusivement végétal. Tonique vulnéraire. Dépuratif rafraîchissant. Hygiénique fortifiant, diurétique et digestif. Il purge doucement et ne produit ni nausées ni coliques ; les estomacs faibles et délicats le supportent facilement.

Prix de la boîte : 0 fr. 90

Docteur LEGROS et Cie propriétaire-directeur,

DE LA

PHARMACIE FRANÇAISE

1 et 3, Place de la République, PARIS.

Pilules Antibilieuses, Purgatives et Dépuratives.

Nos pilules *antibilieuses* sont tout particulièrement bonnes pour combattre la *constipation*, la *perte d'appétit*, l'*embarras gastrique*, les *excès de glaire*. Trois ou quatre pilules par semaine, en deux fois, suffisent à entretenir la liberté du ventre et à rendre au tube digestif tout entier ses fonctions naturelles. Dans les rhumatismes, les maux de tête, les affections organiques du cœur, elles produisent sur l'intestin une dérivation salutaire. Elles sont très utiles pour se débarrasser des affections de la peau et de tous les excès d'humeur et de bile.

La boîte de 25 pilules, **1 fr. 50** (*par la poste* **1 fr. 60**)

POMMADE DES DOCTEURS
contre la Calvitie

Cette préparation arrête la chute des cheveux et en favorise la croissance. Elle fait également disparaître les pellicules, tout en donnant de la souplesse et du brillant à la chevelure.

Prix du Pot : 3 fr.

VACHERIE du MÉNILLET

SITUÉE DANS LE DÉPARTEMENT DE L'EURE

Au milieu de Pâturages normands de 1re qualité

MÉDAILLE D'OR

A L'EXPOSITION DE L'HYGIÈNE DE L'ENFANCE

Paris 1887

Les qualités vraiment nutritives et hygiéniques du Lait de la **VACHERIE DE MÉNILLET**, le font recommander spécialement pour les MALADES et les Enfants.

ŒUFS DU JOUR
LAIT CHAUD, CHOCOLAT, CAFÉ & THÉ

DÉPOTS
- Boulevard Raspail, ancien boulevard d'Enfer, n° 224 (Dépôt principal).
- Rue de Rennes, n° 59.
- Galerie Vivienne, n° 28 (Maison Bousquin).

Prix du Lait à domicile.
- Le 1/2 litre 40 c.
- Le litre 75 c.

N. B. — Lait de la même vache sur demande, 1 fr.

A Pommade transparente de CABRIDENS à base de Ricin se recommande par ses nombreuses qualités, à toute personne voulant éviter une calvitie prématurée et désireux de donner à sa chevelure brillant et souplesse.

Par sa composition qui est un mélange de produits hygiéniques et fortifiants, ells diffère complètement des autres pommades connues jusqu'à ce jour et qui, pour la plupart, renferment des substances nuisibles à leur entretien et à la conservation des cheveux.

Les médecins les plus autorisés s'unissent tous pour conseiller la pommade transparente à base de ricin, et reconnaître les immenses services qu'elle est appelée à rendre. Avec elle plus de pellicules, de démangeaisons, de rougeurs, etc, etc,.

L'accroissement et la conservation jusqu'à un âge avancé de toutes chevelures dans son état le plus parfait est la conséquence obligée de son emploi.

Son parfum d'une délicatesse et d'une finesse exquises, convient également aux odorats les plus difficiles, aussi cette pommade est-elle recommandée par tous les spécialistes expérimentés du cuir chevelu.

Le Pot : 2 francs

GELÉE DE GLYCÉRINE
AUX MILLE FLEURS

Contre les taches de rousseur, dartres, engelures, éruptions farineuses de la peau et les rougeurs les plus opiniâtres.

Le Pot Grand Modèle : 2 francs

BRILLANTINE SOLEIL

Pour teindre progressivement les cheveux et la barbe, ne tachant pas la peau ni le linge.

Cette composition est une des plus belles merveilles de ce siècle.

Le Flacon : 6 francs .

NOTA : Nous recommandons spécialement tous les savons de toilette de la parfumerie de Nice qui sont fabriqués à base de Glycérine, miel et de Cold Cream.

S. CABRIDENS
8, RUE SALOMON-DE-CAUS, 8 { Square des Arts et Métiers }
& 100, Boulevard Sébastopol, 100

SAVONULE FLUIDE

AUX

FLEURS DES ALPES

La Stéphany

Médaille d'Argent à l'Exposition de l'Hygiène de l'Enfance

PARIS — 1887

La **Savonule fluide** est un des produits qui constituent un progrès marquant dans le confort de la toilette; c'est, en somme, la découverte de la liquéfaction du savon sous un petit volume, et avec de nombreux avantages.

L'inventeur, M. Stéphany, est entré en lutte avec l'Angleterre qui, seule jusqu'à présent, fabriquait le **Savon fluide**. Il est parvenu, après des recherches consciencieuses, à composer un produit supérieur, qui est certainement destiné à éclipser ceux des Anglais.

La **Savonule fluide** se recommande spécialement aux personnes qui se rasent elles-mêmes. Son onctuosité permet à ceux qui n'en ont pas l'habitude de se raser avec la même habileté, la même légèreté que les coiffeurs, sans crainte de se blesser ou de s'irriter l'épiderme.

Elle a, en outre, l'avantage de supprimer les nombreux accessoires nécessaires jusqu'alors aux personnes qui se rasent (blaireau, godet, eau, etc.).

Grande économie de temps lorsqu'on est pressé.

La **Savonule fluide** est renfermée dans un tube en étain semblable à ceux en usage pour les couleurs, les parfums ; on presse sur la partie plate, de manière à obtenir la quantité de Savonule nécessaire.

Elle est précieuse aux personnes qui voyagent, et sert en outre aux besoins de la toilette ordinaire.

Ses **qualités hygiéniques** sont incontestables. Son emploi supprime le feu du rasoir, empêche les démangeaisons et maintient la peau dans un état de fraîcheur remarquable.

Les fleurs des Alpes, au parfum si délicat, qui entrent dans la composition de ce produit, assureront à la **Savonule fluide** un véritable succès dans le monde élégant, en même temps que son certificat de **produit français** lui fera accorder la préférence sur les savons similaires anglais.

Avoir soin de revisser le tube dès qu'on s'est servi du produit.

VENTE

MAISON STEPHANY

111, Faubourg Saint-Honoré.

BAINS DE MER

Berneval-sur-Mer

PRÈS DIEPPE

HOTEL DE FAMILLE CONFORTABLE
Prix modérés

Nourriture, 3 repas : 6 fr. 50 par jour
CIDRE COMPRIS
Chambres depuis 2 francs par jour et par personne
Grand jardin boisé de 5,000 mètres; vue sur la mer
BELLES PROMENADES

VENTE DE TERRAINS
dans les conditions les plus avantageuses
500,000 MÈTRES, AVEC VUE SUR LA MER
Situation en amphithéâtre, à l'abri des vents d'ouest

LOCATION DE CHALETS

SERVICE D'OMNIBUS. — PRIX : UN FRANC
TROIS DÉPARTS PAR JOUR DE LA GARE DE DIEPPE
Matin, 9 heures 45 ; Soir, 2 heures 45 ; 7 heures 30

Contrairement à la plupart des stations de bains de mer, celle de BERNEVAL jouit d'une situation tout à fait exceptionnelle et d'une température particulièrement modérée.

Bien abrité des vents d'ouest et construit en amphithéâtre sur le penchant de collines couvertes de verdure, BERNEVAL convient à toutes les personnes délicates voulant profiter de l'air vivifiant de l'Océan, BERNEVAL offre également les plus grands charmes aux amateurs d'excursions pittoresques, ou encore à ceux qui recherchent les plaisirs de la campagne en même temps que les émanations salines de la mer.

Cette charmante plage, d'une grande étendue, bordée de falaises imposantes, est infailliblement appelée à un avenir brillant par ses nombreuses attractions et sa proximité avec Dieppe.

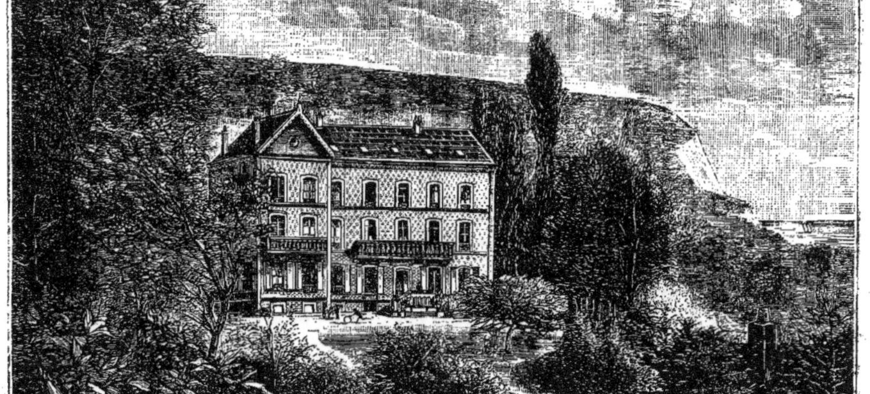

BUREAU DE NOURRICES

Maison fondée en 1850

MORÉNO

PARIS — 20, Rue Chaptal, 20 — PARIS

S'il est une chose qui doive intéresser une mère, c'est le choix d'une nourrice.

La Maison MORÉNO ne saurait être trop recommandée à ce sujet. Elle apporte dans le choix des nourrices, tant au point de vue de la santé que de la moralité, le soin le plus scrupuleux. Aucune nourrice n'est choisie sans que la Maison ne connaisse ses antécédents.

En s'adressant à cette maison, les mères de famille sont assurées de prévenir chez leurs enfants les nombreuses maladies qui déciment les nourrissons par suite des mauvais soins et des affections constitutionnelles dont sont atteintes souvent bien des nourrices.

La réputation de la Maison MORÉNO est suffisamment établie pour qu'elle soit devenue l'objet de recommandations spéciales de la part de nombreux médecins.

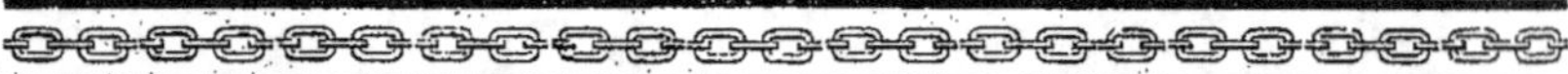

GRAND BUREAU DE NOURRICES SUR LIEUX

Fondé en 1825

PATRONNÉ PAR LE CONCOURS MÉDICAL

Mᵐᵉ MONOT-THÉVENOT

PARIS — 13, Rue Pascal, 13 — PARIS

Cette Maison, la plus ancienne de Paris, se recommande aux familles par le soin qu'elle apporte dans le choix des Nourrices. Les nombreux éloges qui lui ont été adressés par le monde médical sont la meilleure garantie qui puisse être offerte aux mères de famille.

BUREAU DE NOURRICES

AUTORISÉ PAR ARRÊTÉ PRÉFECTORAL DU 4 JUIN 1841.

G. POMMEREUIL

DIRECTEUR

24, rue du Cherche-Midi (Faubourg Saint-Germain)

MAISON FONDÉE EN 1838

CONDITIONS POUR LE PLACEMENT DES NOURRICES SUR LIEU

1° Le bureau en procurant une nourrice se chargera de veiller à l'exécution des différents articles de la loi du 23 décembre 1874 et à l'Ordonnance de Police du 1er février 1878. Il n'accepte aucune responsabilité en ce qui concerne les faits qui pourraient motiver le renvoi de la nourrice QUARANTE-HUIT HEURES APRÈS SON PLACEMENT ; toute réclamation qui parviendra au bureau passé ce délai ne sera pas pris en considération.

2° Les parents, en prenant la nourrice, devront verser pour frais de bureau la somme de CINQ FRANCS. Dans aucun cas cette somme ne leur sera rendue.

3° Les parents devront de plus, en louant la nourrice, lui remettre la somme de TRENTE FRANCS pour le renvoi ou le placement de son enfant. Dans le cas où les parents ne conserveraient pas la nourrice, cette somme de trente francs ne pourrait leur être remboursée, si l'enfant de cette femme était déjà parti ou placé.

Grand choix de Nourrices sur place.

BUREAU DE NOURRICES

Ancienne maison JULIOT et CUDOT

PAUL PIROUELLE, Successeur

5, Rue des Écouffes, 5, PARIS

Cette maison s'occupe uniquement du placement des Nourrices sur lieu, ainsi que de l'envoi des Enfants, soit dans la banlieue de Paris, soit en Province.

Depuis 60 ans, époque de sa fondation, cette Maison a acquis une réputation justement méritée par les garanties de moralité qu'elle offre, et par le soin qu'elle apporte dans le choix des Nourrices.

Les Parents soucieux de la santé de leurs jeunes enfants peuvent donc s'adresser en toute confiance à la *Maison PIROUELLE*, sûrs de ne trouver que de bonnes Nourrices ayant un tempérament excellent.

La surveillance exercée sur les Nourrices de la campagne par l'intermédiaire du Directeur est une double garantie du bien-être des Enfants.

ADMINISTRATION autorisée de GARDE-MALADES

37, RUE DES NOYERS. 37 (Boulevard Saint-Germain)

Dans cet Établissement, on trouve à toute heure, des gardes (des deux sexes) pour toutes sortes de maladies et infirmités; pour les Dames en couche, la pose des sangsues, les ventouses, le massage et les piqûres de morphine (*d'après avis médical*). On fait les ensevelissements.

Le Bureau est ouvert depuis 6 h. du matin jusqu'à 8 h. du soir.

PRIX MODÉRÉS

La Directrice : Vve VANDEVYVER

Ancienne surveillante des hôpitaux, retraitée de l'Assistance publique.

Administration

DES

GARDE - MALADES

Pour Paris, ses environs et la Province

A cette Administration fondée en 1866, et dont les trois maisons sont :

170, rue Saint-Antoine près la rue de Rivoli (demeure du Directeur)

13, rue Montholon en face du square et de la rue Baudin

5, rue des Petits-Champs Passage des deux Pavillons

On peut se procurer à toute heure **de jour et de nuit**, des GARDES pour les malades, les Dames en couches, etc. Ces gardes offrent aux familles, toutes les garanties de capacité et de moralité désirables.

72, Boulevard de Clichy, 72

BRODERIES EN TOUS GENRES

POUR AMEUBLEMENT

Médaille d'or à l'exposition 1887 d'hygiène de l'enfance et médaille d'argent à l'Exposition de Tunis

CHIFFRES & ARMOIRIES

Leçons de Broderies

Mme LÉON PETIT

PROFESSEUR À L'UNION FRANÇAISE DE LA JEUNESSE

Réparations de Tapisseries Anciennes et Modernes

PARIS

CHEMISES

SUR MESURE

C. COQUERET

MERCERIE	391, rue des Pyrénées, 391	CRAVATES
BONNETERIE		FAUX COLS
ET	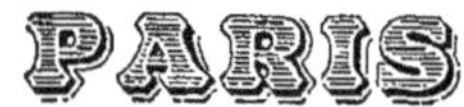	ET
LAINAGES		MANCHETTES

Cette Maison qui fabrique elle-même peut fournir à des **prix exceptionnels de bon marché.**

Elle traite directement et fait bénéficier ses Clients de la remise qu'elle n'a pas à payer aux intermédiaires.

Elle se recommande tout particulièrement par la bonne qualité de ses produits, la parfaite exécution des commandes et la modération de ses prix.

La Maison se charge des réparations.

IMPRIMERIE

INDUSTRIELLE & COMMERCIALE

AFFICHES, TABLEAUX ANNONCES

CARTES RÉCLAMES

FACTURES, TÊTES DE LETTRES

Étiquettes en tous genres

H. CHATEL

6, Rue des Haudriettes, 6

PARIS

Imprimerie H. DIOU

37-39, Rue de Château-Landon

(Près de l'école municipale Colbert)

TRAVAUX de COMMERCE et d'ADMINISTRATION

Lettres de Décès en **UNE** heure

Le temps étant relativement très restreint pour les démarches à faire EN CAS DE DÉCÈS, nous prévenons les Familles que pour leur éviter toute erreur, nous nous ferons toujours un devoir de leur donner tous les *Renseignements exacts* à ce sujet.

PARIS

AMEUBLEMENTS

EN TOUS GENRES

Maison SIRNER

81, Rue de Charenton, 81

— PARIS —

Le goût moderne est aux jolis meubles; connaître une Maison recommandable à tous les points de vue est donc utile pour tous ceux qui ont la notion du beau et de la solidité.

La Maison SIRNER s'occupe de l'installation des pharmacies et des bureaux en tous genres. Elle s'attache spécialement à la fabrication parfaite de tous les meubles de chambre à coucher, salle à manger, etc., etc.; et l'on peut trouver dans ses nombreux ateliers, des merveilles d'une élégance et d'un fini parfaits, dans tous les styles.

De plus la Maison SIRNER faisant elle-même tous les travaux qui lui sont commandés, peut les établir dans des conditions entièrement avantageuses; aussi la modicité des prix jointe à la perfection du travail contribuent largement à la renommée et à la vogue toujours croissante de cette ancienne Maison.

1, Boulevard Saint-Denis, 1

Florentin BOUDOURESQUE

Spécialité
de
CULOTTES

TAILLEUR

Vêtements
POUR DAMES
AMAZONES

Cette Maison est appréciée par la clientèle sérieuse pour l'élégance de sa coupe, la bonne qualité des étoffes qu'elle emploie ; le soin et la promptitude qu'elle apporte dans l'exécution des commandes et la modicité des prix.

Ces avantages la font recommander tout spécialement à nos abonnés.

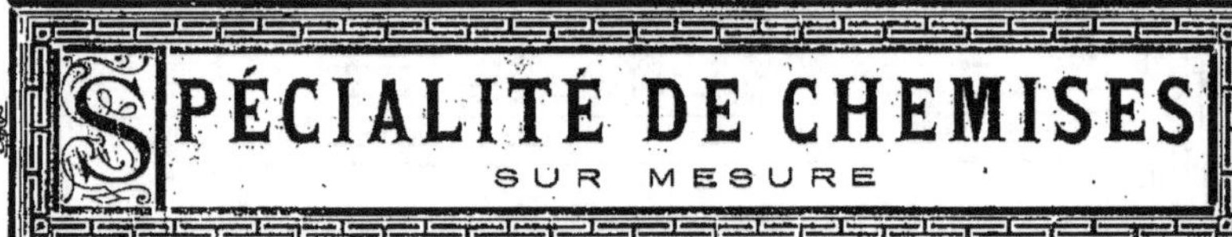

V^{or} COLIN

PROFESSEUR DE COUPE

93, QUAI VALMY, 93

PARIS

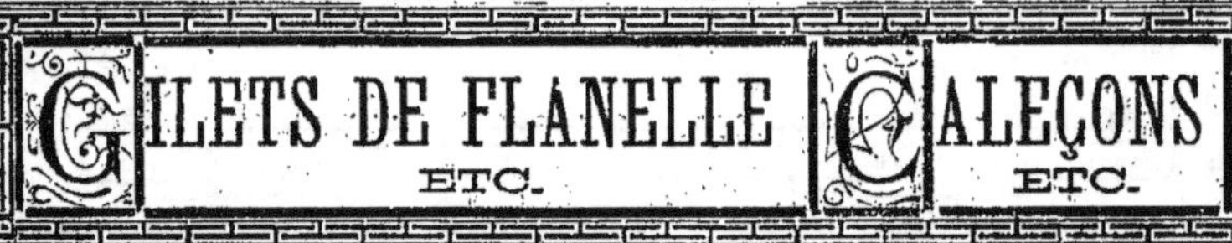

48, Rue de Ménilmontant, 48

PARIS

GOUJON

TAILLEUR

HABILLEMENTS SUR MESURE POUR HOMMES ET ENFANTS

SPÉCIALITÉ DE VÊTEMENTS DE DEUIL SUR MESURE

EN VINGT-QUATRE HEURES

GRANDE SPÉCIALITÉ DE PANTALONS

SUR MESURE

à 15 fr. 50 et 17 fr.

MESSONNIER

TAILLEUR

51, Rue du Four, 51, PARIS

Cette Maison se recommande au public tant par sa coupe élégante que par la qualité de ses étoffes.

La modicité de ses prix ne l'empêche pas de fournir des **Draps** de 1re **qualité**, contrairement aux nouvelles maisons à **bon marché**.

Nos Pantalons font le même usage et ont le même cachet que les Pantalons payés dans les grandes maisons **40** et **50** fr.

Les commandes sont exécutées avec la plus grande diligence.

VÊTEMENTS SUR MESURE

A partir de **40** fr.

ÉTOFFES IMPERMÉABLES

SPÉCIALITÉ DE VÊTEMENTS IMPERMÉABLES

Pour Chasseurs, Voyageurs, etc.

Ces vêtements précieux contre les rhumatismes sont faits d'étoffes ayant le même aspect, les mêmes qualités que les étoffes ordinaires. La Maison en possède un choix varié.

PARIS — 51, Rue du Four, 51 — PARIS

S'ADRESSER 32, RUE SAINT-GEORGES
Avant d'aller à la Mairie, on se rendra de suite à domicile

S. SCHNEEBERG

SE CHARGE DE TOUTES LES DÉMARCHES AUX MAIRIES, ÉGLISES ET TEMPLES POUR LES RÈGLEMENTS DE CONVOIS DE TOUS CULTES. — ÉVITE TOUT DÉRANGEMENT AUX FAMILLES. — TRANSPORT DE CORPS EN FRANCE ET A L'ÉTRANGER. — CAVEAUX PROVISOIRES DANS TOUS LES CIMETIÈRES. — EXHUMATION ET INHUMATION, AUTORISATION, EMBAUMEMENT. — ACHATS DE TERRAINS ET CONSTRUCTIONS DE SÉPULTURES. — LETTRES DE DÉCÈS EN UNE HEURE. — HONORAIRES TRÈS MODÉRÉS. — BUREAU DE RENSEIGNEMENTS GRATUITS OUVERT JOUR ET NUIT.

A LA RENOMMÉE DES CHAUSSONS
Aux Pommes

| BOULANGERIE | PATISSERIE |

Maison CHANUT

6, Boulevard Barbès, 6

Pains Anglais & Allemands
PAINS DE FANTAISIE

SERVICE A DOMICILE

MAISON

Emmanuel Ameline

42, Rue de Lauriston, 42

Chevaux de Selle et d'Attelage

Vente, Achat et Échange de Chevaux en Service

GRANDE PHOTOGRAPHIE SAINT-MARCEL

Champaver, Blandinière & Cie

43, Boulevard Saint-Marcel, Carrefour des Gobelins

PORTRAITS APRÈS DÉCÈS

Il arrive fréquemment que lors du décès d'une personne la famille se trouve privée de la photographie du défunt.

Notre maison se charge de l'exécution des portraits après décès. L'opérateur se transporte à domicile avec des appareils spécialement destinés à cet effet.

AGRANDISSEMENTS AU CHARBON

Photographies Artistiques, Commerciales et Industrielles

PHOTO-COULEUR

SPÉCIALITÉ D'INSTANTANÉS POUR LES BÉBÉS

Exécution de Groupes pour Familles, Pensionnats, Sociétés, etc.

MAISON PLAQUET

22, RUE DES ÉCOLES, 22

PARIS

VINS — TABAC

VINS DE PREMIÈRE QUALITÉ

Grand choix de Vins fins — Cognacs supérieurs.

Liqueurs fines assorties.

BIÈRE FRANÇAISE

TABLETTERIE

GRAND CHOIX D'ARTICLES POUR FUMEURS

FERME D'HÉTOMENIL (OISE)

LAIT PUR GARANTI NON ÉCRÉMÉ

ARRIVAGES DEUX FOIS PAR JOUR

Pour les Enfants, Lait de la même Vache

SEUL DÉPOT : 7, Rue de Suez (Paris)

La livraison est garantie et exacte aux clients qui en font la demande.

Toute livraison qui ne serait pas au goût du client, sera remboursée en nature ou espèces.

PRIX AU DÉPOT	1/2 Litre............................	**0** fr. **20**
	1 Litre	**0** fr. **40**
PRIX A DOMICILE	1/2 Litre	**0** fr. **30**
	1 Litre	**0** fr. **60**

Pour les Commandes et Réclamations, s'adresser :
à M. FORDINOIS

7, RUE DE SUEZ, 7

Lorsqu'il est si difficile de se procurer du **lait pur** à Paris, c'est une véritable bonne fortune pour un médecin de pouvoir recommander un produit que, par son analyse, il a reconnu exempt de toute sophistication et possédant des qualités incontestables comme nutrition.

On sait que pour les enfants, ainsi que pour les phtisiques, les alcooliques, etc., le lait est le remède souverain, de même qu'il est une boisson agréable et saine pour les gens bien portants ; aussi nous pouvons assurer un plein succès au dépôt de la rue de Suez, car toute personne soucieuse de sa santé ne peut mieux faire que de s'y adresser.

SPÉCIALITÉ DE FROMAGES A LA CRÈME
BEURRE ET ŒUFS

GRAND RESTAURANT

DU

ROCHER SUISSE

27, Rue de La Barre

(ANCIENNE RUE DE LA FONTENELLE)

rue Sainte-Marie et rue Lamarck

MAISON DAUDENS & DORLENCOURT

Deux grands Salons de 500 Couverts

Pour Noces, Banquets et Repas de Corps

et Petits Salons de 30, 40 et 80 Couverts

Théâtre, Salles de Conférences

GRAND JARDIN & BELVÉDÈRE

Cette maison se recommande en outre aux Pèlerins se rendant à l'église du Sacré-Cœur; ils y trouveront tout le confortable voulu et un menu des plus variés.

SERVICE A LA CARTE — PRIX MODÉRÉS

LIRE TOUS LES SAMEDIS

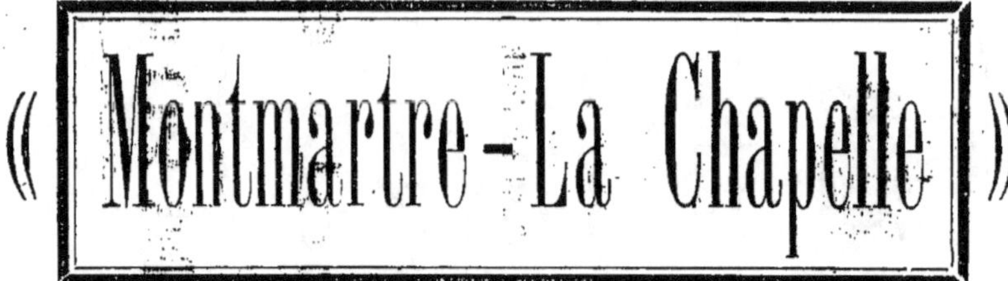

ORGANE HEBDOMADAIRE

du Dix-Huitième Arrondissement

Directeur : **ANDRÉ PÉRI**, ✳

G. PY, *Secrétaire de la Rédaction.*

Principaux Rédacteurs :

MESSIEURS

SIMONEAU, *Conseiller Municipal*

LAMQUET et WIGGISHOFF, *Adjoints au Maire*

FIRMIN LECLERC — CHARLES SELLIER

Dʳ JACQUET — LE VIEUX D'EN HAUT

CHARLES VIRMAITRE — UN CONTRIBUABLE POINTILLEUX

TOUSSAINT MARTEL — LÉON PETIT — LÉON SARGUES

FÉLIX JAHYER — GUY DU PRÉAU

GEORGES PÉRI — C. LOLLIER

Chez tous les Libraires du 18ᵐᵉ Arrondissement

Le numéro **10** centimes.

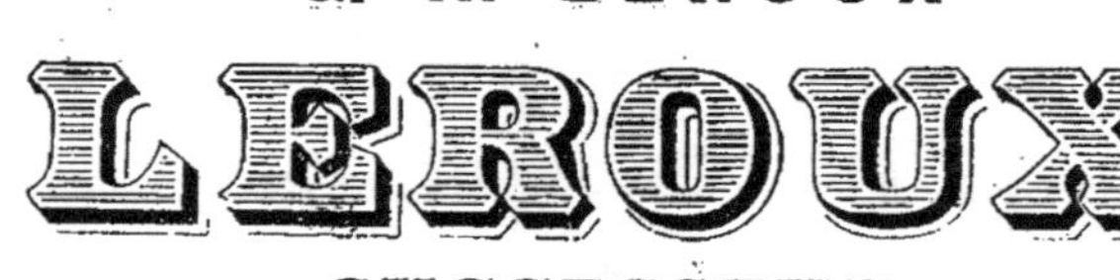

VINS ET SPIRITUEUX
Q. H. LEROUX
Eug. LEROUX Fils
SUCCESSEUR
REPRÉSENTANT DE VIGNOBLES FRANÇAIS
ET ETRANGERS
PARIS * 16, Rue Poulet, 16 * PARIS

SOCIÉTÉ PROTECTRICE DE L'ENFANCE

L'Abeille Travailleuse

ŒUVRE DES LAYETTES

Siège Social : 2, RUE AFFRE, 2, PARIS

DIPLOME D'HONNEUR
à l'Exposition d'Hygiène de l'Enfance en 1887

Médailles d'Argent 1886 — de Vermeil 1887
de la Société Protectrice de l'Enfance de Paris

Fondée en mars 1885, cette Société s'occupe de confectionner et de fournir des Layettes aux enfants pauvres. — Cotisation **5** fr. par an.

MAISON D'ACCOUCHEMENT

DIRIGÉE PAR

Marie Laurent

(DIPLOME D'HONNEUR)

Traitement spécial des Maladies des Dames

CONSULTATIONS TOUS LES JOURS

de midi à 4 heures

MAISON DE CONVALESCENCE

45, Rue Crozatier, 45

PARIS

TABLE DES MATIÈRES

N. B. *Cette table est disposée de telle sorte, qu'en inscrivant, sur les lignes laissées en blanc, le nom de la personne et la date de la prescription en face du numéro correspondant à celui de la feuille de prescription, on évitera, dans les recherches, des pertes de temps.*

Répertoire des Renseignements

PARIS. — IMP. E. PIGELET, BOULEVARD VOLTAIRE, 189-191.

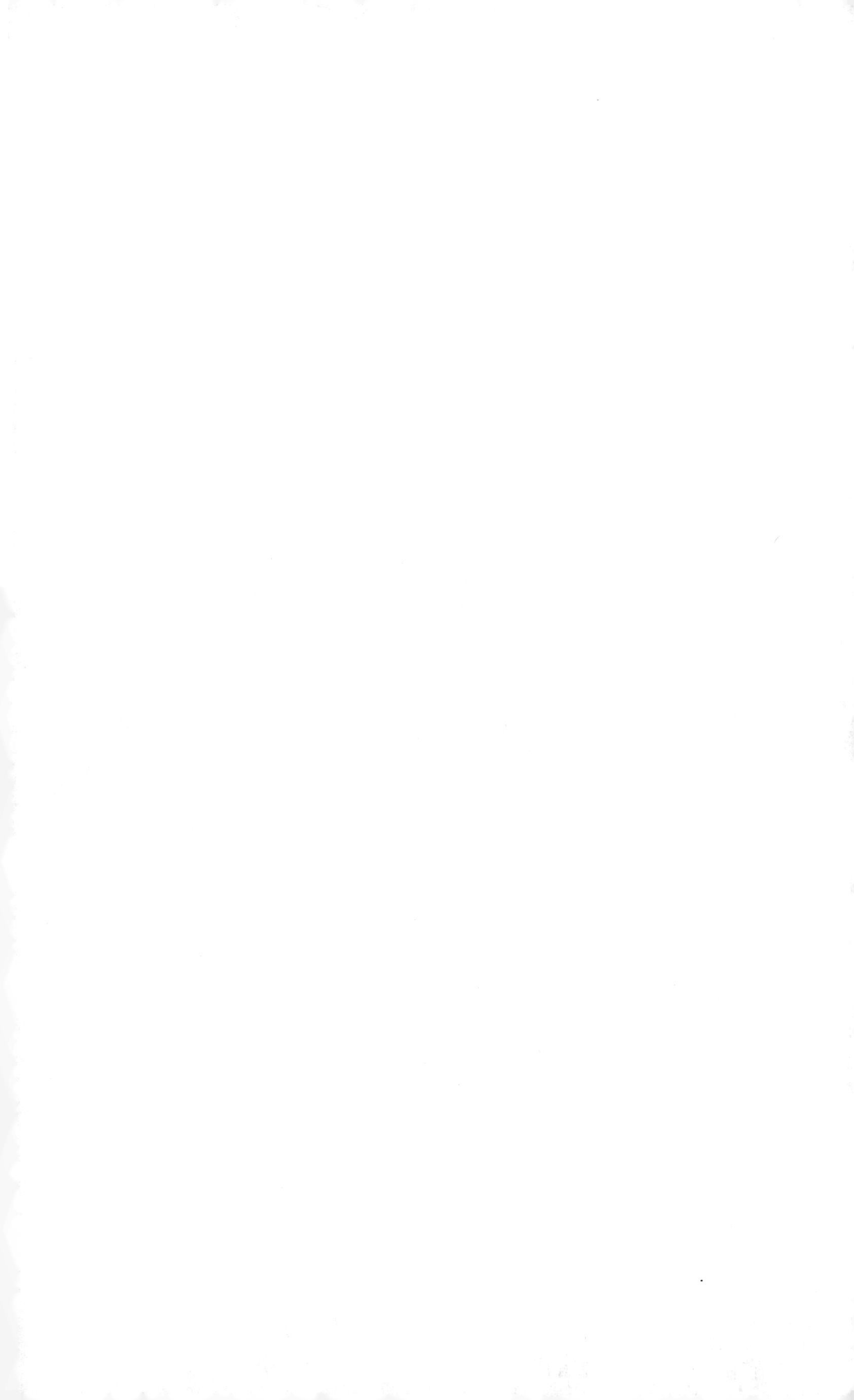